M. Kuse, F. Sandner

BASICS Allgemeine Pharmakologie

Miriam Kuse, Franziska Sandner

BASICS

Allgemeine Pharmakologie

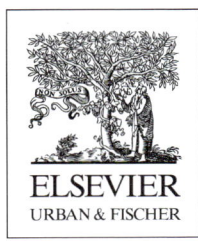

ELSEVIER
URBAN & FISCHER

URBAN & FISCHER München

Zuschriften und Kritik bitte an:
Elsevier GmbH, Urban & Fischer Verlag, Lektorat Medizinstudium, Hackerbrücke 6, 80335 München
medizinstudium@elsevier.de

Wichtiger Hinweis für den Benutzer

Die Erkenntnisse in der Medizin unterliegen laufendem Wandel durch Forschung und klinische Erfahrungen. Herausgeber und Autoren dieses Werkes haben große Sorgfalt darauf verwendet, dass die in diesem Werk gemachten therapeutischen Angaben (insbesondere hinsichtlich Indikation, Dosierung und unerwünschter Wirkungen) dem derzeitigen Wissensstand entsprechen. Das entbindet den Nutzer dieses Werkes aber nicht von der Verpflichtung, anhand der Beipackzettel zu verschreibender Präparate zu überprüfen, ob die dort gemachten Angaben von denen in diesem Buch abweichen, und seine Verordnung in eigener Verantwortung zu treffen.

Bibliografische Information der Deutschen Nationalbibliothek

Die Deutsche Nationalbibliothek verzeichnet diese Publikation in der Deutschen Nationalbibliografie; detaillierte bibliografische Daten sind im Internet unter http://dnb.ddb.de abrufbar.

Programmleitung: Dr. Dorothea Hennessen
Planung: Christina Nußbaum
Lektorat: Inga Dopatka
Redaktion + Register: Dr. Nikola Schmidt, Berlin
Herstellung: Rainald Schwarz, Elisabeth Märtz
Satz: Kösel, Krugzell
Druck und Bindung: Printer Trento, Trento
Umschlaggestaltung: SpieszDesign, Neu-Ulm
Titelfotografie: © DigitalVision/GettyImages, München
Gedruckt auf 100 g Eurobulk 1,1 Vol.

Printed in Italy
ISBN 978-3-437-42436-6

Aktuelle Informationen finden Sie im Internet unter **www.elsevier.de** und **www.elsevier.com**

Dieses Buch soll Medizinstudenten auf möglichst leicht verständliche Art die Grundlagen der Pharmakologie vermitteln. Dabei haben wir bewusst auf komplexe Erklärungsversuche verzichtet und uns eher an praxisnahen und leicht nachvollziehbaren Beispielen orientiert.

Die Pharmakologie ist das Handwerkszeug der Ärzte und jeder einzelne sollte zumindest deren Grundzüge verstanden haben. Aufgrund der großen Anzahl von Arzneimitteln und der ständigen Weiterentwicklung ist es häufig nicht möglich, sich alle Namen und Halbwertszeiten einzuprägen. Oftmals aber reicht ein Grundverständnis aus, um ein Arzneimittel einordnen zu können.

Die Möglichkeit, ein BASICS zu schreiben, hat uns herausgefordert und Spaß gemacht. Wir hoffen, dass es für viele andere Studenten eine Hilfe und Erleichterung für das „Pharma-Lernen" darstellt!

An dieser Stelle wollen wir nochmals unserem Gutachter, Christian Betz, und allen Freunden und Verwandten für ihr Beistehen danken.

München, im Juni 2009
Miriam Kuse und Franziska Sandner

Inhalt

Abkürzungsverzeichnis

A	Ausnahme zur Überschreitung der Höchstmenge (auf Rezepten)	i.a.	intraarteriell
ACC	Acetylcysteinsäure	i.m.	intramuskulär
ACE	Angiotensin converting enzyme	i.v.	intravenös
Ach	Acetylcholin	ICR	International normalized ratio
ADH	antidiuretisches Hormon	IDL	Intermediate density lipoproteins
AMP	Adenosinmonophosphat	In	Inulin
AP	Aktionspotential	INR	Intrazellulärraum
ASS	Acetylsalicylsäure		
AT	Angiotensin	KCl	Kaliumchlorid
ATP	Adeonsintriphosphat	KG	Körpergewicht
AUC	Area under the curve	KHK	koronare Herzerkrankung
AV	atrioventrikular	Krea	Kreatinin
BÄO	Bundesärzteordnung	LDL	Low density lipoproteins
BfArM	Bundesamt für Arzneimittel und Medizin-produkte		
BGA	Blutgasanalyse	MAC	minimale alveoläre Konzentration
BSE	Bovine spongiforme encephalopathy	MAO	Monoaminooxidase
BtMG	Betäubungsmittelgesetz	MBK	minimale bakterizide Konzentration
BtMVV	Betäubungsmittel-Verschreibungsordnung	MHK	minimale Hemmkonzentration
		MIT	Monojodtyrosin
CA	Carboanhydrase	mmHg	Millimeter Quecksilbersäule
cAMP	zyklisches Adenosinmonophosphat		
CL	Clearance	N	keine Medikamentenabgabe (auf Rezepten)
CO_2	Kohlendioxid	NAC	N-Acetylcystein
COMT	Katchol-O-Methyl-Transferase	NIS	Natrium-Jodid-Symporter
COPD	chronisch-obstruktive Lungenerkrankung	NMDA	N-Methyl-D.Aspartat
COX	Cyclooxygenase	NNRTI	Nicht-nukleosidische-reverse-Transkriptase-Inhibitoren
CRP	C-reaktives Protein	NPH	Neutral-Protamin-Hagedorn-Insulin
CT	Computertomographie	NSAID	Non-steroidal anti-inflammatory drugs
CYP	Cytochrom P	NSAR	nicht-steroidale Antirheumatika
DNA	Desoxyribonukleinsäure	p.o.	per os
DIT	Dijodtyrosin	PAH	Paraaminohippurat
		pAVK	periphere arterielle Verschlusskrankheit
EC50	mittlere effektive Konzentration	PG	Prostaglandin
ECR	Extrazellulärraum	PONV	Postoperative nausea and vometing
EKG	Elektrokardiogramm	PPAR	Peroxisome proliferator-activated receptor
EMEA	European Medicines Agency	pTT	partielle Thromboplastinzeit
F	Plasma	RAAS	Renin-Angiotensin-Aldosteron-System
fT_3	freies T3	RBF	renaler Blutfluss
fT_4	freies T4	RNA	Ribonukleinsäure
		ROOC	Receptor operated calcium channels
GABA	Gamma-Aminobuttersäure	Rp.	Recipie
GFR	glomeruläre Filtrationsrate	RPF	renaler Plasmafluss
GMP	Guanosinmonophosphat		
		S	Substitution
H_2CO_3	Kohlensäure	s.	Signatur
H_2O_2	Wasserstoffdioxid	s.c.	subkutan
HAART	Hochaktive antivirale Therapie	SD	Schilddrüse
HAEY	Hydroxyethylstärke	SGB V	Strafgesetzbuch V
HCO_3^-	Bikarbonat	SK	Sinusknoten
HDL	High density lipoproteins	SSRI	selektive Serotonin-Wiederaufnahmehemmer
HIT	Heparin-induzierte Thrombozytopenie	STIKO	ständige Impfkommission
HMG-CoA	3-Hydroxy-3-Methylglutaryl-Coenzym-A		
HWZ	Halbwertszeit		

T_3	Trijodthyronin	U	Urin
T_4	Thyroxin	v	Geschwindigkeit
TBG	thyroxinbindendes Globulin	VLDL	Very low density lipoproteins
TIVA	total intravenöse Anästhesie	VOCC	Voltage operated calcium channels
t-PA	Tissue-type plasminogen activator		
TSH	Thyroid stimulating hormone	ZNS	zentrales Nervensystem

A Allgemeiner Teil

Allgemeine und spezielle Pharmakologie

Die **Pharmakologie** beschäftigt sich mit den Wechselwirkungen von Arzneistoff und Organismus. Die **allgemeine Pharmakologie** versucht, Gesetzmäßigkeiten zu finden, die für alle Arzneimittel gelten. Die **spezielle Pharmakologie** beschäftigt sich mit der Wirkung einzelner Arzneimittel auf den Organismus.

Ein **Arzneistoff** ist ein Stoff, der bei Kontakt mit einem Organismus dessen Funktion auf spezifische Weise beeinflusst. Als Arzneistoff bezeichnet man sowohl natürlich aus Pflanzen extrahierte als auch synthetisch hergestellte Wirksubstanzen.

Arzneistoffe

Die meisten natürlich hergestellten Medikamente werden aus getrockneten Naturprodukten – sogenannten **Drogen** – hergestellt. Dabei muss man beachten, dass das englische Wort „Drug" für Arzneimittel steht und nicht mit dem deutschen Begriff „Droge" gleichzusetzen ist.

Werden Pflanzen(teile) in Ethanol eingelegt, so entsteht eine **Tinktur**. Die Wirkung der Tinktur beruht allein auf denjenigen Wirksubstanzen der Pflanze, die sich im Alkohol zu lösen vermögen. Ein erheblicher Nachteil der Verwendung von Naturprodukten war lange Zeit durch die extremen Schwankungen in der Wirksamkeit der pflanzlichen Produkte gegeben. Bedingt durch die unterschiedliche Herkunft, Lagerung und die verschiedenen Erntezeitpunkte enthielten die Pflanzen verschiedene Mengen der wirksamen Substanz. Deshalb entwickelte sich im Laufe der Zeit die **Reindarstellung** der Inhaltsstoffe. Deren Ziel ist es, immer dieselbe Dosis an Wirkstoffen zu produzieren. Dies gelang erstmalig zu Beginn des 19. Jahrhunderts, als Morphin in chemisch reiner Form aus der Schlafmohnpflanze isoliert wurde.

Arzneimittel

Arzneimittel sind Medikamente, die therapeutischen, diagnostischen oder prophylaktischen Zwecken dienen.

Arzneimittel sollen also heilen, lindern, erkennen lassen und verhüten. Dazu zählen auch Kontrazeptiva, Blutkonserven sowie Prothesen und chirurgisches Nahtmaterial.

Die **Galenik** oder auch pharmazeutische Technologie beschäftigt sich mit der Zubereitung und der geeigneten Darreichungsform von Arzneimitteln. Die meisten Medikamente sind **Fertigarzneimittel**. Diese werden im Voraus hergestellt, in verbraucherorientierten Verpackungen mit Beipackzettel abgegeben und nicht vom Apotheker selbst zubereitet.

Generika sind Fertigarzneimittel, die zwar denselben Wirkstoff enthalten wie das Markenprodukt, sich aber in ihrem Handelsnamen und eventuell der Herstellungsart sowie den beigesetzten Hilfsstoffen unterscheiden. Beispiel: Markenprodukt: Aspirin®, Generikum: ASS-Ratiopharm. Die Herstellung und Abgabe von Arzneimitteln wird mittels Arzneimittelgesetz und Apothekenbetriebsordnung geregelt (s. S. 4/5).

Orphan („Waisen"-)Arzneimittel sind Arzneimittel für die Behandlung seltener Krankheiten.

Pharmaka und Gifte

Ein **Pharmakon** ist das wirksame Element eines Arzneimittels. Es hat folgende zwei Eigenschaften:

1. Seine Wirkung ist erwiesen.
2. Unerwünschte Wirkungen dürfen den Nutzen nicht überwiegen.

Pharmaka können spezifische oder unspezifische Wirkung aufweisen. Die Bindung an einen bestimmten Rezeptor und die darauf folgende Reaktion bezeichnet man als spezifische Wirkung. Unspezifisch wäre beispielsweise eine Beeinflussung der physikalisch-chemischen Zusammensetzung von Körperflüssigkeiten oder Zellmembranen. So wirken z. B. Antazida unspezifisch auf den pH-Wert des Magens.

Hat ein Stoff überwiegend negative Wirkung, dann ist er **giftig**. Ob eine Substanz zum Gift wird, ist dabei oft nur eine Frage der Dosierung. Beispiel hierfür ist das Botulinustoxin: In geringen Konzentrationen hilft es bei bestimmten Muskelspastiken, in höherer Dosierung entfaltet es allerdings toxische Wirkung. Es gibt aber auch Substanzen, z. B. kanzerogene Stoffe, die bereits in geringsten Dosen ausschließlich giftig sind.

Pharmakokinetik und -dynamik

Um die einzelnen Arzneimittelwirkungen richtig zu verstehen, benötigt man grundlegende Kenntnisse über die Prinzipien der allgemeinen Pharmakologie. Dazu gehören v. a. die Gesetzmäßigkeiten der **Pharmakokinetik** und auch der **Pharmakodynamik** (▮ Abb. 1).

Die Pharmakokinetik beschäftigt sich mit der Reaktion des Organismus auf das Arzneimittel: Wie funktioniert die Aufnahme, Verteilung, Verstoffwechslung und schließlich die Ausscheidung eines Medikaments?

Die Aufnahme eines Pharmakons in unseren Kreislauf nennt man **Resorption** (s. S. 22/23). Bei der **Diffusion** passiert das Pharmakon über eine Membran hinweg **passiv** entsprechend seinem Konzentrationsgefälle, welches v. a. von der Durchblutung abhängig ist.

Die Pharmakodynamik beschäftigt sich mit der Wirkung des Arzneimittels auf den Organismus: Was genau passiert nach der Einnahme eines bestimmten Pharmakons? Welche Wirkungsmechanismen, Dosis-/Wirkungsbeziehungen und Nebenwirkungen gibt es?

Rezeptoren und Wirkungsgrundlagen

Die meisten Oberflächenrezeptoren bestehen aus Glykoproteinen, Glykolipiden und einem gekoppelten Enzym. Bindet nun ein Signalstoff (Ligand) an die Außenseite eines Rezeptors, bildet sich ein Liganden-Rezeptor-Komplex und es kommt zu einer Konformitätsänderung des Rezeptorproteins. Die Konformationsänderung führt entweder zur Öffnung eines Ionenkanals oder setzt eine Signalkaskade in Gang (s. S. 34/35).

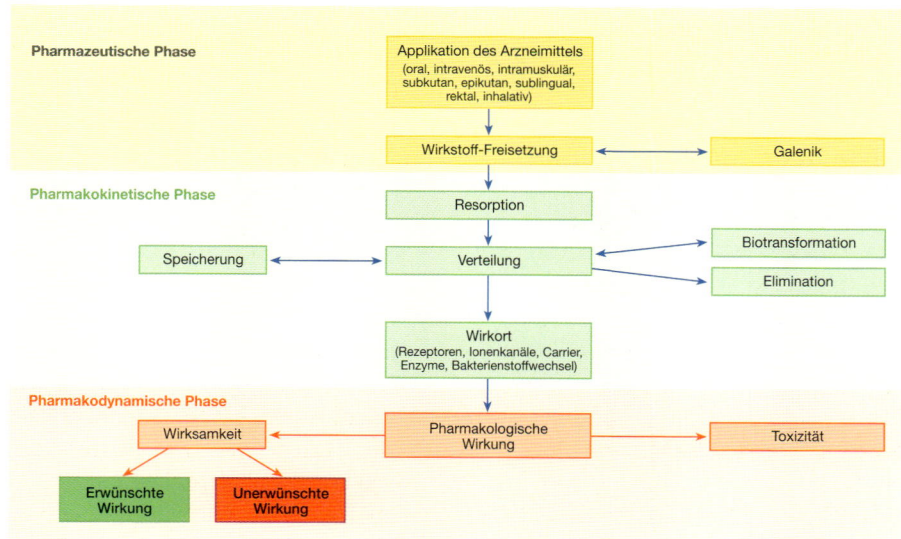

Pharmazeutische Phase

Applikation des Arzneimittels
(oral, intravenös, intramuskulär, subkutan, epikutan, sublingual, rektal, inhalativ)

Wirkstoff-Freisetzung ←→ Galenik

Pharmakokinetische Phase

Resorption

Speicherung ←→ Verteilung ←→ Biotransformation / Elimination

Wirkort
(Rezeptoren, Ionenkanäle, Carrier, Enzyme, Bakterienstoffwechsel)

Pharmakodynamische Phase

Wirksamkeit ← **Pharmakologische Wirkung** → Toxizität

Erwünschte Wirkung / Unerwünschte Wirkung

Abb. 1: Schematische Reaktionskette der Arzneimittelwirkung. [2]

Als **Affinität** bezeichnet man die Stärke der Bindung an einen Rezeptor. Höhere Affinität heißt auch höhere Wahrscheinlichkeit für die Bildung eines Liganden-Rezeptor-Komplexes. Hat Pharmakon A eine doppelt so hohe Affinität zu einem bestimmten Rezeptor wie Pharmakon B, so ist nur die Hälfte der Konzentration von Pharmakon A (wie von Pharmakon B) für dieselbe Wirkung am Rezeptor notwendig. Die **Efficacy** ist die geringst mögliche Konzentration eines Pharmakons, bei der es bereits seine maximal mögliche Wirkung zeigt. Oftmals wird die Wirkungsstärke mit der sogenannten **EC50** ausgedrückt. EC50 bedeutet, dass bei dieser Konzentration die halbmaximale Wirkstärke erreicht wird. Nimmt man den negativen dekadischen Logarithmus des EC50-Werts, so erhält man den **pD2-Wert.** Er drückt die Potenz eines Pharmakons aus. Hohe Potenz bedeutet hohe Affinität und damit schon bei geringer Konzentration große Wirkung.

Agonisten sind Stoffe, die einen Rezeptor stimulieren. **Antagonisten** hingegen schwächen oder verhindern den rezeptorvermittelten Effekt.

Toleranzentwicklung

Ist für dieselbe Wirkung im Organismus eine immer größere Dosis eines Medikaments notwendig, so hat sich eine Toleranz entwickelt.

Die Ursachen für dieses Phänomen sind vielfältig. Es kann an einer schlechteren Resorption oder anderen Verteilung im Körper liegen. Genauso gut möglich ist eine Vermehrung von Abbauenzymen, die zu einem schnelleren Metabolismus des Pharmakons führt. Klassisches Beispiel hierfür sind Barbiturate (s. S. 40/41).
Sind zwei Wirkstoffe strukturell ähnlich aufgebaut, kann sich durch Verabreichen des einen gleichzeitig eine Toleranz gegen das andere entwickeln. Diesen Vorgang nennt man **Kreuztoleranz.**
Ein Sonderfall der Toleranz ist die **Tachyphylaxie.** Tachyphylaxie bedeutet, dass bei wiederholter Gabe eines bestimmten Pharmakons in kurzem zeitlichem Abstand nahezu keine Wirkung mehr erzeugt wird. Ephedrin beispielsweise führt zur Entleerung der Adrenalinspeicher. Für eine erneute Wirkung müssen die Speicher erst wieder aufgefüllt sein. Nach einiger Zeit ist aber die volle Wirkstärke erneut erreichbar.

Zusammenfassung

✖ Die allgemeine Pharmakologie untersucht Gesetzmäßigkeiten bei der Wirkung von Pharmaka auf den Organismus mithilfe der **Pharmakokinetik** und **-dynamik.**

✖ Man nennt Medikamente mit gleichem Hauptwirkstoff, aber unterschiedlichem Handelsnamen, als das Markenprodukt **Generika.**

✖ **Wirkstoffe** rufen eine bestimmte Wirkung im Organismus hervor. **Arzneistoffe** dienen der Heilung, Linderung, Vorbeugung und Erkennung.

✖ Die **Pharmakokinetik** beschäftigt sich mit der Reaktion des Organismus auf das Arzneimittel (Resorption, Verteilung, Verstoffwechslung, Ausscheidung).

✖ Die **Pharmakodynamik** beschäftigt sich mit der Wirkung des Arzneimittels auf den Organismus (Wirkung auf Rezeptoren, Dosis-Wirkung-Beziehung, Nebenwirkungen).

Arzneimittelzulassung

Arzneimittel dienen therapeutischen, prophylaktischen und/oder diagnostischen Zwecken. Nur wenn sie eine dieser Aufgaben erfüllen, werden Wirkstoffe als Arzneien bezeichnet.
Um als Arzneimittel zugelassen zu werden, muss ein Wirkstoff Folgendes besitzen:

▶ pharmazeutische Qualität
▶ therapeutische Wirksamkeit
▶ nicht über ein bestimmtes Maß hinausgehende schädliche Wirkung.

Arzneimittelgesetz

Die Fülle pharmazeutischer Anbieter und der wirtschaftlichen Wettkampf machen es notwendig, die Qualität neuer Arzneimittel sicherzustellen, bevor sie in Umlauf gebracht werden. 1976 ist in Folge des Contergan-Skandals (▪ Abb. 1) das Arzneimittelgesetz von 1961 komplett überarbeitet worden und enthält seitdem folgende wichtige Punkte:

▶ Begriffsklärungen
▶ Anforderungen an Arzneimittel
▶ Zulassung, Registrierung und Abgabe von Arzneimitteln
▶ Schutz des Menschen bei der klinischen Prüfung
▶ Qualitätssicherung und Qualitätskontrolle
▶ Haftung im Schadensfall.

Laut dem Arzneimittelgesetz sind die Anbieter verpflichtet, ihr Produkt immer wieder zu testen (auch wenn es bereits in Umlauf ist) und eventuelle unerwünschte Arzneimittelwirkungen unverzüglich zu melden. Auch Ärzte müssen den Verdacht auf unerwünschte Arzneimittelwirkungen melden.

Zulassung neuer Arzneimittel in Deutschland

Grundsätzlich gibt es zwei wichtige Einrichtungen zur Zulassung neuer Arzneimittel in Deutschland.

> In der BRD entscheidet und prüft das Bundesinstitut für Arzneimittel und Medizinprodukte neue Arzneimittel und das Paul-Ehrlich-Institut neue Impfstoffe und Sera.

Die Zulassung verläuft in mehreren Phasen.

Präklinische Prüfung

Zunächst wird eine Versuchsreihe gestartet, die ein grobes Wirkprofil der neuen Arznei erstellt. Dieses **pharmakologische Screening** beruht auf biochemischen und molekularbiologischen Verfahren, die das Aktivitätsspektrum eines Wirkstoffs erforschen.
Für das Wirkprofil werden z. B. Enzymsysteme am bebrüteten Hühnerei getestet oder auch Versuche am Tier vorgenommen. Tierversuche sind v. a. für die Erforschung der Auswirkungen auf den Kreislauf nützlich. Zum Wirkprofil gehören:

▶ Hauptwirkung
▶ Wirkspektrum
▶ Angriffspunkt
▶ Wirkmechanismus
▶ organspezifische Wirkung

▶ Organselektivität
▶ Verträglichkeit
▶ Toxizität.

In weiteren Tierversuchen wird dann die **Pharmakokinetik** getestet. Zum Abschluss der präklinischen Prüfung wird den Tieren eine tödliche Dosis der Arznei verabreicht und in der anschließenden Obduktion die Wirkung auf die Organe untersucht.
Wenn die Prüfsubstanz zur Pharmakotherapie geeignet ist und Vorteile gegenüber anderen (bereits bekannten) Mitteln hat, dann beginnt die klinische Testphase.

Klinische Prüfung

Die klinische Prüfung lässt sich in vier Phasen gliedern (▪ Abb. 2).

Phase 1
Das Arzneimittel wird an gesunden Probanden geprüft. Ausnahme bilden Zytostatika, die wegen ihrer enormen Schädlichkeit nur bei Kranken angewandt werden. Getestet werden: Verträglichkeit, **Pharmakodynamik** (Wirkmechanismen im Körper), Humanpharmakokinetik, Dosierungsvorschläge und genaues Indikationsgebiet.

Phase 2
An 100–500 stationären Patienten werden Wirkintensität, klinische Relevanz, Verallgemeinerungsfähigkeit und Dosis-Wirkung-Beziehung (kleinstwirksame und höchstverträgliche Dosis) getestet.

Phase 3
Der Nachweis über die Unbedenklichkeit und Wirksamkeit wird erbracht. An über 1000 Patienten wird eine multizentrische Studie, um lokale Unterschiede auszuschließen, durchgeführt.
Sollte diese ein positives Ergebnis aufweisen und die pharmakologische Qualität der Arznei (Wirkstoffgehalt und Reinheit) ist gesichert, so kann das Medikament von der Gesundheitsbehörde zugelassen werden (▪ Abb. 2).

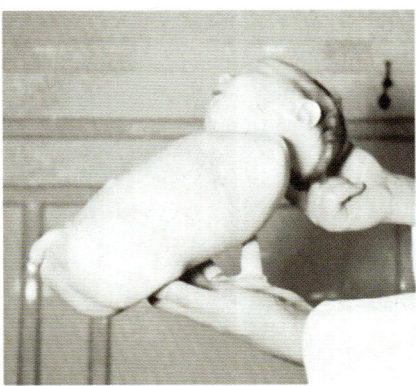
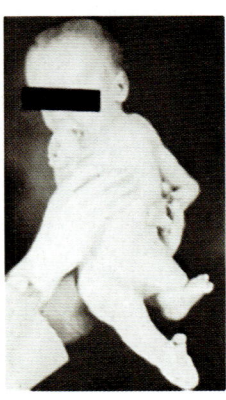

▪ Abb. 1: Contergan-Kind. [1]

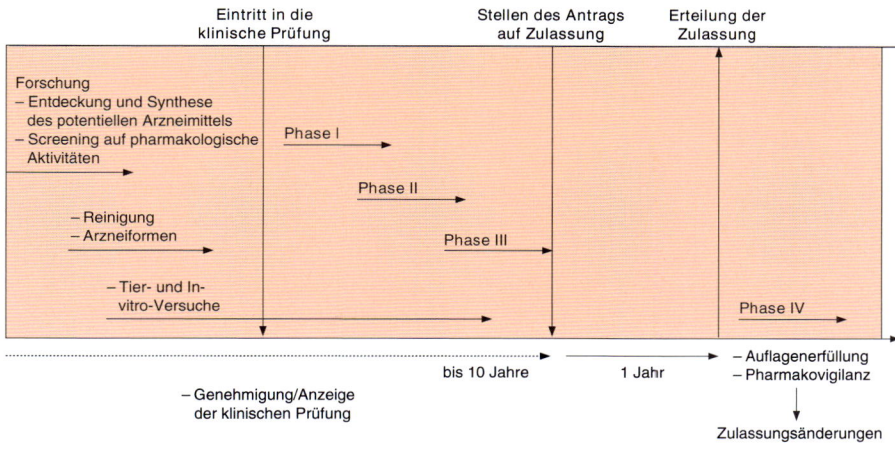

Abb. 2: Arzneimittelentwicklung in vier Phasen. [1]

In Deutschland wird jedes neue Medikament zunächst für 5 Jahre zugelassen. Dabei unterliegt es einer automatischen Verschreibungspflicht. Im Anschluss daran wird in jedem Fall einzeln über eine Verlängerung der Zulassung und die Beibehaltung der Verschreibungspflicht entschieden.

Die **Verschreibungspflicht** hat also nicht nur den Sinn der Kostenübernahme durch die gesetzlichen Krankenkassen, sondern sorgt gleichzeitig für eine ärztliche Kontrolle.

Ist die Zulassung erfolgreich verlaufen, so ist der Hersteller verpflichtet, weiterhin regelmäßig Bericht zu erstatten. Sollte dabei der Verdacht auf schwerwiegende Risiken aufkommen, so tritt ein Stufenplan in Kraft, bei dem die Aufsichtsbehörde und der Hersteller gemeinsam das weitere Vorgehen erörtern. Ein gesicherter Verdacht auf gefährliche Nebenwirkungen führt zum unverzüglichen Widerruf des Medikaments.

Phase 4

Viele tausend Patienten werden einer Anwendungsbeobachtung unterzogen. In Langzeitstudien sollen auch selten auftretende Nebenwirkungen erkannt werden.

Zulassung neuer Arzneimittel EU-weit

Für die EU-weite Einführung eines Arzneimittels gibt es ein zentralisiertes und ein dezentralisiertes Verfahren. Beim zentralisierten Verfahren wird der Zulassungsantrag bei der **EMEA** (European Medicines Agency = Europäische Arzneimittelagentur) eingereicht und anschließend von einem wissenschaftlichen Ausschuss eingehend geprüft. Auf diese Weise wurden in den letzten 12 Jahren etwa 400 neue Medikamente zugelassen.

Beim dezentralisierten Verfahren wird zunächst bei einem Mitgliedsland die Zulassung beantragt und nach dessen Zustimmung werden alle weiteren Mitgliedsländer im Verfahren gegenseitiger Anerkennung miteinbezogen. Dieses Vorgehen ist sehr verbreitet und wird v. a. für die Zulassung von Generika (Fertigarzneien mit gleichem Wirkstoff und unterschiedlichem Handelsnamen) angewandt.

Zulassung bereits bekannter Wirkstoffe

Wenn der Wirkstoff bereits bekannt ist, entfällt ein erheblicher Anteil des normalen Zulassungsverfahrens. In diesem Fall muss lediglich die **Bioäquivalenz** zum Originalmittel belegt sowie pharmazeutische Qualität und Herstellung dokumentiert werden. In der EU ist dieser Antrag aus wettbewerbstechnischen Gründen allerdings erst 8 Jahre nach Erstzulassung des ursprünglichen Präparats zulässig. Solange hat das pharmazeutische Unternehmen, das das Pharmakon entwickelt hat, einen **Patentschutz.**

Für neue Kombinationen bereits bekannter Wirkstoffe gilt annähernd dasselbe. Hier ist besonders wichtig, dass jede einzelne Komponente zur gewünschten Wirkung beiträgt. Wirkungseintritt, -dauer und Dosierungsintervall sollten zueinander passen und auch das korrekte Mengenverhältnis muss bedacht werden. Eine Faustregel dabei: Mehr als drei Wirkstoffe sind meist ungeeignet.

Zulassung homöopathischer Mittel

Für die von **Samuel Hahnemann** (1755 – 1843) begründete Homöopathie und ihre Mittel gelten gesonderte Regeln: Homöopathische Mittel müssen lediglich registriert werden und fallen aus dem üblichen Zulassungsprozedere heraus. Deshalb darf auf der Packung auch keine Indikationsangabe stehen.

Zusammenfassung

✖ Das **Arzneimittelgesetz** stellt die Qualität neuer Präparate sicher und schützt den Menschen bei der klinischen Testung neuer Arzneien. Außerdem beinhaltet es Regelungen zur Haftung im Schadensfall.

✖ Das **Bundesinstitut für Arzneimittel und Medizinprodukte** prüft in Deutschland neue Arzneimittel bevor sie auf den Markt kommen.

✖ Das **Paul-Ehrlich-Institut** prüft in Deutschland neue Impfstoffe und Sera, bevor sie auf den Markt kommen.

✖ Die **Verschreibungspflicht** dient der Kostenübernahme durch die gesetzlichen Krankenkassen und schützt vor Medikamentenmissbrauch.

Rezeptieren

Therapiefreiheit des Arztes

Früher konnten Ärzte frei vom wirtschaftlichen Risiko der Nachfrageabschätzung bzw. Produktbevorratung eine Therapie nach bestem Wissen und Gewissen verschreiben. Das wurde durch die Apotheken ermöglicht, die das gesamte wirtschaftliche Risiko selbst trugen. Inzwischen wurden Budgets pro Arzt und Quartal eingeführt. Ein Arzt, der überdurchschnittlich viel von einem Medikament verschreibt, muss nun für den Mehrbedarf selbst aufkommen. Jeder Arzt darf nur Medikamente entsprechend seines Fachgebiets ausstellen: Beispielsweise ist ein Zahnarzt nicht befugt, Kontrazeptiva-Rezepte auszustellen. Es gibt aber Grenzbereiche, in denen die Rechtsgrundlagen noch nicht ausreichend gesichert sind.

Aufbau eines Rezepts

Ein Rezept enthält normalerweise die folgenden Angaben. Fett gedruckt sind die nach § 2 der Arzneimittelverschreibungsordnung pflichtmäßig enthaltenen Punkte:

▶ **Name, Berufsbezeichnung und Anschrift des Arztes**
▶ **Ort und Datum der Ausstellung**
▶ **Darreichungsform und Menge des Arzneimittels (Packungsgröße)**
▶ **Bezeichnung des Fertigarzneimittels, oder bei Zubereitungen (Rezepturen) Art und Menge sowie die Gebrauchsanweisung**
▶ Anweisungen an den Patienten
▶ **Name des Patienten**
▶ **Unterschrift des Arztes**
▶ Gültigkeitsdauer: Vorausgesetzt, der Arzt macht keine anderweitigen Angaben, erlischt die Gültigkeit automatisch nach 1 Monat bzw. bei Betäubungsmittelrezepten nach 7 Tagen.

Rezepte werden auf lateinisch beschriftet, wobei die Endungen meist weggelassen werden, z. B.: Aqu(ae) dest(illatae) sterilis(atae).
Die Aufforderung **Rp.** (Recipie) steht immer vor der Arzneimittelverordnung und kann etwa mit „nimm" übersetzt werden. Danach folgt der Arzneimittel-

name in deutscher Sprache und die Einnahmeform (Tropfen, Kapseln, Salbe etc.). Die Mengenangabe enthält sowohl die Einzeldosierung (meist in mg) als auch die Größe der abzugebenden Packung. Dabei haben sich folgende Standardabkürzungen für die häufig verwendeten Packungsgrößen eingebürgert:

▶ **N1:** 20 – 30 Dosiseinheiten für die Kurzbehandlung
▶ **N2:** 20 oder 50 Dosiseinheiten für die mittlere Behandlungsdauer
▶ **N3:** 50 – 120 Dosiseinheiten für die Langzeittherapie.

> Sollte der Arzt keine Packungsgröße angegeben haben, so muss der Apotheker stets die kleinstmögliche ausgeben.

Danach folgt mit dem Kürzel **S.** für „signatur" (lat.: Es werde gekennzeichnet.) die Anweisung, wie der Patient das Medikament einzunehmen hat. So bedeutet beispielsweise 1–0–1, jeweils morgens und abends eine Tablette. Da handschriftlich ausgestellte Rezepte in der Vergangenheit häufig fehlinterpretiert wurden, hat sich inzwischen das maschinelle Drucken von Rezepten etabliert. Dadurch sind Fehlinterpretationen wesentlich seltener geworden. Trotzdem gibt es z. B. durch unklare Abkürzungen noch immer Verwechslungen.

Gültigkeitsdauer

Man unterscheidet zwischen **Kassen-, Privat-** und **Betäubungsmittelrezept.** Die Kassenrezeptgültigkeit liegt bei 4 Wochen. Danach werden die Kosten nicht mehr von der Kasse übernommen und der Patient muss das Medikament selbst bezahlen. Privatrezepte behalten ihre Gültigkeit 6 Monate lang. Die „grünen Rezepte" werden vom Arzt als Empfehlung ausgestellt. Sie können nicht erstattet werden und dienen als Merkhilfe für Dosierung und Darreichungsform. Betäubungsmittelrezepte haben die strengsten Auflagen. Um vor Missbrauch zu schützen, haben sie eine Frist von 7 Tagen, gerechnet ab dem 1. Tag nach der Ausstellung.

Kassenrezepte

Das Kassenrezept (■ Abb. 1) ist das am häufigsten ausgestellte Rezept. Es sorgt für die Kostenübernahme durch die gesetzlichen Krankenkassen. Um Fälschungen zu erschweren, ist der Vordruck auf rotes Papier gedruckt. Sollte das verschriebene Arzneimittel den Festbeträgen unterliegen, so übernehmen die gesetzlichen Krankenkassen die Kosten nur bis zu dem jeweiligen Festbetrag, die Differenz muss vom Patienten beglichen werden. Die gesetzliche Krankenversicherung kommt derzeit nur selten (bei schwerwiegenden Erkrankungen) für nicht rezeptpflichtige Arzneimittel auf. Jedes neue Arzneimittel unterliegt automatisch 5 Jahre lang der **Verschreibungspflicht.** Nach Ablauf dieser Frist wird über die Unbedenklichkeit entschieden. Sollte sich die Unbedenklichkeit bewiesen haben, wird es der **Apothekenpflicht** (Abgabe nur durch Apotheken, allerdings ohne Rezept) unterstellt.

Privatrezepte

Prinzipiell kann jedes unbedruckte Papier vom Arzt als Privatrezept verwendet werden (sogar ohne Stempel). Privatrezepte werden nicht mit den gesetzlichen Krankenkassen abgerechnet. Der Patient muss für die Kosten zunächst selbst aufkommen und bekommt dann – je nach Versicherungsbeitrag – einen Anteil zurückerstattet. Üblicherweise werden Privatrezepte im Gegensatz zu den Kassenrezepten im Hochformat ausgestellt, aber auch das ist keine Pflicht.

Betäubungsmittelrezepte

Da Betäubungsmittelrezepte (■ Abb. 2) mit einer großen Missbrauchgefahr behaftet sind, gelten hier besonders strenge Auflagen. Zunächst einmal gibt es spezielle Rezeptvordrucke für Betäubungsmittel, die nur beim **Bundesamt für Arzneimittel und Medizinprodukte (BfArM)** erhältlich sind. Beim Verschreiben von Betäubungsmitteln muss sich der Arzt an die Richtlinien des Betäubungsmittelgesetzes (BtMG), der Betäubungsmittel-Verschreibungs-

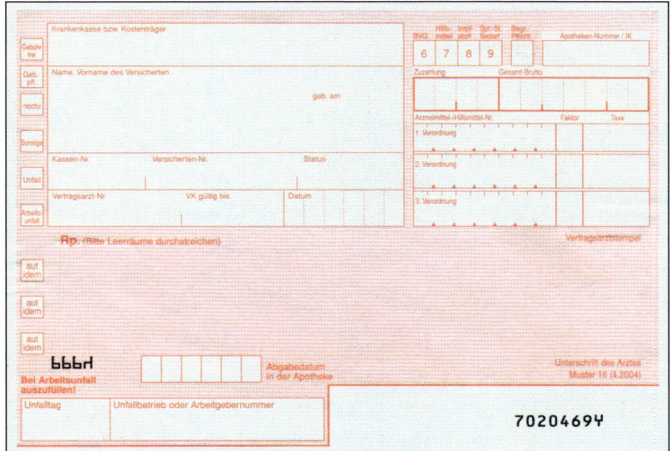

■ Abb. 1: Kassenrezept. [2]

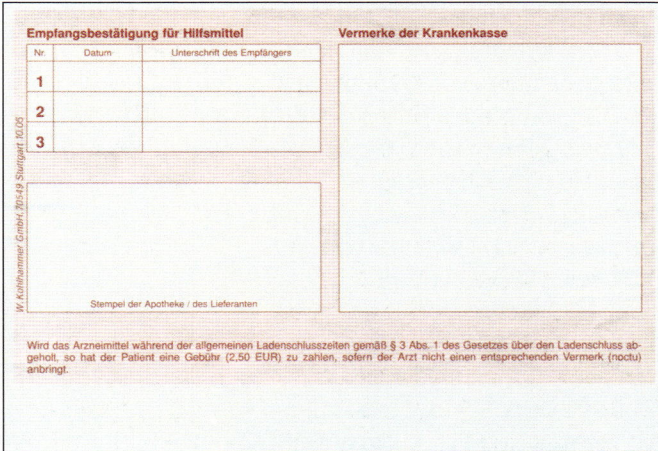

ordnung (BtMVV), des Fünften Sozialgesetzbuchs (SGB V) und der Bundesärzteordnung (BÄO) richten. Nicht zuletzt wegen diesem komplizierten Verfahren weigern sich viele Ärzte, Betäubungsmittel zu verordnen.

Jedes Betäubungsmittelrezept hat eine eigene Registrierungsnummer und enthält zwei Durchschläge. Die Frontseite behält die abgebende Apotheke als Nachweis, Teil zwei erhält der Patient und der dritte Durchschlag ist für die ärztlichen Unterlagen bestimmt (3 Jahre Aufbewahrungspflicht!). Eine weitere Besonderheit des Betäubungsmittelrezepts ist die verbindliche Angabe der Telefonnummer des Arztes für etwaige Rückfragen des Apothekers. Ein BTM-Rezept ist nur 7 Tage gültig.

Es gibt Kennbuchstaben für verschiedene Ausnahmefälle. Der Buchstabe **A** steht für eine ausnahmsweise Überschreitung der Höchstmenge, des Verschreibungszeitraums oder der Anzahl der verschriebenen Betäubungsmittel. **N** bedeutet Notfall, **S** Substitution. Im Notfall kann der Arzt ein Normalrezept für die Verschreibung von Betäubungsmitteln verwenden. Das Rezept muss als Notfall-Rezept gekennzeichnet werden und ist nur 1 Tag lang gültig. Vor der Ausgabe des Arzneimittels wird der Arzt nochmals von der Apotheke informiert. Anschließend ist der Arzt verpflichtet, ein gleichlautendes BtM-Rezept, auf dem ein **N** vermerkt ist, nachzureichen.

Abgabehinweise

Viele Medikamente enthalten Wirkstoffe, die das alltägliche Leben beeinträchtigen. Ist z. B. durch Einnahme von Neuroleptika die Verkehrstüchtigkeit herabgesetzt, so sind sowohl der verschreibende Arzt als auch der aushändigende Apotheker zur Patientenaufklä-

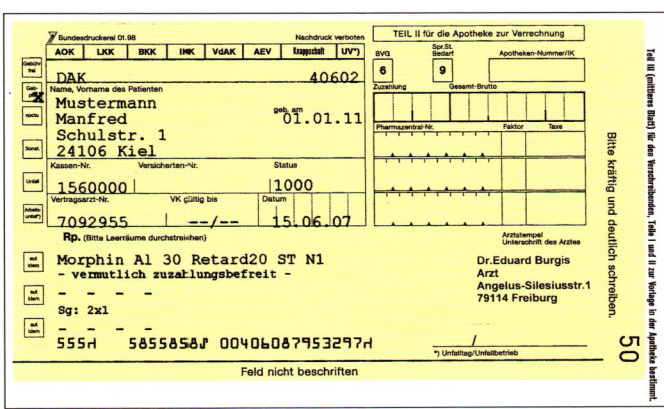

■ Abb. 2: Betäubungsmittelrezept. [2]

rung verpflichtet. Der alleinige Warnhinweis durch die Packungsbeilage befreit nicht von der Aufklärungspflicht. Sollte sich ohne Aufklärung ein Verkehrsunfall ereignen, so kann vom Arzt und/oder Apotheker Schadensersatz gefordert werden. Gleiches gilt auch für alle anderen Nebenwirkungen, z. B. die teratogene Wirkung der Retinoide.

Zusammenfassung

✖ Die notwendige Therapiefreiheit des Arztes wird durch Apotheken erreicht. Sie tragen das alleinige wirtschaftliche Risiko der Arzneimittelbevorratung.

✖ Ein **Kassenrezept** wird 4 Wochen lang von den gesetzlichen Krankenkassen gezahlt, danach muss der Patient selbst für die Kosten aufkommen.

✖ Ein **Privatrezept** behält seine Gültigkeit für 6 Monate.

✖ Ein **Betäubungsmittelrezept** ist, um vor Missbrauch zu schützen, nur 7 Tage lang gültig.

✖ Arzt und Apotheker sind zur Aufklärung über beeinträchtigende Nebenwirkungen verpflichtet, sonst kann der geschädigte Patient Schadensersatzansprüche geltend machen.

Biologische Membranen

Damit ein Arzneimittel an seinen Bestimmungsort gelangen kann, muss es biologische Membranen überwinden. Die Diffusion entlang eines Konzentrationsgradienten ist dabei am häufigsten. Weitere Möglichkeiten sind die Filtration durch Poren oder aktive Transportmechanismen, bei denen Energie in Form von ATP benötigt wird. Einige große Arzneistoffmoleküle gelangen parazellulär (also durch Lücken zwischen den Zellen) durch Endo- oder Ephitelien.

Aufbau einer biologischen Membran

Biologische Membranen dienen der Trennung des Extrazellulärraums vom Intrazellulärraum und ermöglichen gleichzeitig den Eintritt und Austritt von Stoffen (z. B. Pharmaka). Der Aufbau ist bei allen Membranen gleich: Sie bestehen aus einer **Lipiddoppelschicht.** Phospholipide bilden den größten Anteil der Membran. Alle Membranlipide bestehen aus einem hydrophoben und einem hydrophilen Anteil. Die hydrophoben Teile sind Fettsäureketten, die einander zugewandt liegen, während die hydrophilen Bestandteile nach außen in den wässrigen Extrazellulärraum oder ins Zytosol ragen. Die Membran ist fluide, d. h. die Bestandteile „schwimmen" innerhalb der Membran umher. Transmembranproteine dienen als Ionenkanäle, Carrier oder Rezeptoren. Pharmaka können auf verschiedenen Wegen die Membran passieren (▮ Abb. 1).

Passiver Transport

Passive Diffusion

Für lipophile Moleküle bzw. Pharmaka stellen Lipiddoppelschichten keine Barriere dar. Sie diffundieren die Membran passiv. Der **Konzentrationsgradient** ist die treibende Kraft. Die Energie liefert die Umgebungswärme durch die Brownsche Bewegung der Moleküle. Wie schnell die Diffusion erfolgt, hängt von mehren Faktoren ab. Das beschreibt das **Ficksche Diffusionsgesetz.**

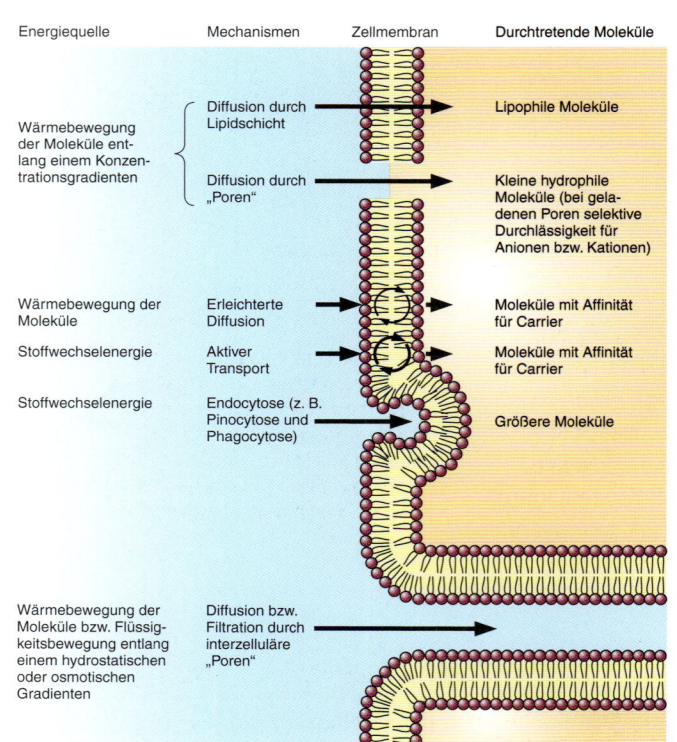

▮ Abb. 1: Diffusions- und Transportmöglichkeiten durch die Zellmembran. [1]

Ficksches Diffusionsgesetz

$$J = \frac{D \times A}{d \times \Delta c}$$

J = pro Zeiteinheit diffundierte Menge eines Stoffs
D = Diffusionsfaktor (abhängig von der Temperatur, der Viskosität der Membran und der Lipidlöslichkeit des diffundierenden Stoffs)
A = Diffusionsfläche
d = Dicke der Membran
Δc = Konzentrationsunterschied des Stoffs auf beiden Seiten der Membran

Das bedeutet: Ein Stoff diffundiert umso schneller, je größer sein Konzentrationsunterschied zwischen dem Intra- und Extrazelluläraum und je größer die Diffusionsfläche ist. Umso dicker die Membran ist, desto langsamer diffundiert der Stoff.

Öl/Wasser-Verteilungskoeffizient

Der Öl/Wasser-Verteilungskoeffizient gibt an, wie gut sich eine Substanz in einer Lipidphase lösen kann. Je größer Verteilungskoeffizient, desto besser lipidlöslich ist die Substanz und desto besser diffundiert sie durch biologische Membranen.

Den Öl/Wasser-Verteilungskoeffizienten bestimmt man folgendermaßen: In einem Gefäß befinden sich eine Wasser- und eine Lipidphase. Die Lipidphase besteht beispielsweise aus Octanol, die Wasserphase aus Wasser. Man gibt den zu untersuchenden Stoff hinzu und erreicht durch Schütteln, dass er sich in beiden Phasen verteilt. Anschließend misst man die Konzentration des Stoffs in beiden Phasen und setzt sie ins Verhältnis (▮ Abb. 2). Je besser lipidlöslich die untersuchte Substanz ist, desto größer ist der Verteilungskoeffizient. Ist die Substanz jedoch wasserlöslich (hydrophil), ist der Koeffizient klein.

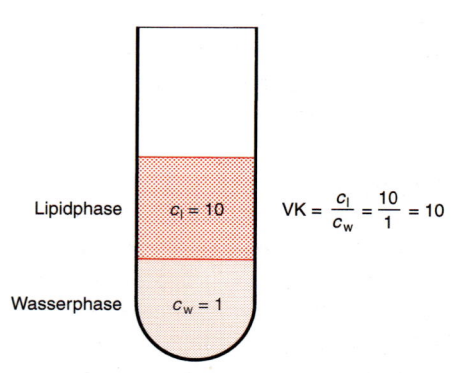

Lipidphase $c_l = 10$

Wasserphase $c_w = 1$

$$VK = \frac{c_l}{c_w} = \frac{10}{1} = 10$$

▮ Abb. 2: Öl/Wasser-Verteilungskoeffizient: c_l = Konzentration in Lipidphase, c_w = Konzentration in Wasserphase. [1]

Ionisationsgrad

Die Diffusion hängt auch vom Dissoziationsgrad eines Moleküls ab. Organische Säuren und Basen diffundieren besser im nicht-dissoziierten (nicht-ionisiertem), also im ungeladenen Zustand. Wie viel Prozent einer Substanz in einer Lösung dissoziiert und nicht-dissoziiert vorliegt, hängt vom **pH-Wert** der Umgebung und vom eigenen **pK$_a$-Wert** der Substanz ab. Pharmakonsäuren und -basen reagieren entgegengesetzt: Säuren werden bei wachsendem pH negativ, weil sie H$^+$-Ionen abgeben. Durch die erhöhte elektrische Ladung werden sie polarer und diffundieren nicht mehr so leicht (█ Abb. 3). Deshalb häufen sie sich in basischem Milieu an **(Ion trapping).**

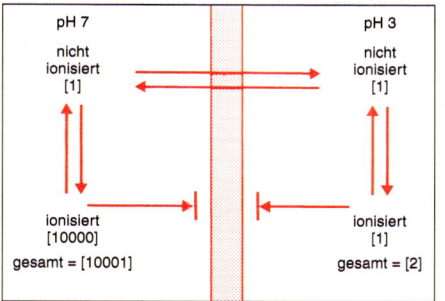

█ Abb. 3: Diffusion abhängig vom Ionisationsgrad und Ion trapping. Eine Säure verteilt sich zwischen zwei Räumen mit verschiedenen pH-Werten: Im neutralen Milieu liegt die Säure zu 99,99 % ionisiert vor, im sauren Milieu nur zu 50 %. Der vom sauren ins neutrale Milieu diffundierte Stoff kann nicht mehr zurück und reichert sich dort an. [1]

Wichtige Begriffe zur Diffusion
▶ gute Diffusion: lipophil – apolar (nicht-ionisiert) – großer Verteilungskoeffizient
▶ schlechte Diffusion: hydrophil – polar (ionisiert) – kleiner Verteilungskoeffizient.

Diffusion durch hydrophile Poren

Für hydrophile Substanzen sind biologische Membranen fast impermeabel. Nur kleine hydrophile Moleküle dringen durch Poren in der Membran. Auch hier ist ein Konzentrationsgefälle notwendig.

Erleichterte Diffusion

Bei der erleichterten Diffusion hilft ein **Carrier** dem Molekül, die Membran zu überwinden. Der Carrier hat eine Affinität zu einem bestimmten Molekül und strukturell ähnlichen Stoffen. Der Transport erfolgt auch entlang eines Konzentrationsgefälles und benötigt keine weitere Energie als die Brownschen Molekularbewegung.

Filtration

Filtration kann nur durch eine Trennwand mit interzellulären Poren erfolgen. Dabei wird eine hydrophile gelöste Substanz mit ihrem Lösungsmittel durch die Trennwand „abgepresst". Hierfür ist entweder ein **hydrostatischer** oder ein **osmotischer** Druckgradient notwendig.

Aktiver Transport

Primär aktiver Transport

Beim aktiven Transport wird ein Element bzw. Molekül entgegen einem Konzentrationsgradienten sozusagen „bergauf" durch die Membran transportiert. Dafür wird Energie in Form von ATP benötigt.
Beim primär aktiven Transport kommt es zu einer direkten ATP-Spaltung durch das Transportprotein. Diese Transporter werden auch ATPasen genannt und sind v. a. zuständig für den Transport von Ionen (Ionenpumpen). Ein Beispiel dafür ist die Na$^+$/K$^+$-ATPase, die in allen Zellmembranen vorkommt oder die H$^+$/K$^+$-ATPase in der Magenschleimhaut.

Sekundär aktiver Transport

Beim sekundär aktiven Transport ist der aktive Transport eines Moleküls an den passiven Transport eines Ions gekoppelt. Für dieses Ion besteht ein **Konzentrationsgradient,** der den passiven Transport ermöglicht. Weil der Konzentrationsgradient aber nur durch Spaltung von ATP aufrechterhalten werden kann, ist auch der sekundär aktive Transport energieaufwändig. Ein Beispiel dafür ist der Transport von Glukose: Ein Glukosemolekül wird von einem Carrierprotein gleichzeitig mit einem Na$^+$ in die Zelle transportiert. Dieser Transport benötigt keine Energie. An einer anderen Stelle der Membran sorgt jedoch die Na$^+$-K$^+$-ATPase für den aktiven Transport von Na$^+$ aus der Zelle. Hierfür ist die Spaltung von ATP erforderlich.

Zusammenfassung

✖ Biologische Membranen bestehen aus einer **Lipiddoppelschicht** aus Phospholipiden, Glykolipiden und Cholesterin, in die Proteine eingelagert sind.

✖ Lipophile Moleküle können passiv durch die Membran diffundieren, abhängig vom Öl/Wasser-Verteilungskoeffizienz und ihrem Ionisationsgrad.

✖ Organische Säuren und Basen diffundieren besser im nicht-dissoziierten Zustand. Ihr Ionisationsgrad ist abhängig vom pH-Wert der Umgebung.

✖ Säuren häufen sich in basischem Milieu an, Basen in saurem Milieu **(Ion trapping).**

✖ Bei der erleichterten Diffusion hilft ein **Carrier,** die Membran zu überwinden.

✖ Bei der **Filtration** wandert eine hydrophile Substanz mit ihrem Lösungsmittel durch die interzellulären Poren.

✖ Beim **primär aktiven Transport** wird direkt Energie in Form von ATP verbraucht. Beim **sekundär aktiven Transport** wird die Energie für den Aufbau eines Konzentrationsgefälles benötigt.

Wasser- und Elektrolythaushalt

Viele Pharmaka greifen in die Regulation des Wasser- und Elektrolythaushalts ein, z. B. Diuretika und blutdrucksenkende Medikamente.

Volumenverteilung im Körper

Homöostase bedeutet die selbstregulative Aufrechterhaltung des physiologischen inneren Gleichgewichts. Dazu gehört auch die Zufuhr und Ausscheidung von Flüssigkeiten und Elektrolyten.

Der Flüssigkeitsanteil im Körper hängt von Geschlecht, Alter und jeweiliger Konstitution ab. Um den Wasseranteil eines Menschen richtig einschätzen zu können, muss man die individuellen Umstände mit einberechnen.

Wasseranteil des Menschen
▶ Neugeborene: ca. 70 – 80 % des KG
▶ Männer: ca. 60 % des KG
▶ Frauen: ca. 55 % des KG.

Es gilt: **Je mehr Fett, desto weniger Wasser.** Zudem nimmt der Flüssigkeitsanteil mit steigendem Alter ab. Man unterscheidet **intrazelluläres** und **extrazelluläres Volumen**. Dabei macht das intrazelluläre Volumen rund $2/3$ und das extrazelluläre $1/3$ der gesamten Körperflüssigkeit aus. Das extrazelluläre Volumen lässt sich weiter unterteilen in Blutplasma, interstitielle Flüssigkeit und transzelluläre Flüssigkeit. Bei 60 % Flüssigkeitsanteil im Körper, ergeben sich folgende Werte:

▶ 40 % KG intrazelluläre Flüssigkeit
▶ 20 % KG extrazelluläre Flüssigkeit:
– 12 % KG interstitielle Flüssigkeit
– 5 % KG intravasale Flüssigkeit
 (= Plasmavolumen)
– 3 % transzelluläres Wasser (Liquor, Augenkammerwasser, Magen-Darm-Trakt, Harnwege).

Das Blutvolumen setzt sich aus Blutplasma und zellulären Bestandteilen zusammen und macht ca. 7,5 % des KG aus.

Elektrolyte

Osmolarität (mol/l) bezeichnet die Konzentration der gelösten Teilchen bezogen auf einen Liter.
Osmolalität (mol/kg H_2O) bezeichnet die Konzentration der gelösten Teilchen pro Kilogramm Lösungswasser.

Elektrolyte spielen eine wichtige Rolle für die Aufrechterhaltung der normalen isotonen Osmolarität, die bei 280 – 300 mosmol/l liegt. Sie ist für die Funktionsfähigkeit der Organe entscheidend.
Der **osmotische Druck** ergibt sich direkt aus der Anzahl der gelösten Teilchen. Obwohl die Zusammensetzung der Körperflüssigkeiten in den Kompartimenten (Verteilungsräumen) unterschiedlich ist, ist die Konzentration der osmotisch wirksamen Teilchen im Intra- und Extrazellulärraum gleich. Es besteht also kein osmotischer Gradient zwischen ICR und ECR.
Als **Elektrolyt** (▌ Tab. 1) bezeichnet man einen Stoff, der geschmolzen oder in Lösung durch Ionenzerfall elektrischen Strom leiten kann.
Während Natrium, Chlorid und Bikarbonat v. a. extrazellulär vorliegen, sind Kalium und Phosphatester überwiegend in der Zelle. Für die Aufrechterhaltung der physiologischen Isotonie ist auf der extrazellulären Seite Natrium ausschlaggebend. Eine Konzentrationsverschiebung der anderen Elektrolyte wäre z. B. aufgrund von Erregungsleitungsstörungen im Herzen schon vor einer relevanten Änderung der Osmolarität nicht mit dem Leben vereinbar.
Es gibt aber auch Nichtelektrolyte (z. B. Glukose), die den osmotischen Druck

beeinflussen. Die Osmolarität wird von Osmorezeptoren im Hypothalamus überwacht. Nimmt die Osmolarität zu, werden die Osmorezeptoren stimuliert und führen zur ADH-Ausschüttung (antidiuretisches Hormon = Vasopressin), was als Durst wahrgenommen wird (▌ Abb. 1). ADH vermindert die renale Wasserausscheidung, das Blut wird „wässriger". Zudem gibt es Volumenrezeptoren in den Herzvorhöfen und den zentralen Venen, die bei Blutvolumenmangel den Sympathikus und das **Renin-Angiotensin-Aldosteron-System** (RAAS) aktivieren.

Regulation des Wasser- und Elektrolythaushalts

Hierfür sind das RAAS, das sympathische Nervensystem und das natriuretische Peptid verantwortlich (▌ Abb. 1).

RAAS (Renin-Angiotensin-Aldosteron-System)

Bei Volumenmangel bzw. NaCl-Defizit wird im juxtaglomerulären Apparat der Niere Renin freigesetzt. Renin ist ein proteolytisches Enzym, das aus Angiotensinogen durch die Abspaltung eines Peptids Angiotensin I herstellt. Angiotensin wird vom Angiotensin-Converting-Enzym (ACE), das v. a. in der Lungenstrombahn lokalisiert ist, in Angiotensin II umgewandelt.
Angiotensin II ist ein starker arterieller Vasokonstriktor. Zudem erhöht es in der Niere die Na^+-Rückresorption und fördert die Aldosteronsekretion aus der Nebennierenrinde.
Aldosteron ist das wichtigste Mineralkortikoid. Es wird in der Zona glomerulosa der Nebennierenrinde gebildet. Es fördert in den Tubuli und im Sammelrohr die Resorption von Na^+. In den Tränen-, Schweiß und Speicheldrüsen sorgt es für eine verminderte Na-Ausschei-

Elektrolyt	Natrium	Kalium	Kalzium	Magnesium	Chlorid	Phosphat	Hydrogenkarbonat
Konzentration im Serum	135 – 150 mmmol/l	3,5 – 5,5 mmol/l	1,8 – 2,5 mmol/l	0,8 – 1,1 mmol/l	95 – 107 mmol/l	0,8 – 1,6 mmol/l	22 – 26 mmol/l

▌ Tab. 1: Wichtige Elektrolyte.

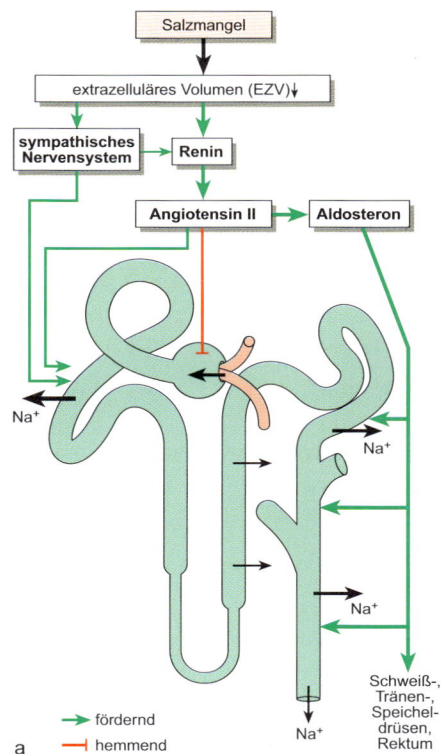

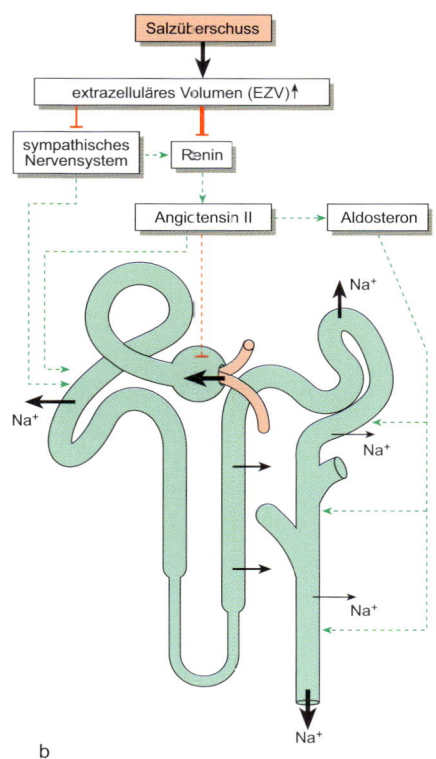

→	fördernd
─	hemmend

a   b

█ Abb. 1: Regulation des Kochsalzhaushalts. [3]
a) Bei Salzmangel verringert sich das extrazelluläre Volumen. Dadurch werden das sympathische System und auch die Reninsekretion aktiviert, was das RAAS stimuliert. Angiotensin II reduziert die Kochsalzausscheidung und fördert mit dem Sympathikus die Kochsalzrückgewinnung.

b) Bei Salzüberschuss vermehrt sich das extrazelluläre Volumen. Dadurch wird ANP ausgeschüttet. Es werden die Sympathikusaktivität und die Reninsekretion gehemmt. Kochsalz wird verstärkt ausgeschieden und zugleich weniger rückresorbiert.

Hyperkaliämie

Besonders häufig beobachtet man eine Hyperkaliämie unter der Therapie mit kaliumsparenden Diuretika wie Triamteren, Amilorid oder Spironolacton. Aber auch eine Betablocker- oder Succinylcholintherapie können durch eine Kaliumverschiebung von intra- nach extrazellulär zu einem Anstieg des Serumkaliums führen. Die Symptome sind denen der Hypokaliämie ähnlich: Müdigkeit, Muskelschwäche bis hin zu Parästhesien („Ameisenlaufen" um den Mund) und im schlimmsten Fall Herzstillstand (ab 7 mmol/l).

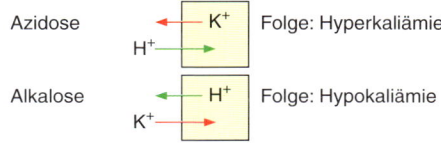

█ Abb. 2: Säure-Base-Haushalt bei Azidose bzw. Alkalose, schematisch. [2]

dung. Zudem verursacht Aldosteron Durstgefühl und Salzhunger.

Sympathisches Nervensystem

Das sympathische Nervensystem aktiviert bei Volumenmangel die Auswurfleistung des Herzens, steigert den Blutdruck durch Vasokonstriktion und regt in der Niere die Reninfreisetzung an.

Atriales natriuretisches Peptid

Das natriuretische Peptid (ANP = atriales natriuretisches Peptid) wird in den Vorhöfen des Herzens gebildet und bei Dehnung der Vorhöfe durch Volumenzunahme freigesetzt. Es ist der Gegenspieler von Aldosteron. Es hemmt die Natrium-Resorption und die Reninfreisetzung in der Niere sowie die Aldosteronsekretion in der Nebennierenrinde.

Störungen des Elektrolythaushalts

Sie können lebensbedrohlich sein. Besonders Veränderungen der Kaliumkonzentration (durch Medikamenteneinnahme) kommen häufig vor und haben drastische Folgen:

Hypo- und Hyperkaliämie

Hypokaliämie

Häufigste Ursachen für zu wenig Kalium im Serum (Norm: 3,5–5,5 mmol/l) sind Diuretikatherapie, Erbrechen, Durchfall und Laxantienabusus. Auch bei einer Alkalose sollte man den Kaliumgehalt mitbeachten, da Kalium hier im Austausch mit Protonen in die Zelle transportiert wird (█ Abb. 2) und sich dadurch extrazellulär vermindert. Bei Hypokaliämie kann es zu tachykarden Herzrhythmusstörungen, ZNS-Störungen und Nephropathie kommen.

Zusammenfassung

✖ Der menschliche Körper besteht zu 50–60 % aus Wasser.

✖ Davon befindet sich der größte Teil intrazellulär. Der Rest verteilt sich auf interstitielles Wasser, Plasmawasser und transzelluläres Wasser.

✖ Der Gehalt an Natrium im Serum (135–155 mmol/l) ist für die Aufrechterhaltung der **osmolaren Isotonie** (280–300 mosmol/l) besonders wichtig.

✖ Für die Regulierung des Wasser- und Elektrolythaushalts sind das **Renin-Angiotensin-Aldosteron-System**, das **sympathische Nervensystem** und das **natriuretische Peptid** verantwortlich.

✖ Eine Störung des Kaliumhaushalts kann schnell lebensgefährlich werden.

Nierenfunktion

Aufgabe und Aufbau

Das wichtigste Ausscheidungsorgan für Pharmaka ist die Niere. Weitere Aufgaben sind die Ausscheidung von Stoffwechselendprodukten, Kontrolle der Volumen- und Elektrolytausscheidung und die Regulierung des Säure-Basen-Haushalts. Zudem ist die Niere ein endokrines Organ und hat so Einfluss auf verschiedene Stoffwechselvorgänge. Kenntnisse über die Nierenfunktion sind wichtig für das Verständnis der Elimination von Pharmaka und die Wirkungsweise von Diuretika und einigen blutdrucksenkenden Arzneimitteln. Makroskopisch unterteilt man die Niere in Rinde und Mark. In beiden gibt es Nephrone (ca. 1 Mio./Niere), die Funktionseinheiten der Niere. Jedes Nephron besteht aus einem Körperchen (Glomerulus mit Bowman-Kapsel) mit zugehörigen Gangsystem, den Tubuli. Im Glomerulus findet die glomeruläre Filtration statt. Der Primärharn wird in den Kapselraum zwischen Kapillaren und Bowman-Kapsel „abgepresst" und gelangt in den proximalen Tubulus, der sich der Bowman-Kapsel anschließt. Über die Henle-Schleife fließt der Primärharn in den distalen Tubulus. Viele distale Tubuli münden in ein Sammelrohr, das mit den anderen Sammelrohren im papillären Harnpol der Niere endet.
Der **glomeruläre Filter** besteht aus:

▶ Kapillarendothel: hält die Blutzellbestandteile ab
▶ Basalmembran: hält v. a. die negativ geladenen Proteinkomplexe zurück
▶ Bowman-Kapselepithel: hält alle Moleküle > 4,8 nm ab.

Die meisten Pharmaka werden frei in den Primärharn filtriert. Lipophile Pharmaka werden im Tubulussystem rückresorbiert, wenn sie nicht durch die Biotransformation wasserlöslich gemacht wurden. Manche werden im Tubulus auch aktiv sezerniert.

Glomeruläre Filtration

Pro Minute fließen ca. 1,2 l Blut durch die Nieren. Diesen Wert bezeichnet man als renalen Blutfluss (RBF). Mithilfe von **Paraaminohippurat** (PAH) kann der renale Plasmafluss (RPF) bestimmt werden. PAH wird bei einer Nierenpassage fast vollständig aus dem Plasma entfernt. Normwerte für die Clearance (von der Substanz pro Zeiteinheit gereinigte Plasmavolumen) von PAH liegen bei etwa 600 ml/min. Der renale Plasmafluss bei Gesunden entspricht dieser Menge. Über die glomeruläre Membran werden pro Minute 120 ml Ultrafiltrat abgepresst, sodass an 1 Tag 180 l Primärharn entstehen.

> Die glomeruläre Filtrationsrate (GFR) bezeichnet die Herstellung von Ultrafiltrat bzw. Primärharn und liegt beim Gesunden bei 120 ml/min oder 180 l/Tag. Nach der Reabsorption bleiben lediglich 1 – 2 l Endharn.

Die GFR berechnet man mithilfe der renalen Clearance von **Inulin.** Dieser Stoff wird glomerulär filtriert, tubulär nicht sezerniert oder resorbiert und ist auch sonst nicht am Nierenstoffwechsel beteiligt.

> **Berechnung der Clearance**
>
> $$Clearance(In) = \frac{V_U \cdot C_U(In)}{C_F(In)}$$
>
> V_U = Urinzeitvolumen (ml/min)
> $C_{U(In)}$ = Inulinkonzentration im 24-h-Urin
> $C_{F(In)}$ = Inulinkonzentration im Plasma

Um die GFR einzuschätzen, wird in der Praxis häufiger der endogen produzierte Stoff Kreatinin verwendet, der die gleichen Eigenschaften wie Inulin hat. Kreatinin entsteht als Abbauprodukt im Muskel und wird, wie Inulin, nur glomerulär filtriert. Überschlagsweise begnügt man sich meist mit Messung der **Kreatinin-Plasmakonzentration.** Man geht davon aus, dass die im Muskel entstehende Menge an Kreatinin konstant bleibt und so der Plasmagehalt nur von der renalen Ausscheidung abhängt. Sinkt die GFR in der Niere, steigt der Kreatininspiegel im Plasma an.

Resorption und Sekretion

Nur 1 % des Ultrafiltrats wird durch die Nieren ausgeschieden. Der größte Teil des Primärharns wird reabsorbiert und dem Blut erneut zugeführt. Die Innenseite der proximalen Tubuli besteht aus Bürstensaum, was zur Vergrößerung der Austauschfläche führt. Durch die starke Faltung der Zellmembran auf der den Blutgefäßen zugewandten (basolateralen) Seite wird die Oberfläche zudem vergrößert. Intrazellulär befinden sich viele Mitochondrien, die ATP für die Na^+/K^+-ATPasen an der basolateralen bereitstellen.

Proximaler Tubulus

Hier findet die hauptsächliche Rückresorption statt. Etwa 65 % des Primärharns werden durch das Natrium-Konzentrationsgefälle resorbiert. Natrium strömt aus dem Ultrafiltrat in die Zelle ein:

Sekundär aktiver Transport
Durch die Na^+/K^+-ATPase, die Na^+ im Austausch mit K^+ auf der basolateralen Seite aus der Tubuluszelle hinausbefördert, wird die Natrium-Konzentration in der Zelle niedrig gehalten. Durch das Konzentrationsgefälle von Natrium zwischen Tubuluszelle und Tubuluslumen kann Wasserstoff im Austausch gegen Natrium ins Lumen befördert werden (Na^+/H^+-Antiport) (■ Abb. 1). Über den Natrium-Symport gelangen andere Substanzen (z. B. Glukose, Aminosäuren) an Natrium gekoppelt in die Tubuluszelle.

Solvent drag
Durch den steigenden osmotischen Gradient in den lateralen Zwischenräumen der Tubuluszellen werden passiv Wasser, Natrium und weitere Elektrolyte aus dem Ultrafiltrat in die Zwischenräume und so zurück in den Blutkreislauf gezogen.
Viele Diuretika führen durch die Steigerung der Natriumausscheidung zum gewünschten Wasserverlust. Sie greifen am proximalen Tubulus oder an der Henle-Schleife an (s. S. 66/67).

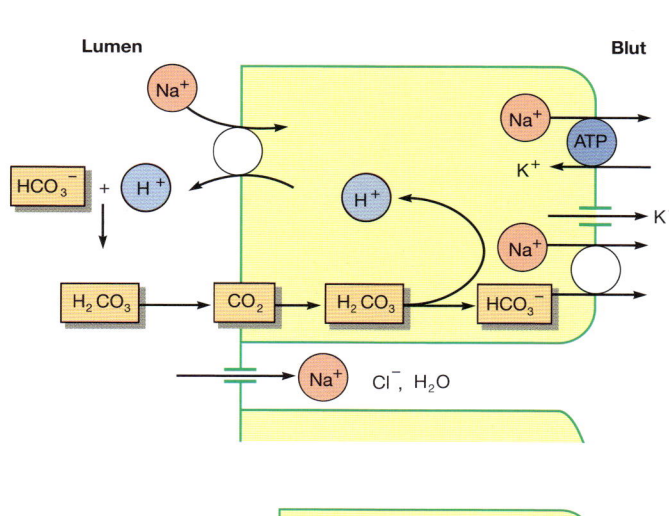

Lumen

Blut

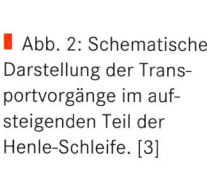

■ Abb. 1: Schematische Darstellung des proximalen Tubulus zur Verdeutlichung des Transportsystems. [3]

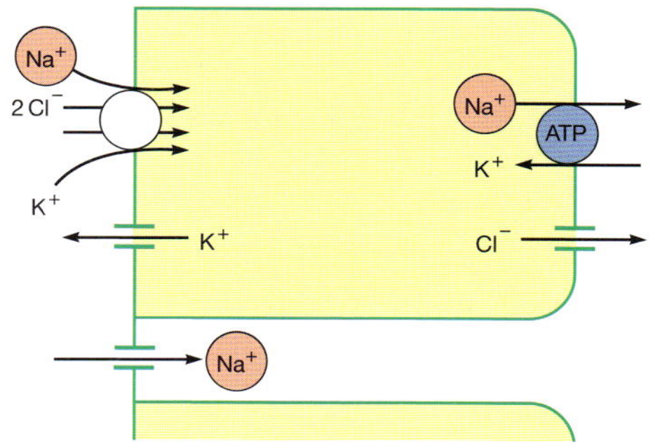

■ Abb. 2: Schematische Darstellung der Transportvorgänge im aufsteigenden Teil der Henle-Schleife. [3]

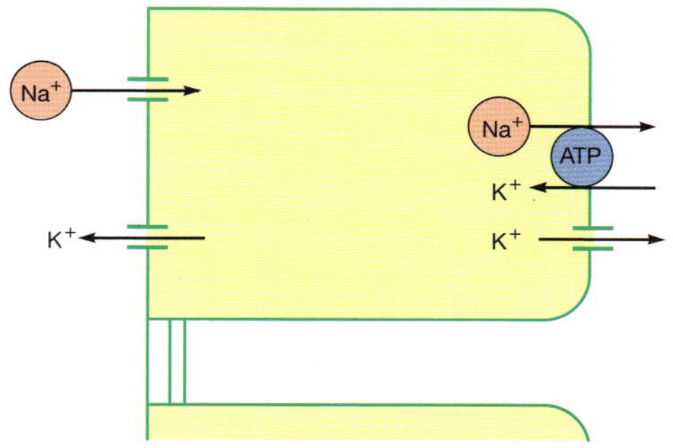

■ Abb. 3: Schematische Darstellung der Transportvorgänge im Sammelrohr. [3]

Distaler Tubulus und Sammelrohr

Im distalen Tubulus und im Sammelrohr wird der Harn in seiner endgültigen Zusammensetzung hergestellt. Abhängig vom zirkulierenden Aldosteron sind im distalen Tubulus Na^+-Cl^--Cotransporter aktiv und führen zur Resorption der beiden Elektrolyte. Im Sammelrohr wird weiter Natrium resorbiert und im Ausgleich dafür Kalium sezerniert (■ Abb. 3). Zudem werden je nach ADH-Konzentration (antidiuretisches Hormon) im Blut Wasserkanäle (Aquaporine) ins Sammelrohr eingebaut, über die Wasser aus dem Lumen resorbiert wird.

Tubuläre Sekretion

Der proximale Tubulus besitzt **aktive Transportmechanismen** für die Sekretion vieler Abbauprodukte und Fremdstoffe (Pharmaka). Mithilfe verschiedener Carrier (z. B. OA^--Carrier für organische Anionen) können diese Stoffe besonders effektiv ausgeschieden werden. **Penicillin G** und viele **Diuretika** werden über diesen Transporter sezerniert.

Henle-Schleife

Diese besteht aus einem dünnen absteigenden und einem dicken aufsteigenden Teil. Der absteigende Teil ist v. a. für Wasser durchlässig und führt aufgrund der osmotischen Verhältnisse (Gegenstromprinzip) zur Konzentrierung des Harns. Im wasserundurchlässigen aufsteigenden Teil werden Natrium und Chlorid mittels eines Na^+-K^+-2 Cl^--Cotransporters resorbiert (■ Abb. 2). Hier setzt die Wirkung der **Schleifendiuretika** an, die den Cotransporter hemmen und somit die Natriumrückresorption vermindern.

Zusammenfassung

✖ Die Niere dient der Ausscheidung von Fremdstoffen und Stoffwechselendprodukten, der Blutdruckregulierung und fungiert zudem als endokrines Organ.

✖ Pro Tag werden rund 180 l Ultrafiltrat in den Nieren abgepresst. Nach Reabsorption bleiben 1 – 2 l übrig, die als Urin ausgeschieden werden.

✖ Kapillarendothel, Basalmembran und Bowman-Kapsel bilden den glomerulären Filter.

✖ **Kreatinin** spiegelt die Leistungsfähigkeit der Niere wider.

✖ Die meisten **Diuretika** fördern die Elektrolytausscheidung und erhöhen so auch die Wasserausscheidung.

Vegetatives Nervensystem

Viele Medikamente fördern bzw. hemmen die Wirkung des vegetativen Systems und beeinflussen so die Funktion von Gefäßen, Herz, Magen-Darm-Trakt oder Auge. Das vegetative oder autonome Nervensystem steuert v. a. die Regulation des Kreislaufs und die Funktion der inneren Organe und der Drüsen. Im Gegensatz zum somatischen Nervensystem geschieht das unbewusst.

Der **Hypothalamus** ist das übergeordnete Zentrum im Gehirn. Er steuert den Blutkreislauf, die Funktion der inneren Organe und Drüsen und über die Hypophyse den Hormonhaushalt. Das **limbische System** ist dem Hypothalamus übergeordnet. Es ist verantwortlich für Gefühle und affektives Verhalten. So können Gefühle auch körperliche Vorgänge beeinflussen. Bei Angst kommt es z. B. zur Erhöhung des Blutdrucks und zu Schweißausbrüchen.

Das periphere VNS (vegetatives Nervensystem) besteht aus dem **Sympathikus** und dem **Parasympathikus**. Die Fasern des VNS sind v. a. efferent. Die peripheren Efferenzen bestehen je aus zwei hintereinandergeschalteten Neuronen: das präganglionäre und das postganglionäre Neuron (∎ Abb. 1).

Sympathikus

Die Zellkörper des präganglionären Neurons liegen beim Sympathikus im Brust- und Lendenmark. Die Umschaltung vom ersten auf das zweite Neuron findet im paravertebralen Grenzstrang oder in den unpaaren prävertebralen **Ganglien des Plexus solaris** statt. Die sympathische Reizweiterleitung benötigt bei der Umschaltung Acetylcholin. Dieses aktiviert dabei nikotinerge Rezeptoren (s. u.). Die Weiterleitung vom zweiten Neuron aufs Zielorgan erfolgt mit **Noradrenalin** als Transmitter. Ausnahmen bilden z. B. die Schweißdrüsen, die durch Acetylcholin aktiviert werden.

Die Aktivierung des Sympathikus führt zu:

▶ Steigerung der Herzfrequenz
▶ Verkürzung der Überleitungszeit am AV-Knoten
▶ Erhöhung der Kontraktionskraft
▶ Kontraktion der Gefäße der Haut und des Splanchnikusgebiets
▶ Dilatation der Bronchien
▶ Abbau von Glykogen in Leber und Bereitstellung von Glukose
▶ Abnahme der Insulinsekretion im Pankreas
▶ Hemmung der Peristaltik im Magen-Darm-Trakt

▶ Kontraktion der Sphinkteren im GI-Trakt und Blase
▶ Mydriasis (M. dilatator pupillae).

Nebennierenmark

Das Nebennierenmark (NNM) gehört zum sympathischen Nervensystem. Man nimmt an, dass die Zellen des NNM veränderte **postganglionäre sympathische Nervenzellen** sind.

Sie stellen v. a. **Adrenalin** her (80 %), aber auch **Noradrenalin** (20 %). Die beiden Katecholamine werden in Vesikeln gespeichert und bei Erregung über Exozytose freigesetzt. Sie erreichen ihre Effektorzellen über die Blutbahn. So werden auch Zellen erreicht, die nicht oder wenig von Neuronen des VNS innerviert sind. Bei körperlichem oder seelischem Stress wird eine große Menge Katecholamine ausgeschüttet. Dafür sind v. a. der Hypothalamus und das limbische System verantwortlich. Die Katecholamine des NNM haben einen stärkeren Einfluss auf den Metabolismus des Fettgewebes und der Leber als die Katecholamine der postganglionären Neurone. Sie mobilisieren freie Fettsäuren aus dem Fettgewebe und stellen Glukose durch Glukoneogenese in der Leber bereit.

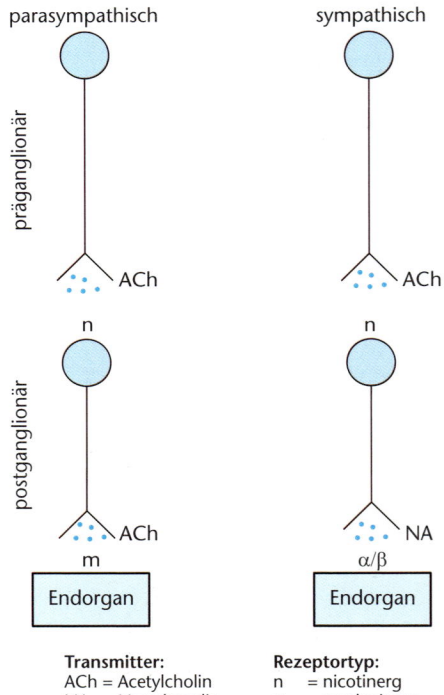

Peripheres Nervensystem

∎ Abb. 1: Vegetatives Nervensystem: Transmitter und Rezeptoren. [4]

Adrenorezeptoren

Am Zielorgan bindet Noradrenalin an spezifische Rezeptoren. Man kennt α_1-, α_2-, β_1- und β_2-**Adrenorezeptoren.** Sie unterscheiden sich durch ihre Affinität für Adrenalin oder Noradrenalin, durch ihre Wirkung und ihre Verteilung. Auch Adrenalin kann die Adrenorezeptoren aktivieren, gelangt jedoch über den Blutkreislauf an die Rezeptoren (s. u.). Alle Adrenorezeptoren sind an G-Proteine gekoppelt. Grundsätzlich können die Katecholamine Noradrenalin, Adrenalin und Dopamin die Adrenorezeptoren aktivieren. Der Unterschied besteht in der Wirkstärke der Transmitter. So wirkt Noradrenalin in physiologischen Konzentrationen stärker auf α-Rezeptoren, während Adrenalin an den β-Rezeptoren eine stärkere Wirkung entfaltet. Erst in höheren Konzentrationen (pharmakologischen Dosen) verhält es sich umgekehrt. Dann wirken sie an dem jeweilig anderen Rezeptortyp stärker. Dopamin wirkt in physiologischen Konzentrationen fast nur auf Dopaminrezeptoren und erst in höheren Dosen auf β_1- und α-Rezeptoren.

Die Adrenorezeptoren sind in unterschiedlichem Maße auf die Organe verteilt:

▶ α_1-Rezeptoren befinden sich v. a. in Blutgefäßen, Auge, Speicheldrüsen und Sphinkteren.
▶ β_1-Rezeptoren liegen v. a. in Erregungsbildungs- und -leitungsstrukturen und Ventrikeln des Herzens und zudem in der Niere vor.
▶ β_2-Rezeptoren befinden sich z. B. in den Bronchien, den Koronarien, dem Magen-Darm-Trakt und dem Auge.

Katecholamine

Alle Katecholamine werden aus Tyrosin synthetisiert. Dabei entsteht zuerst Dopa, dann Dopamin und anschließend Noradrenalin. Im Nebennierenmark und im ZNS kann Noradrenalin zu Adrenalin methyliert werden. In den sympathischen Synapsen findet keine Umwandlung zu Adrenalin statt. Die Transmitter werden nach Aktivierung des Rezeptors wieder über neuronale Carrier in die Präsynapse aufgenommen **(Reuptake)**. Katecholamine werden durch die Enzyme **COMT** (Catecholamin-O-Methyl-Transferase) und **MAO A** und **B** (Monoaminooxidasen) zur Vanilliunmandelsäure abgebaut.

Pharmakologie

Direkte Sympathomimetika stimulieren das sympathische System über Bindung an Adrenorezeptoren (z. B. Phenylephrin: ein α-Agonist mit vasokonstriktorischer Wirkung).
Indirekte Sympathomimetika wirken durch die vermehrte Freisetzung von Noradrenalin aus den Nervenendigungen (z. B. Amphetamine: Appetitzügler und Dopingmittel).
Sympatholytika hemmen die sympathische Wirkung durch Blockierung der Adrenozeptoren (α-Blocker: Prazosin, β-Blocker: Sotalol. Beide werden zur Blutdrucksenkung eingesetzt.).
Antisympathotonika senken die Konzentration von freigesetztem Noradrenalin an den sympathisch innervierten Zielzellen (z. B. Reserpin, Clonidin).

Parasympathikus

Die Nerven des Parasympathikus entspringen aus dem Hirnstamm (III., VII., IX. und X. Hirnnerv) sowie aus den Sakralsegmenten 2–4.
Der obere Anteil des Parasympathikus versorgt Augen, Nase, Mundhöhle und über den X. Hirnnerv (N. vagus) die Brust- und Baucheingeweide bis hin zur linken Kolonflexur, dem sogenannten Cannon-Böhm-Punkt. Die sakralen Elemente steuern die Funktion der Harnblase, des Darms ab dem Cannon-Böhm-Punkt und der Geschlechtsorgane.
Die Aktivierung des Parasympathikus führt zu:

▶ Abnahme der Herzfrequenz und der Überleitungszeit
▶ Steigerung der Darmmotilität
▶ Steigerung der Drüsensekretion
▶ Abnahme des Sphinktertonus
▶ Miosis am Auge (M. sphinkter pupillae)
▶ Konstriktion der Bronchien
▶ Erektion und Ejakulation.

Die Umschaltung vom ersten aufs zweite Neuron erfolgt wie beim Sympathikus mit Acetylcholin über einen nikotinergen Acetylcholinrezeptor. Dabei liegen die Ganglien, in denen die Umschaltung stattfindet entweder direkt vor oder im jeweiligen Zielorgan.
Die Übertragung parasympathischer Reize auf die Zielzelle erfolgt über muskarinerge Rezeptoren.

Acetylcholin

Acetylcholin wird im Zytoplasma der Nervenendigung mithilfe der Cholinacetyltransferase aus Cholin und Acetyl-CoA gebildet und in Vesikeln gespeichert. Nachdem Acetylcholin in den synaptischen Spalt ausgeschüttet wurde, wird es von der **Acetylcholinesterase** abgebaut. Sie befindet sich im Extrazellulärraum. Das entstehende Cholin wird wieder in die Nervenendigung aufgenommen.

Acetylcholinrezeptoren

Nikotinrezeptoren

Die nikotinergen Rezeptoren sind Ionenkanäle, die bei Bindung von Acetylcholin über einen schnellen Na^+-Einstrom die Membran depolarisieren. Sie liegen in der Membran des postganglionären Neurons des Parasympathikus und Sympathikus und an der motorischen Endplatte der quer gestreiften Muskulatur. Sie können durch das Muskelrelaxans **Atracurium** blockiert werden.

Muskarinrezeptoren

Muskarinerge Rezeptoren ($M_1 - M_5$) öffnen über eine G-Protein-gesteuerte Signalkaskade Kationenkanäle. Sie liegen in den Zielorganen des Parasympathikus:

▶ M_1: in ZNS und Ganglien
▶ M_2: im Herz
▶ M_3: in der glatten Muskulatur
▶ M_4: in exokrinen Drüsen.

Pharmakologie

Direkte Parasympathomimetika wirken als Muskarinrezeptorantagonisten (z. B. Carbachol, Pilocarpin, s. S. 68/69).
Indirekte Parasympathikomimetika hemmen die Acetylcholinesterase und damit den Abbau von Acetylcholin (z. B. Edrophonium).
Parasympatholytika wirken als kompetitive Antagonisten am Muskarinrezeptor. Sie sind wichtige Arzneimittel zur Behandlung von bradykarden Rhythmusstörungen, gastrointestinalen Spasmen, Asthma und M. Parkinson. Beispiele sind: Atropin, Scopolamin, Ipratropium und Biperiden.

Zusammenfassung

✘ Das **vegetative Nervensystem** (Sympathikus und Parasympathikus) steuert die Regulation des Herz-Kreislauf-Systems, die Funktion der inneren Organe und der Drüsen. Übergeordnete Zentren sind der Hypothalamus und das limbische System.

✘ Die Umschaltung vom ersten aufs zweite Neuron erfolgt mit **Acetylcholin** als Transmitter, die Umschaltung vom zweiten Neuron aufs Zielorgan mit **Noradrenalin** beim Sympathikus und mit Acetylcholin beim Parasympathikus.

✘ Die **Acetylcholin-Rezeptoren** im Ganglion sind nikotinerge Cholinorezeptoren, die Acetycholin-Rezeptoren im Organ muskarinerge Rezeptoren. Die sympathischen Rezeptoren am Organ sind α_1-, α_2-, β_1- und β_2-Adrenozeptoren.

✘ Pharmaka wirken entweder direkt als Agonisten oder Antagonisten an den Rezeptoren auf das vegetative System oder indirekt über eine Beeinflussung der Transmitterfreisetzung bzw. des Transmitterabbaus.

Herzphysiologie

Antiarrhythmika sind wichtige Pharmaka zur Behandlung von Krankheiten des Herz-Kreislauf-Systems. Um ihre Wirkungsweise verstehen zu können, muss man die Erregungsbildung und -leitung im Herzen verstehen.

Erregungsbildung und -leitung

Die Erregungsbildung im Herzen läuft nach einem festen Schema ab. Prinzipiell ist jede Zelle aus dem Erregungsbildungs- und Erregungsleitungssystems dazu befähigt, den Impuls für die nächste Herzaktion zu geben. Im gesunden Herz übernimmt der im rechten Vorhof gelegene **Sinusknoten** die Schrittmacherfunktion, mit einer Ruhefrequenz von etwa 70 Schlägen/min. Die Erregung läuft von dort über die beiden Vorhöfe zum Atrioventrikularknoten (AV-Knoten). Der AV-Knoten liegt in der Ventilebene des Herzens. Diese isoliert die Vorhöfe elektrisch von den Kammern. Eine elektrische Erregung kann nur über den AV-Knoten von den Vorhöfen auf die Kammern übergehen. Dabei wird die Geschwindigkeit der Erregung „abgebremst", damit sich die Kammern erst nach den Vorhöfen kontrahieren. Die Erregung gelangt vom AV-Knoten über das His-Bündel mit seinen beiden Tawara-Schenkeln zu den Purkinje-Fasern, die die Erregung auf das Kammermyokard übertragen (■ Abb. 1). Ist der Sinusknotenrhythmus aufgrund einer Erkrankung (z. B. Sick-Sinus-Syndrom) zu langsam oder fällt aus, setzt auf der nächsten Ebene der **AV-Knoten** mit einer Frequenz von etwa 50 Schlägen/min ein. Fällt die Schrittmacherfunktion von Sinus- und AV-Knotens aus, so setzt der **Kammerersatzrhythmus** mit etwa 35 Schlägen/min ein. Der langsame Rhythmus ermöglicht eine längere Füllungszeit der Ventrikel. Dadurch wird ein zu starker Abfall des Herzzeitvolumens verhindert.

> Das Reizleitungssystem leitet die Erregung mit einer Geschwindigkeit von 2,5 bis 5 m/s weiter. Der AV-Knoten, der die Erregung nur mit einer Geschwindigkeit von 0,05 m/s weiterleitet, verhindert, dass tachykarde Vorhofaktionen (z. B. Vorhofflimmern) auf die Kammern übergehen.

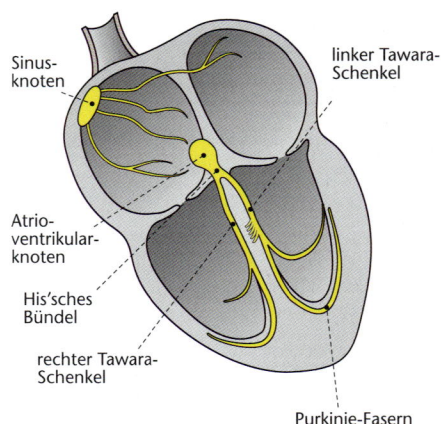

■ Abb. 1: Reizleitungssystem des Herzens. [8]

Elektrophysiologie

Alle Zellen der Erregungsbildungszentren zeigen eine langsame, spontane Depolarisation: das Schrittmacherpotential. Die Schrittmacherzellen haben kein konstantes Ruhepotential, sondern das Membranpotential steigt nach jeder Repolarisation solange stetig an, bis das Schwellenpotential erreicht ist und ein erneutes Aktionspotential ausgelöst wird.

Ursache dafür ist die Änderung der Ionenleitfähigkeit von Kationenkanälen (so genannten „Funny channels") in der Membran. Nach Ablauf eines Aktionspotentials strömen Kationen (Natrium und Kalzium) in die Zelle ein. Ist das Schwellenpotential erreicht, steigt die Leitfähigkeit für Kalzium schlagartig an, es kommt zum schnellen Kalziumeinstrom und zum Aktionspotential. Durch den Anstieg des Membranpotentials auf positive Werte, steigt die Leitfähigkeit für Kalium, das aus der Zelle fließt und das Membranpotential wieder repolarisiert.

Die elektrische Erregung der Myokardfasern über die Purkinje-Fasern führt zur mechanischen Kontraktion der Herzmuskelzellen. Dabei läuft die Erregung ähnlich ab. Allerdings besitzen die Myokardzellen im Gegensatz zur Erregungsbildungszelle ein Ruhepotential. Wird die Zelle von außen erregt, kommt es zum Natriumeinstrom, der die Membran depolarisiert. Ist die Schwelle von 30 mV überschritten, öffnen sich Kalziumkanäle und es kommt zum langsamen Kalziumeinstrom. Dieser hält

300–400 ms an und führt zu einer für das Myokard typischen **Plateauphase** der Erregung. Die Plateauphase ist eine **absolute Refraktärphase,** in welcher die Zelle (auch nicht durch starke Reize) erregt werden kann. Außerdem führt der Kalziumeinstrom zur elektromechanischen Kopplung, da er die Kontraktion des Myokards bewirkt (■ Abb. 2). Repolarisiert wird die Zelle durch den einsetzenden Kaliumausstrom.

Ab einem Wert von −40 mV ist die Refraktärphase nur noch relativ vorhanden, d. h. die Zellen sind erregbar, benötigen aber einen stärkeren Reiz und kontrahieren sich weniger stark. Als **vulnerable Phase** bezeichnet man den Moment des Herzzyklus, in dem manche Zellen des Myokards sich noch in der absoluten, andere in der relativen Refraktärphase befinden. Wird das Kammermyokard in dieser Phase erneut erregt, kommt es besonders leicht zu kreisenden Erregungen und dem gefürchteten Kammerflimmern. Sollte die Zellmembran durch einen Herzinfarkt vorgeschädigt sein, so ist ihre Durchlässigkeit für Natriumionen erhöht, wodurch es häufiger zu spontanen Depolarisationen der Myokardzellen und damit zu Herzrhythmusstörungen kommen kann.

Hyper- und Hypokaliämie

Die Kalium-Konzentration ist wichtig für einen ungestörten Herzrhythmus. Hyperkaliämie (mit Werten über 7,5 mmol/l) verursacht eine verstärkte Depolarisation der Herzzellen. Die

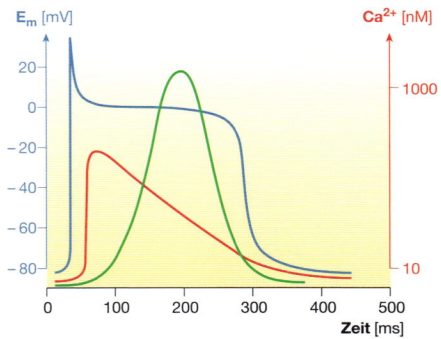

■ Abb. 2: Aktionspotential am Herzen. Blau: Ablauf eines Aktionspotentials, grün: mechanische Kraftentwicklung, rot: Kalzium-Konzentration. [3]

Überleitung bzw. Erregbarkeit der Zellen nimmt ab und im schlimmsten Fall ist die Folge ein Kammerflimmern oder Asystolie.

Eine Hypokaliämie (mit Werten unter 3,5 mmol/l) führt zu einer vermehrten Erregbarkeit der Zellen und zur Bildung von Extrasystolen.

Vegetative Innervation

Symphatikus und Parasympathikus sind für die vegetative Innervation des Herzens verantwortlich. Der Symphatikus wirkt über die Nn. cardiaci auf alle Anteile des Herzens. Außerdem gelangen die Katecholamine des Nebennierenmarks über die Blutbahn ans Herz. Die Transmitter Adrenalin und Noradrenalin binden an β-**Rezeptoren** (hauptsächlich $β_1$-Rezeptoren). Durch deren Aktivierung werden Second messenger aktiviert, die für eine Steigerung der Herzfrequenz, der Kontraktilität und der

Überleitungsgeschwindigkeit sorgen. Viele Medikamente mit Einfluss auf den Blutdruck bzw. die Herzfrequenz wirken ebenfalls auf die β-Rezeptoren. Der Parasympathikus hat überwiegend Einfluss auf den Sinusknoten, den AV-Knoten und die Vorhöfe. Über den N. vagus führt seine Aktivierung zur Abnahme der Herzfrequenz und der Überleitungszeit. Auf die Kontraktilität hat der Parasympathikus keinen Einfluss.

Regulation der Herzaktivität

Medikamente zur Rhythmusstabilisierung, Herzinsuffizienzbehandlung und Blutdruckregulation werden nach der Qualität ihrer Wirkung beschrieben.

Wirkung von Herzmedikamenten
- ▶ inotrop: beeinflusst Kontraktilität
- ▶ chronotrop: beeinflusst Herzfrequenz
- ▶ dromotrop: beeinflusst AV-Überleitung
- ▶ bathmotrop: beeinflusst Reizschwelle.

Rhythmusstörungen

Rhythmusstörungen am Herzen sind eine sehr häufige Erkrankung. Man unterscheidet zwischen Störungen der Erregungsbildung und der Erregungsleitung. Häufige Quellen für Rhythmusstörungen sind: koronare Herzerkrankung, Elektrolytverschiebungen, Herzmuskelentzündungen und Arzneimittelintoxikationen. Rhythmusstörungen werden je nach Frequenz als **brady-** (zu langsam) oder **tachykard** (zu schnell) bezeichnet und je nach Entstehungsort in **supraventrikulär** oder **ventrikulär** eingeteilt.

Zusammenfassung

✖ Jede Zelle des Erregungsbildungs- und Erregungsleitungssystems ist fähig, durch spontane Depolarisation ein Aktionspotential, also eine Herzaktion, auszulösen.

✖ Im gesunden Herz entsteht der Impuls im Sinusknoten, läuft über den AV-Knoten zur Kammer und gelangt über das His-Bündels und seine zwei Tawara-Schenkel zu den Purkinjefasern, die die Erregung aufs Arbeitsmyokard übertragen.

✖ Der **AV-Knoten** hat die wichtige Funktion der Leitungsverzögerung.

✖ Die Änderung der Leitfähigkeit für Kalium, Kalzium und Natrium ist für De- und Repolarisation verantwortlich.

✖ Die **Plateauphase** eines Aktionspotentials in der Herzmuskelzelle ist eine absolut refraktäre Phase, in der die Zelle nicht erregbar ist.

✖ In der **relativ refraktären Phase** ist die Zelle durch starke Reize erregbar.

✖ Als **vulnerable Phase** bezeichnet man den Moment des Herzzyklus, in dem manche Zellen sich in der absoluten, andere sich in relativen Refraktärphase befinden. In dieser Phase können sich leicht kreisenden Erregungen bilden.

✖ Rhythmusstörungen werden in **brady-** und **tachykard** sowie in **supraventrikulär** und **ventrikulär** eingeteilt.

Schmerzentstehung und -leitung

Schmerzentstehung

Nach einer Definition der International Association for the Study of Pain ist „Schmerz eine unangenehme sensorische und gefühlsmäßige Erfahrung, die mit akuter oder potentieller Gewebsschädigung einhergeht oder mit Begriffen einer solchen Schädigungen beschrieben wird." Man unterscheidet verschiedene Schmerzarten: den Nozizeptorenschmerz, den neuropathischen Schmerz, den zentralen Schmerz und den psychosomatischen Schmerz. Der zentrale Schmerz, der im Gehirn oder Rückenmark entsteht, ist selten. Am häufigsten wird er durch eine Läsion des Thalamus ausgelöst. Beim psychosomatischen Schmerz hat der Patient Schmerzen, die auf psychische Probleme z. B. Depressionen zurückzuführen sind. Der neuropathische Schmerz entsteht durch eine Verletzung (Nervenkompression, Amputation) oder Entzündung (Herpes zoster) des Nerven selbst.

Nozizeptorenschmerz

Die Nozizeptoren sind freie Nervenendigungen von Neuronen, deren Zellkörper in den Hinterwurzelganglien des Rückenmarks und im Ganglion trigeminale liegen.

> Nozizeptoren sind meist polymodal, d.h. sie reagieren auf verschiedene Reize, z. B. extreme Temperaturen, mechanische (Druck, Zug) und chemische (Säuren, Laugen) Reize.

Beim Nozizeptorenschmerz unterscheidet man weiter zwischen somatischem und viszeralem Schmerz. Der **somatische Schmerz** entsteht an der Haut (Oberflächenschmerz), dem Periost, Muskeln, Bändern, Gelenken oder Faszien (Tiefenschmerz).
Der **viszerale Schmerz** entsteht durch Entzündung, Überdehnung, Kontraktion oder Ischämie der inneren Organe. Er wird häufig begleitet von vegetativen Reaktionen, wie Blutdruckschwankungen, Übelkeit und Schweißausbrüchen. Körpereigene Substanzen, die bei einer Entzündung oder Verletzung freigesetzt

werden, können die Nozizeptoren ebenso erregen oder die Reizung steigern. Das sind:

▶ Bradykinin
▶ Serotonin
▶ Histamin
▶ Acetylcholin
▶ Substanz P
▶ Kalium
▶ Protonen.

> Sensibilisiert werden die Nozizeptoren durch Leukotriene und Prostaglandine. Sie „wecken" sozusagen schlafende Nozizeptoren.

Durch NSAID wird die Bildung dieser Entzündungsmediatoren aus Arachidonsäure gehemmt und so die Empfindlichkeit der Nozizeptoren vermindert (vgl. S. 48/49).

Transduktion

Nozizeptoren wandeln mechanische, chemische oder thermische Reize in ein Aktionspotential um. Proteine in der Zellmembran dienen als Rezeptoren für diese Reize. Sie öffnen bei ihrer Aktivierung entweder direkt Kationenkanäle (ionotrope Rezeptoren) und lösen so ein Aktionspotential aus oder führen über die Aktivierung einer Signalkaskade (metabotrope Rezeptoren) zur allgemeinen Senkung der Potentialschwelle. Dadurch können Aktionspotentiale leichter ausgelöst werden. Transduktion bedeutet jedoch nicht die Auslösung eines Aktionspotentials, sondern nur die Generierung eines Membranpotentials. Wird das Membranpotenzial überschwellig, kommt es zum Aktionspotential (**Transformation**) oder zu einer Serie von Aktionspotentialen.

> Im Gegensatz zu anderen sensiblen Neuronen adaptieren Nozizeptoren nicht. Im Gegenteil: Durch längerandauernden oder immer wiederkehrenden Schmerzreiz wird die Reizschwelle herabgesetzt und es kann zu einer verlängerten und verstärkten Reizantwort kommen.

Im schlimmsten Fall sind die Nozizeptoren so sensibilisiert, dass es auch ohne adäquaten Reiz zu einer Aktivität, d. h.

zum Schmerzempfinden kommt (**Allodynie:** ein normalerweise nicht-schmerzhafter Reiz, z. B. eine Berührung, führt zur schmerzhaften Empfindung).

Efferente Funktion der Nozizeptoren

Die Nervenendigungen der Nozizeptoren können selbst auch Peptide freisetzen, die zur lokalen Entzündungsreaktion führen. Das sind das vasoaktive Peptid Substanz P und CGRP (Calcitonin related gene peptide). Sie bewirken eine erhöhte Gefäßpermeabilität und Vasodilatation der umliegenden Gefäße (**neurogene Entzündung**) (▌ Abb. 1).

Schmerzleitung

Konduktion

Das Aktionspotential wird an der Nervenfaser weitergeleitet durch schnelle, spannungsabhängige Natriumkanäle. Diese können von Lokalanästhetika (s. S. 48/49) blockiert werden. Geleitet wird der somatische Schmerz von **Aδ-Fasern** (dünn myelinisiert) und langsamen **C-Fasern** (nicht myelinisiert). Der helle, scharfe, gut lokalisierbare Schmerz nach einer Hautverletzung wird über die schnelleren Aδ-Fasern

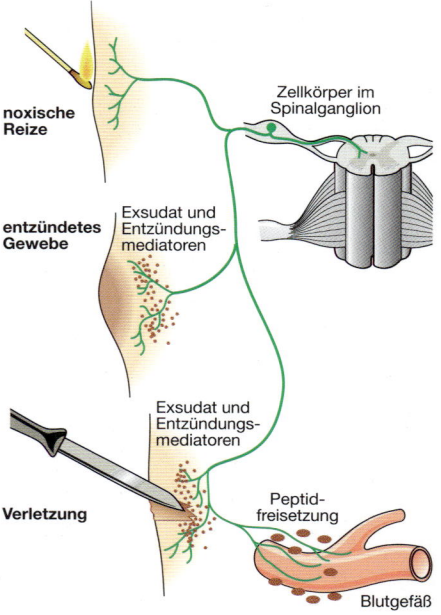

▌ Abb. 1: Erregung der Nozizeptoren durch noxische Reize und Entzündungsmediatoren und neurogene Entzündung. [3]

geleitet, die mit einer Geschwindigkeit von 20 m/s leiten. Später setzt der dumpfe, schlecht lokalisierbare Schmerz der C-Fasern ein. Sie leiten nur mit einer Geschwindigkeit von 1 m/s. Auch der vegetative Schmerz aus den inneren Organen wird über C-Fasern weitergeleitet.

Spinale Weiterleitung des Schmerz (Transmission)

Die zentralen Fortsätze der Nozizeptoren treten durch die Hinterwurzel ins Rückenmark ein. Im Hinterhorn werden sie aufs zweite Neuron umgeschaltet, das über die Comissura alba zur kontralaterale Seite kreuzt und dort im Tractus spinothalamicus zum Thalamus verläuft. Vom Thalamus aus zieht das dritte Neuron zu den sensiblen Arealen des Gyrus postcentralis. Verbindungen zum limbischen System lösen die emotionale Komponente des Schmerzes (Unruhe, Angst) aus. Im Hinterhorn des Rückenmarks wird die nozizeptive Information moduliert. Hier werden die schmerzleitenden Neurone mit hemmenden oder aktivierenden Neuronen und Interneuronen verschaltet. Schmerzunterdrückend wirken absteigende Bahnen aus dem ZNS, die v. a. hemmende Interneurone aktivieren (s. u.). Der wichtigste Neurotransmitter der Schmerzweiterleitung im ZNS ist Glutamat. Es wird von den Nervenendigungen der nozizeptiven Nervenfasern freigesetzt und wirkt erregend. Es gibt u. a. zwei verschiedene Glutamatrezeptoren:

▶ Der **AMPA-Rezeptor** öffnet bei Aktivierung Natrium-Kanäle, die einen schnellen Natriumeinstrom zulassen und Kaliumkanäle, die einen langsamen Kaliumausstrom bewirken. Dadurch entsteht ein Aktionspotential.
▶ Der **NMDA-Rezeptor** wird nur aktiviert, wenn die Membran schon vordepolarisiert ist (z. B. durch die Erregung anderer Rezeptoren). Erst dann verlässt das Magnesiumion, das den Kanal im polarisierten Zustand „verstopft", seinen Platz und lässt einen lang andauernden **Kalziumeinstrom** zu.

Kalzium wirkt im Zellinneren als Second messenger. Es bewirkt die Phosphorylierung von AMPA-Rezeptor-Kanälen und eine Senkung der Depolarisationsschwelle. Dieser Mechanismus ist entscheidend für die Ausbildung eines Schmerzgedächtnisses und kann zu chronischem Schmerzempfinden führen.

Absteigende Bahnen

Jeder kennt die Geschichten von Sportlern, die trotz schwerer Verletzung ein wichtiges Match noch zu Ende spielen. Der Körper hat ein eigenes System, um die Schmerzempfindung zu unterdrücken. Dieses sind absteigende, hemmende Bahnen. Sie hemmen die aufsteigenden schmerzleitenden Bahnen direkt und veranlassen die Ausschüttung der körpereigenen Schmerzstillern, den **Opioidpeptiden** (β-Endorphin, Enkephalin und Dynorphin). Das sind Agonisten an den Opioidrezeptoren des ZNS und Rückenmarks. Die Rezeptoren sind pharmakologisch unterscheidbar: es gibt μ-, δ-, und κ-Rezeptoren. Sie sind alle an G-Proteine gekoppelt, also metabotrope Rezeptoren. Werden die Opioidrezeptoren aktiviert, öffnen sich Kaliumkanäle bzw. schließen Kalziumkanäle. Das stabilisiert das Membranpotential und führt zur verminderten Transmitterausschüttung und geringeren Erregbarkeit der Nervenzellen. Genauso wirken auch therapeutisch gegebene Opioide (█ Abb. 2).

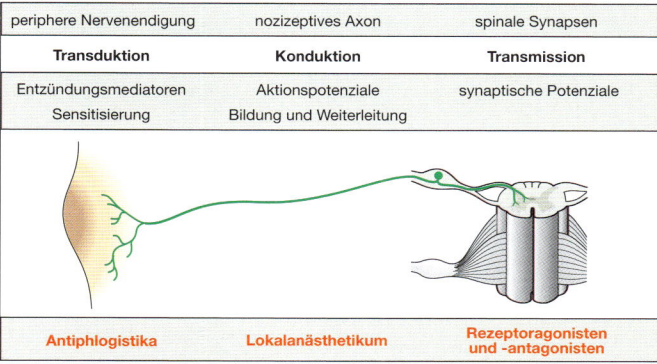

periphere Nervenendigung	nozizeptives Axon	spinale Synapsen
Transduktion	**Konduktion**	**Transmission**
Entzündungsmediatoren Sensitisierung	Aktionspotenziale Bildung und Weiterleitung	synaptische Potenziale

| Antiphlogistika | Lokalanästhetikum | Rezeptoragonisten und -antagonisten |

█ Abb. 2: Schmerzentstehung, Weiterleitung und Wirkorte von Analgetika. [3]

Zusammenfassung

✖ Man unterscheidet **nozizeptoren, neuropathischen, zentralen** und **psychosomatischen Schmerz.**

✖ **Nozizeptoren** sind polymodale, freie Nervenendigungen, deren Zellkörper in den Hinterwurzelganglien liegen. Sie werden im Hinterhorn aufs zweite Neuron ungeschaltet und laufen dann zum Thalamus und zur Formatio reticularis.

✖ Körpereigene Substanzen wie Bradykinin, Serotonin, Kalium und Prostaglandin erhöhen die Empfindlichkeit der Nozizeptoren.

✖ Der wichtigste Transmitter im Rückenmark ist **Glutamat.** Die Aktivierung des AMPA-Rezeptors führt zu einer schnellen und starken Depolarisation. Der NMDA-Rezeptor kann erst bei einer Vordepolarisierung erregt werden. Er ist verantwortlich für die Ausbildung eines Schmerzgedächtnisses.

✖ Absteigende Bahnen hemmen die schmerzleitenden Neurone. Körpereigene Opioide vermindern die Transmitterausschüttung und die Erregbarkeit der Nerven.

Blutgerinnungs- und Fibrinolysesystem

Durch den Mechanismus der Blutstillung schützt sich der Körper vor großen Blutverlusten.

Eine überschießende Gerinnung kann jedoch zu Thrombenbildung und Gefäßverschlüssen führen. Deshalb gibt es viele Medikamente, die Einfluss auf die Blutgerinnung nehmen (s. S. 60/61). Andere Medikamente werden eingesetzt, um schon entstandene Blutgerinnsel wieder aufzulösen (s. S. 62/63).

> **Faktoren zur Aufrechterhaltung des Gleichgewichts zwischen Blutgerinnung und Fibrinolyse:**
> ▶ Endothel
> ▶ Thrombozyten
> ▶ plasmatisches Gerinnungs- und Fibrinolysesystem.
> Nur durch das komplizierte Zusammenspiel dieser drei Faktoren werden Blutverluste einerseits und thrombotische Verschlüsse von Gefäßen andererseits verhindert.

Hämostase

Bei der Blutgerinnung unterscheidet man die **primäre** und die **sekundäre Hämostase.** Bei der primären Hämostase kommt es innerhalb von Sekunden zur Bildung eines vorläufigen Plättchenthrombus, während die sekundäre Hämostase für eine unlösliche Fixierung dieses Thrombus sorgt.

Primäre Hämostase

Durch die Freilegung von Kollagenfasern am verletzten Endothel werden die Thrombozyten aktiviert, adhärieren an der Gefäßwand und werden zur Ausschüttung von gefäßaktiven Mediatoren wie ADP, Serotonin, Kalzium, Fibronektin und PDGF angeregt. Diese bewirken eine Kontraktion des Gefäßes und eine weitere Aktivierung von Thrombozyten. Der **von-Willebrand-Faktor,** der sowohl im Endothel wie auch im Plasma vorkommt, vermittelt die Anheftung der Thrombozyten an die Gefäßwand.
Die Thrombozyten verändern ihre Form und verhaken sich untereinander durch Pseudopodien. Gleichzeitig exprimieren sie den Glykoproteinrezeptor GP IIb/IIIa, der Fibrinogen bindet und so eine weitere Aggregation der Thrombozyten untereinander ermöglicht.
Über die Phospholipase A_2 wird **Arachidonsäure** aus der Thrombozytenmembran abgespalten, aus der über die Cyclooxygenase **Prostaglandin** entsteht. Aus diesem bildet das Enzym Thromboxan-Synthetase **Throm-**

boxan A_2, das vasokontriktorisch und thrombozytenaggregationsfördernd wirkt. Gleichzeitig entsteht in den Endothelzellen der Gegenspieler des Thromboxans, das Prostazyklin, ebenfalls aus Prostaglandin. In die Synthese der Arachidonsäuremetaboliten greifen viele entzündungs- und gerinnungshemmende Pharmaka, wie die Acetylsalicylsäure (s. S. 48/49) ein.
Aus den aggregierten Thrombozyten entsteht der „weiße" Abscheidungsthrombus. Dieser ist aber noch instabil und benötigt die Fixierung durch die sekundäre Hämostase.

Sekundäre Hämostase

Am eigentlichen Gerinnungsvorgang sind 13 Faktoren beteiligt (Tab. 1). Diese sind Glykoproteine, Phospholipide und Kalzium. Fast alle Gerinnungsfaktoren werden in der Leber gebildet und sind Bestandteil des Plasmas.

> Die Synthese der Faktoren X, IX, VIII und II, und (Merke: 1972) ist Vitamin-K-abhängig.

Der zentrale Schritt der plasmatischen Gerinnung ist die Spaltung des löslichen Fibrinogens zu unlöslichem Fibrin. Die Gerinnungskaskade, die diesem Schritt vorausgeht, wird entweder durch das **Extrinsic-System** (hauptsächlich) oder das **Intrinsic-System** aktiviert. Bei jedem Schritt der Kaskade aktiviert ein Gerinnungsfaktor den nächsten durch limitierte Proteolyse. **Kalzium** ist an vier Schritten beteiligt.

> **Die drei wichtigsten Schritte der Gerinnung sind:**
> 1. Bildung des Prothrombinaktivators (Komplex aus aktiviertem Faktor X, Faktor V, Phospholipiden und Kalzium)
> 2. Bildung von Thrombin aus Prothrombin
> 3. Fibrinbildung aus Fibrinogen.

Bei der extrinsischen (extravaskulären) Aktivierung bildet der durch Gewebsverletzung freigesetzte **Tissue-Faktor** (Gewebsthromboplastin) einen Komplex mit dem Faktor VII, Phospholipidoberflächen und Kalzium. Dieser Komplex wiederum aktiviert den Faktor X, der ein wichtiger Teil des Prothrombinaktivator-Komplexes ist.
Bei der intrinsischen Aktivierung kommt es durch Endothelverletzung zur Aktivierung des Faktor XII durch freiliegende Kollagenfasern, Phospholipide oder aktivierte Thrombozyten. Der aktivierte Faktor XII setzt ebenfalls die Gerinnungskaskade in Gang. Es kommt über mehrere Schritte zur Aktivie-

Faktor	Bezeichnung
I	Fibrinogen
II	Prothrombin
III	Tissue-Faktor
IV	Kalzium
V	Proaccelerin
VI	Entspricht aktiviertem Faktor V
VII	Prokonvertin
VIII	Antihämophiler Faktor A
IX	Antihämophiler Faktor B (Christmas)
X	Stuart-power-Faktor
XI	Rosenthal-Faktor
XII	Hagemann-Faktor
XIII	Fibrin-stabilisierender Faktor

 Tab. 1: Gerinnungsfaktoren und ihre Bezeichnung.

rung des Faktors X (Abb. 1). An dieser Stelle treffen intrinsische und die extrinsische Gerinnungskaskade aufeinander und münden in eine gemeinsame Endstrecke. Der aktivierte Faktor X bildet zusammen mit Faktor V, Phospholipiden und Kalzium den **Prothrombinaktivator-Komplex.** Dieser bewirkt die Umwandlung von Prothrombin zu Thrombin. Thrombin spaltet schließlich Fibrinogen zu Fibrinmonomeren, die zu Fibrinpolymeren aggregieren. Der hierbei entstandene Thrombus schließt Erythrozyten mit ein, deshalb nennt man ihn auch „roten" Thrombus. Durch eine positive Rückkopplung aktiviert Thrombin einige Faktoren des intrinsischen Systems und sorgt so für die Bildung von genügend Thrombin für die Thrombusbildung. Gleichzeitig aktiviert Thrombin den Faktor XIII, der für eine Quervernetzung der Fibrinpolymere sorgt und durch den Einbau von α_2-Antiplasmin den Thrombus vor der Auflösung durch Plasmin schützt.

Körpereigene Inhibitoren der Gerinnung

Antithrombin
Das in der Leber gebildete Antithrombin hat eine hohe Affinität zu Thrombin, mit dem es einen Komplex bildet und es so inaktiviert. Ebenso inhibiert es die Faktoren Xa, IXa, XIa und XIIa.

Heparin
Körpereigenes Heparin entsteht in Mastzellen und wird gleichzeitig mit Histamin freigesetzt. Es verstärkt die Wirkung von Antithrombin. Inwieweit das körpereigene Heparin jedoch zur Inhibition der Blutgerinnung

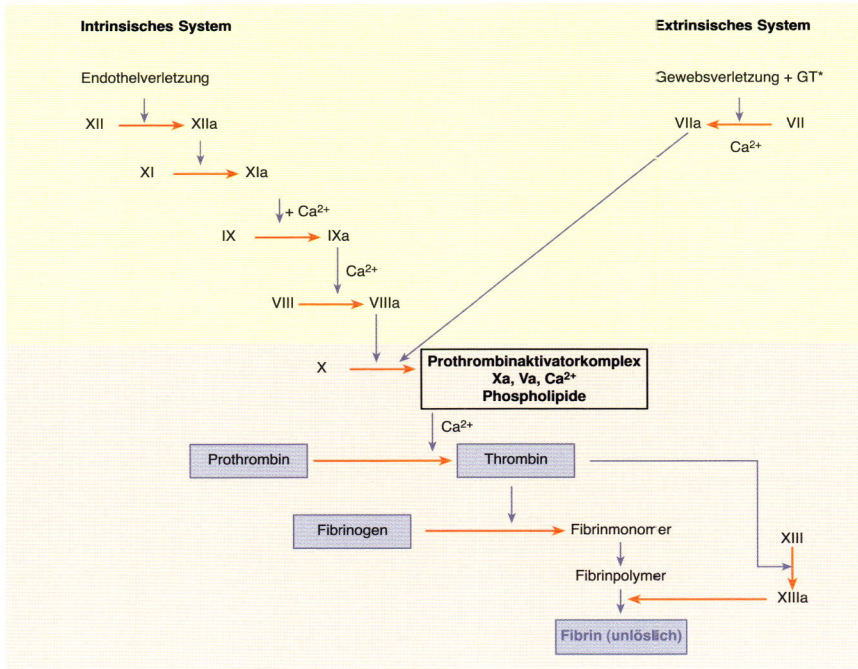

Abb. 1: Blutgerinnung. [2]

beiträgt, ist noch unklar. Therapeutisch wird es zur Antikoagulation eingesetzt (s. S. 60/61).

Weitere Inhibitoren

▶ **Tissue factor pathway inhibitor:** bindet an Faktor Xa und inaktiviert ihn
▶ **Thrombomodulin:** bindet Thrombin an die Oberfläche von Endothelzellen und inaktiviert es dadurch. Thrombomodulingebundenes Thrombin aktiviert Protein C.
▶ **Protein C:** wird ebenfalls in der Leber (Vitamin-K-abhängig) gebildet. Es hemmt die Faktoren V und VIII nach seiner Aktivierung durch thrombomodulin-gebundenes Thrombin.
▶ **Protein S:** verstärkt die Wirkung von Protein C.

Fibrinolyse

Um eine überschießende Gerinnung zu vermeiden, können einerseits Gerinnsel wieder aufgelöst und andererseits die Bildung von Gerinnseln unterdrückt werden. Der wichtigste Schritt hierbei ist die Bildung von Plasmin aus Plasminogen. Er wird aktiviert durch die **Urokinase (u-PA)** und den **Gewebsplasminogenaktivator (t-PA)**. Plasminogen weist eine hohe Affinität zu Fibrin auf und reichert sich im Thrombus an. Wird es aktiviert, kann es die Spaltung von Fibrin bewirken. Dabei entstehen Fibrinspaltprodukte, die auch als Marker für eine abgelaufene Gerinnung dienen: die **D-Dimere.** Plasmin spaltet neben Fibrin auch Fibrinogen,

Faktor V und Faktor VIII. Es ist somit auch ein Inhibitor der plasmatischen Gerinnung.

Inhibitoren der Fibrinolyse

α_2-**Antiplasmin** inaktiviert Plasmin. Der **Plasminogenaktivator-Inhibitor** (PAI-1) bildet Komplexe mit t-PA und u-Pa und inaktiviert sie.

Störungen der Gerinnung

Thrombosen und thromboembolische Ereignisse

Unter bestimmten Umständen kann es im Körper zum Auftreten von Blutgerinnseln kommen, die Folge einer überschießenden Blutgerinnung sind. Sie können in venösen oder arteriellen Gefäßen entstehen. Die **tiefe Beinvenenthrombose** tritt oft nach orthopädischen Operationen an Hüfte und Beinen, nach Langstreckenflügen oder in der Schwangerschaft auf. Es gibt auch angeborene oder erworbene Gerinnungsstörungen (s. u.), die Thrombosen verursachen können. Beinvenenthrombosen können zu einer Lungenembolie führen, wenn ein Stück des Koagels mit dem Blutstrom mitgerissen wird. In den arteriellen Gefäßen können durch Läsionen am Endothel ebenfalls Thromben entstehen, die im schlimmsten Fall zum Herzinfarkt führen können. Auch in den Herzhöhlen können Gerinnsel auftreten, wenn die Strömung verlangsamt ist, z. B. bei Vorhofflimmer oder Herzinsuffizienz. Werden die Gerinnsel vom Blut mitgenommen, können sie beispielsweise zu Gefäßverschlüssen im Gehirn führen und so einen Schlaganfall auslösen. Um diese thromboembolischen Ereignisse zu verhindern, setzt man Gerinnungshemmer (s. S. 60/61) und Thrombozytenaggregationshemmer ein (s. S. 62/63).

Thrombophilien

Die häufigste angeborene Gerinnungsstörung, bei der es zu einer erhöhten Thromboseneigung kommt, ist die **APC-Resistenz** (Faktor-V-Leiden-Mutation). Dabei ist der Faktor V nicht von Protein C hemmbar. Weitere hereditäre Thrombophilien sind: **Antithrombin-Mangel, Protein-C-** oder **-S-Mangel** und das **Antiphospholipidsyndrom.** Besonders beim Vorliegen weiterer Risikofaktoren wie Schwangerschaft oder oraler Kontrazeption kann es zu Thrombosen und Thrombembolien kommen.

Zusammenfassung

✖ Bei der Blutgerinnung spielen Endothel, Thrombozyten und 13 Gerinnungsfaktoren eine Rolle.

✖ Die **primäre Hämostase** sorgt für eine Blutstillung durch die Bildung eines weißen Thrombus, der durch Fibrin im Zuge der sekundären Hämostase stabilisiert wird.

✖ Die Kaskade der Blutgerinnung wird hauptsächlich durch das extrinsische System aktiviert.

✖ Bei der **Fibrinolyse** spaltet Plasmin Fibrin. Plasmin hemmt aber auch die Gerinnung durch den Abbau von Gerinnungsfaktoren.

✖ Eine überschießende Gerinnung kann zu thrombo-embolischen Ereignissen führen. Gerinnungshemmer sollen das verhindern.

Resorption und Bioverfügbarkeit

Resorption

Für die systemische Wirkung müssen Pharmaka in den Blutkreislauf gelangen.

> Der Begriff Resorption beschreibt in der Pharmakologie den Übertritt vom Applikationsort in die Gefäße.

Intravasale Injektion

Bei der intravasalen Injektion wird der Prozess der Resorption umgangen. Der Wirkstoff wird direkt ins Gefäß gegeben und ist somit sofort verfügbar.
Bei der intravasalen Injektion können viele Nebenwirkungen, wie lokale Gewebsschädigungen oder unerwünschte systemische Reaktionen, auftreten. Trotzdem ist die i. v.-Injektion in der Klinik unerlässlich,

▶ wenn Medikamente nur ungenügend über den Darm resorbiert werden.
▶ wenn Substanzen nicht magensaftresistent sind.
▶ wenn der Patient erbricht oder starken Durchfall hat.
▶ wenn der Patient bewusstlos ist.

Meist wird die intravenöse Gabe der intraarteriellen vorgezogen. Im Gegensatz zur intraarteriellen Injektion wird der Wirkstoff bei der intravenösen aus den peripheren in die zentralen (größeren und damit widerstandsfähigeren) Gefäße geleitet und kann sich so schnell und gleichmäßig verteilen (∎ Abb. 1). Bei der intraarteriellen Injektion gelangt der Wirkstoff in hoher Konzentration in die Endstrombahn bzw. Kapillaren. Dadurch kann es zu größeren Gefäßschädigungen kommen. Notwendig und erwünscht ist diese lokal konzentrierte Wirkung bei der Röntgenkontrastmitteluntersuchung (z. B. Angiographie).

Resorption nach i. m.- und s. c.-Injektion

Die Resorption nach i. m.-Injektion (intramuskulär) hängt von der Durchblutung ab und ist v. a. für Medikamente geeignet, die zeitlich verzögert und lange wirken sollen. Nach der Applikation

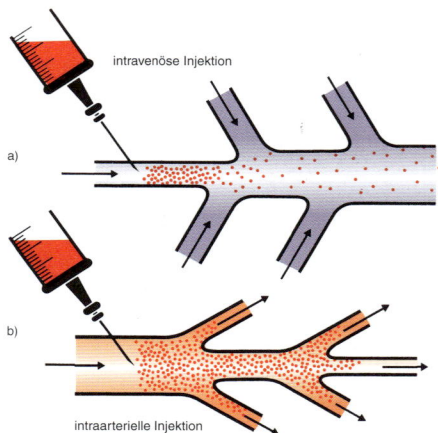

∎ Abb. 1: Unterschiedliche Verdünnung bei intravenöser (a) und intraarterieller (b) Injektion eines Pharmazeutikums. [1]

diffundiert der Wirkstoff durch das Muskelgewebe zu den Blut- oder Lymphgefäßen.
Bei der s. c.-Injektion (subkutan) dauert die Resorption länger als bei der i. m.-Injektion, da das Unterhautfettgewebe weniger gut durchblutet ist.

Resorption über die Atemwege

Die Lunge kann sowohl gasförmige als auch sehr kleine flüssige und feste Stoffe (Aerosol) aufnehmen. Größere Teilchen mit einem Durchmesser von mehr als 10 μm werden in den oberen Atemwegen resorbiert, kleinere in den Bronchien und Bronchiolen. Ganz kleine Teilchen (bis 2 μm) werden über die Alveolen aufgenommen. Die Wirkung erfolgt annähernd so rasch wie bei intravenöser Gabe. Gerade lipophile Stoffe können sehr schnell resorbiert werden. Die bedeutendsten Aerosolsprays sind β-Sympathomimetika und Glukokortikoide.

Resorption über den Verdauungstrakt

Mundhöhle
Die Resorptionsfläche der Mundhöhle ist relativ klein (0,02 m²) und vor allem für lipophile Arzneimittel mit sofortigem Wirkungseintritt geeignet (z. B. Nitrospray). Aufgrund seiner schnellen Metabolisierung besitzt es die größte Wirksamkeit, wenn es über die Mundschleimhaut resorbiert wird. Durch eine Resorption über die Mundhöhle wird der First-pass-Effekt umgangen.

Magen
Der Magen verfügt über eine Resorptionsfläche von 0,2 – 0,3 m². Ionisierte Pharmaka werden im Magen nur schlecht resorbiert. Saure Wirkstoffe (z. B. Salicylsäure) reichern sich aufgrund des niedrigen pH des Magensafts (pH 3) in der Magenschleimhaut an. Auf Dauer schädigt das die Mukosa und es entstehen Ulzera.
Zudem werden manche Pharmaka so stark durch die Magensäure angegriffen, dass ihre Wirkung komplett verloren geht. Insgesamt hat der Magen für die Resorption von Medikamenten keine bedeutende Rolle.

Dünndarm
Im Dünndarm wird der größte Teil der Medikamente aufgenommen. Er bietet mit 100 – 200 m² die größte Resorptionsfläche der Verdauungsorgane. Die Schnelligkeit der Magenpassage wirkt sich auf die Resorptionsgeschwindigkeit aus. Fettreiche, heiße Nahrung beispielsweise verlangsamt die Magenentleerung und damit die Resorption erheblich. Deshalb sollte man Medikamente meist im Abstand von 2 h zu einer Mahlzeit einnehmen. Auch Medikamente wie Morphin verlangsamen die Magenentleerung.

Dickdarm
Im Dickdarm (Resorptionsfläche: 0,5 – 1 m²) werden hauptsächlich **Retardprodukte** in relevanten Mengen resorbiert. Das Kolon ist weniger gefaltet und vaskularisiert als der Dünndarm. Die meisten Non-retard-Medikamente werden bereits vor Erreichen des Dickdarms im Dünndarm aufgenommen.

Rektum
Im Rektum gibt es mit 0,04 – 0,07 m² nur wenig Resorptionsfläche. Durch die verschiedenen Füllungszustände ist das Rektum eher für Medikamente geeignet, bei denen es nicht auf die exakte Dosierung ankommt. Sinnvoll ist eine Anwendung bei Erbrechen oder zur Umgehung des hepatischen First-pass-Effekts. Das venöse Blut aus den unteren Rektumabschnitten fließt nämlich nicht über die Leber ab.

Sonstige Resorptionswege

Besonders lipophile Substanzen werden über Schleimhäute (z. B. Bindehaut, Nasenschleimhaut) aufgenommen. Darauf muss u. a. bei der Anwendung lokaler Augentropfen (z. B. Betablocker) oder abschwellender Nasensprays (z. B. Sympathomimetikum) geachtet werden. Sie können systemische Wirkung zeigen. Bei der Aufnahme über die Haut kommt es auf die Lipophilität des Stoffs an: Hydrophile Arzneien wirken nur auf oberflächliche Hautschichten, während lipophile Stoffe resorbiert werden und so auch systemische Reaktionen hervorrufen können. Darauf muss speziell bei Verbrennungsopfern geachtet werden. Hier ist die die Hornschicht als Resprotionsbarriere zerstört.

Bioverfügbarkeit

Die Bioverfügbarkeit gibt an, wie viel von einem nicht intravenös verabreichten Pharmakon im Kreislauf ankommt. Ein Teil geht immer durch den **First-pass-Effekt** oder z. B. durch unvollständige Auflösung im Magen-Darm-Trakt und erste Verstoffwechselung in Darm und Leber verloren. Kenntnisse über die unterschiedliche Wirksamkeit der verschiedenen Darreichungsformen (Tabletten, Zäpfchen, Pflaster) sind Voraussetzung für eine korrekte Dosierung. Zur Berechnung der Bioverfügbarkeit werden die Plasmaspiegel eines Medikaments nach intravenöser und z. B. nach oraler Verabreichung miteinander verglichen. Von beiden Darreichungsformen werden zunächst Plasmaspiegelkurven erstellt (▌ Abb. 2). Der Quotient aus den beiden entstandenen Flächen bildet dann die Bioverfügbarkeit. Intra-

venös applizierte Pharmaka erreichen dabei die maximale Bioverfügbarkeit von 100 %.

First-pass-Effekt

Viele Pharmaka unterliegen beim Durchtritt durch die Mukosa von Magen und Darm einem intestinalen First-pass-Effekt. Bereits bei der Aufnahme werden sie metabolisiert und verlieren so einen Teil ihrer Wirkung. Die Wirkstoffe Adrenalin, Noradrenalin und L-Dopa werden sogar komplett inaktiviert, sobald sie die Darmwand passieren.

Weitaus häufiger ist ein Wirkungsverlust in der Leber. Alle oral eingenommenen Medikamente werden über das Pfortaderblut zur Leber geleitet (▌ Abb. 3). In der Leber werden die ankommenden Pharmaka entweder sofort metabolisiert oder sie gelangen mit dem Gallensaft zurück in den Darm. In manchen Fällen gehen bis zu 95 % des Wirkstoffs verloren.

Das jeweilige Ausmaß der hepatischen Wirkstoffelimination unterliegt starken individuellen Schwankungen: Lebererkrankungen z. B. können den First-pass-Effekt nahezu unterdrücken.

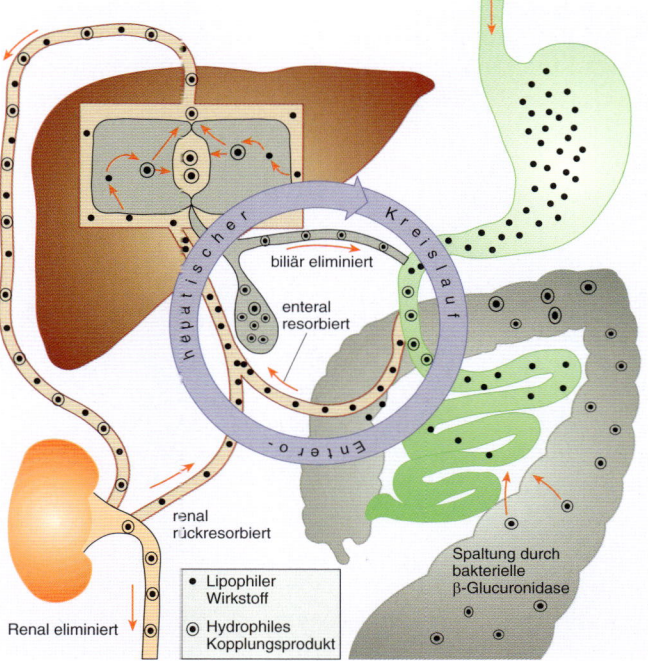

▌ Abb. 3: Enterohepatischer Kreislauf. [2]

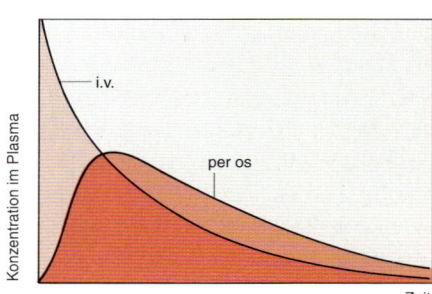

▌ Abb. 2: Bioverfügbarkeit und „Fläche unter der Kurve". [1]

Zusammenfassung

✖ Als **Resorption** bezeichnet man die Aufnahme von Substanzen in den Blutkreislauf.

✖ Über die Lunge können gasförmige und sehr kleine Flüssigkeitsmengen und Feststoffe aufgenommen werden.

✖ Oral eingenommene Medikamente werden größtenteils im Dünndarm resorbiert.

✖ Die **Bioverfügbarkeit** gibt an, wie viel von einem nicht intravenös verabreichten Pharmakon im Kreislauf ankommt.

✖ Auch bei lokaler Anwendung von Medikamenten (Augentropfen etc.) kann es zu systemischen Reaktionen kommen.

✖ Viele Medikamente unterliegen dem **First-pass-Effekt** mit individuellem Wirkungsverlust.

Pharmakokinetische Größen und Modelle

Pharmakokinetische Größen

Verteilungsvolumen

Jedes Pharmakon verteilt sich im Körper anders. Mit der fiktiven Größe des Verteilungsvolumens lässt sich diese Verteilung beschreiben. Es wird berechnet aus der Menge des Pharmakons im Körper insgesamt, geteilt durch die Plasmakonzentration des Pharmakons:

$$V = \frac{M}{C}$$

V = Verteilungsvolumen
M = Menge Pharmakon
C = Plasmakonzentration

Das Verteilungsvolumen wird auf das Körpergewicht bezogen. Als Grundlage nimmt man an, dass das Plasma etwa 5 % des Körpergewichts ausmacht (also 0,05 l/kg), das Körperwasser insgesamt 60 % (0,6 l/kg).
Ein hydrophiles Pharmakon verteilt sich v. a. im Plasma und verlässt den Intravasalraum kaum (Beispiel: Heparin). Deshalb hat es ein sehr kleines Verteilungsvolumen (0,06 l/kg).
Ist das Pharmakon lipophil, reichert es sich im Fettgewebe an. Die Plasmakonzentration wird eher niedrig sein. Deshalb wird der Quotient größer bzw. das Verteilungsvolumen steigt. Das Verteilungsvolumen kann sogar ein Vielfaches des realen Körpervolumens (Beispiel: Chlorpromazin: 20 l/KG) sein. Deshalb nennt man es auch „scheinbares" Verteilungsvolumen.

Clearance

Die Clearance gibt die Menge Plasma an, die pro Zeiteinheit von einem bestimmten Pharmakon gereinigt wird. Sie macht es möglich, bei bekannter Plasmakonzentration eines Pharmakons dessen **Eliminationsgeschwindigkeit** zu berechnen. Ihre Einheit ist Volumen pro Zeit (z. B. ml/min).

Für die Clearance gilt:

$$CL = \frac{\Delta M}{\Delta t \cdot c}$$

CL = Clearance; M = eliminierte Menge
t = Zeiteinheit; c = Plasmakonzentration

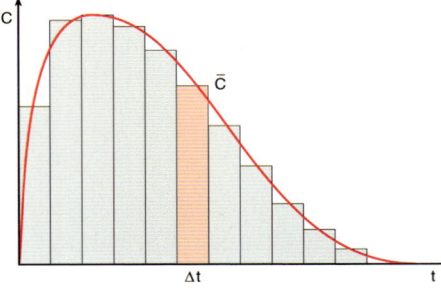

■ Abb. 1: Verlauf der Plasmakonzentration: Rechnet man die Rechtecke zusammen, ergibt sich die AUC (= Fläche unter der Kurve). [1]

In die „totale Clearance" eines Pharmakons gehen renale und extrarenale (Metabolisierung in der Leber und Ausscheidung über Galle und Enterozyten, s. S. 28/29) Clearance mit ein. Zur Bestimmung der Clearance erstellt man eine Blutspiegelkurve durch wiederholte Plasmakonzentrationsmessungen (■ Abb. 1).
Mithilfe der Fläche unter der Kurve (AUC = Area under the curve) lässt sich die Clearance berechnen.

$$CL = \frac{D}{AUC}$$

D = Einzeldosis
AUC = Fläche unter der Kurve

Halbwertszeit

Die Halbwertszeit (HWZ = $t_{1/2}$) ist die Zeit, nach der die Plasmakonzentration eines Pharmakons auf die Hälfte der Anfangskonzentration gesunken ist. Meist ist die HWZ **dosisunabhängig,** d. h. bei großen und kleinen Konzentrationen wird nach Ablauf der HWZ nur noch die Hälfte der Anfangskonzentration gemessen.
Die Halbwertszeit hängt von der Clearance ab. Eine hohe Clearance bedeutet eine kurze HWZ. Zugleich ist die HWZ aber auch abhängig vom Verteilungsvolumen. Das Pharmakon kann nämlich nur aus dem Plasma, nicht aber aus Geweben eliminiert werden. Umso höher das Verteilungsvolumen ist, desto mehr von der Substanz steckt im Fettgewebe oder anderem Gewebe fest und muss erst zurück ins Blut gelangen, um ausgeschieden zu werden.

Nach 4 – 5 HWZ ist das Pharmakon weitgehend eliminiert.

Eliminationsgeschwindigkeitskonstante

Aus der Halbwertszeit, die man durch Erstellung der Plasmakonzentrationskurve erhält, kann man die Eliminationskonstante k_e berechnen:

$$k_e = \frac{\ln 2}{t_{1/2}}$$

Pharmakokinetische Modelle

Kinetik bei einmaliger Gabe

Kinetik 1. Ordnung

Bei der Elimination gemäß der 1. Ordnung wird pro Zeiteinheit immer der gleiche Prozentsatz der Plasmakonzentration ausgeschieden (z. B. 20 %/h).

Wenn ein Pharmakon gemäß der Kinetik 1. Ordnung eliminiert wird, heißt das, dass seine Eliminationsgeschwindigkeit abhängig von der Plasmakonzentration ist. Liegt eine hohe Plasmakonzentration vor (z. B. gleich nach der i. v.-Gabe) wird mehr eliminiert, als später, wenn die Plasmakonzentration gefallen ist.
Die Plasmakonzentrationskurve folgt einer exponentiellen Funktion. Die meisten Pharmaka werden auf diese Weise eliminiert.

Kinetik 0. Ordnung

Bei der Elimination gemäß der 0. Ordnung wird immer die gleiche Menge pro Zeiteinheit ausgeschieden (z. B. 5 g/h).

Die Eliminationsgeschwindigkeit ist damit unabhängig von der Plasmakonzentration. Auf diese Weise werden aber relativ wenige Substanzen ausgeschieden. Ein Beispiel ist Ethanol, von dem pro Stunde 0,15 ‰ (ca. 8 – 10 g) abgebaut wird, unabhängig davon wie hoch die Ausgangskonzentration war. Die Plasmakonzentrationskurve ist eine lineare Funktion. Die HWZ ist in diesem Fall dosisabhängig.

Kompartiment-Modelle

Ein Kompartiment ist ein Raum, in dem sich ein Pharmakon homogen verteilt. Es gibt verschiedene Modelle, mit denen man sich die Verteilung der Pharmaka in den verschiedenen Kompartimenten verständlich machen kann.

1-Kompartiment-Modell Dies ist das einfachste pharmakokinetische Modell. Es beschreibt einen Raum, in dem sich ein Pharmakon homogen verteilt und den Raum nicht durch Diffusion verlassen kann, sondern nur durch Elimination in seiner Konzentration abnimmt. Wird ein Pharmakon in diesen Raum injiziert und gemäß der Kinetik 1. Ordnung eliminiert, dann gilt:

$$C = Co \cdot e^{-ke \cdot t}$$

wobei c_0 die Anfangskonzentration ist und k_e die Eliminationskonstante). Die Kurve entspricht einer exponentiellen Funtion.

Wird das Pharmakon nicht injiziert, sondern gelangt über eine Infusion (also gleichmäßig über einen längeren Zeitraum) in das Kompartiment, sieht die Kurve anders aus. Da dann das Pharmakon gemäß der Kinetik 0. Ordnung in das Kompartiment gelangt (immer die gleiche Menge pro Zeiteinheit), aber gemäß der Kinetik 1. Ordnung eliminiert wird, entsteht nach einer gewissen Zeit ein Fließgleichgewicht (Steady state). Wie schnell sich dieses Fließgleichgewicht einstellt, hängt von der Eliminationskonstante (k_e) ab (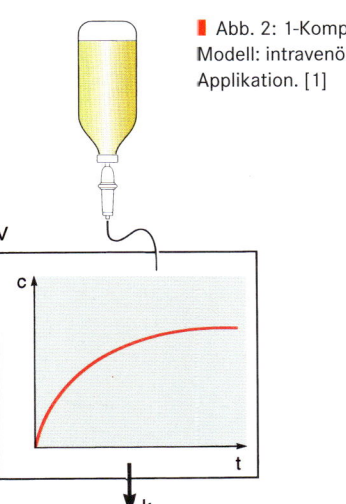 Abb. 2).

Wird ein Pharmakon oral resorbiert, steigt die Plasmakonzentration im Kompartiment gemäß der Kinetik 1. Ordnung an. Das nennt man auch Invasion 1. Ordnung. Das Gleiche passiert, wenn man ein Arzneimittel intramuskulär oder subkutan injiziert. Wird dieses Pharmakon dann nach der 1. Ordnung ausgeschieden, nennt man das Evasion 1. Ordnung. Beide Kurven verlaufen exponentiell. Die **Bateman-Funktion** beschreibt den Kurvenverlauf der Plasmakonzentration bei dieser Konstellation (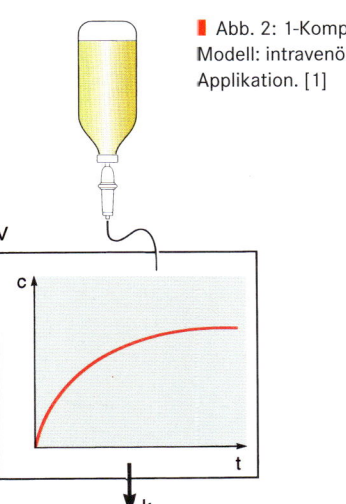 Abb. 3).

2- und Mehr-Kompartimente-Modell Die 2- oder Mehr-Kompartimente-Modelle beschreiben die komplexen Diffusions- und Eliminationsvorgänge der meisten Pharmaka im Körper noch besser. Doch auch sie sind sehr vereinfacht! Man nimmt an, das es ein „zentrales" Kompartiment gibt, das dem Blut entspricht und „periphere" Kompartimente (z. B. Fettgewebe oder intrazelluläre Flüssigkeit).

Beim **2-Kompartimente-Modell** verteilt sich das Pharmakon in den zwei Kompartimenten (zentrales und ein peripheres Kompartiment), kann aber nur aus dem zentralen Kompartiment eliminiert werden. Im zentralen Kompartiment sinkt also die Plasmakonzentration gemäß der Kinetik 1. Ordnung. Gleichzeitig wird das Pharmakon wieder aus dem peripheren in das zentrale Kompartiment ebenfalls gemäß der Kinetik 1. Ordnung rückverteilt. Dadurch verhält sich die Konzentration im zentralen Kompartiment natürlich anders als im 1-Kompartiment-Modell: Sie entspricht einer biexponentiellen Gleichung:

$$c = c_1 \cdot e^{-\alpha \cdot t} + c_2 \cdot e^{-\beta \cdot t}$$

Der Plasmaspiegel fällt zunächst rasch ab, sinkt dann aber langsamer.

Abb. 2: 1-Kompartiment-Modell: intravenöse Applikation. [1]

Abb. 3: Bateman-Funktion. [2]

Zusammenfassung

✖ Das **Verteilungsvolumen** gibt an, wie gut sich ein Arzneimittel im Körper verteilt.

✖ Die **Clearance** bezeichnet das Plasmavolumen, das pro Zeiteinheit von einer bestimmten Substanz gereinigt wird.

✖ Die **Halbwertszeit** ist die Zeit, nach der die Konzentration eines Stoffs im Plasma auf die Hälfte gesunken ist. Sie ist meist dosisunabhängig.

✖ Wird ein Pharmakon gemäß der **Kinetik 1. Ordnung** eliminiert, wird immer der gleiche Anteil der Ausgangskonzentration ausgeschieden.

✖ Bei der **Kinetik 0. Ordnung** wird immer die gleiche Menge eliminiert.

✖ Im **1-Kompartiment-Modell** fällt die Zeit-Plasmakonzentrationskurve entweder exponentiell ab (bei Injektion), nähert sich einem Steady state an (bei gleichmäßiger Infusion) oder sie verläuft gemäß der Bateman-Funktion (bei Invasion und Evasion 1.Ordnung).

✖ Beim **2-Kompartiment-Modell** verläuft die Kurve nach einer biexponentiellen Gleichung.

Verteilung und Permeationsbarrieren

Verteilung

Wird ein Pharmakon i. v. appliziert oder resorbiert, verteilt es sich in den verschiedenen Kompartimenten des Körpers: im intravasalen, interstitiellen oder intrazellulären Raum. Die Verteilung ist abhängig von der Fett- oder Wasserlöslichkeit des Stoffs. Außerdem von der Größe des Moleküls und der Durchlässigkeit der jeweiligen Membran.
Lipophile Arzneimittel überwinden das Kapillarendothel ohne Probleme. Sie verteilen sich sowohl im extra- als auch im intrazelluläten Raum. Außerdem passieren sie die sonst unüberwindliche Blut-Hirn-Schranke oder die Blut-Hoden-Schranke. Für hydrophile Pharmaka stellen diese Schranken eine Barriere da. Sie können zwar das Endothel überwinden, verteilen sich aber v. a. im extrazellulären Raum.

Organdurchblutung und Umverteilung

Gelangt ein Pharmakon in die Blutbahn, reichert es sich zunächst in den stark durchbluteten Organen an. Das sind Gehirn, Niere, Leber und Magen-Darm-Trakt (▮ Abb. 1). Es erreicht dort schnell hohe Konzentrationen. In die weniger gut durchbluteten Organe wie Haut, Muskeln und Fettgewebe gelangt es erst später. Dann gleicht sich die Konzentration in den Organen aus. Haben die nicht gut durchbluteten Gewebe jedoch eine hohe Speicherkapazität für die Substanz, kommt es zum Phänomen der **Umverteilung.** Ein Beispiel ist das Narkotikum **Thiopental:** Nach i. v.-Gabe gelangt das Barbiturat schnell in hohen Konzentrationen ins Gehirn. Hierfür ist die starke Durchblutung des Gehirns verantwortlich, sowie die Lipophilie des Pharmakons. Seine narkotische Wirkung setzt sofort ein. Verteilt sich die Substanz jedoch bald ins voluminösere Fett- und Muskelgewebe, sinkt die Konzentration im Plasma und somit auch im ZNS ab. Die Narkose lässt rasch nach. **Cave:** Diese Umverteilung bedeutet jedoch keine Elimination! Im Gegenteil: Manche Arzneimittel werden regelrecht vom Fettgewebe gespeichert.

Proteinbindung

Im Blut liegt ein Teil des Pharmakons gebunden an Plasmaproteine vor. Das wichtigste Protein ist hierfür das **Albumin.** Es bindet v. a. saure Pharmaka wie NSAR, Cumarin-Derivate und orale Antidiabetika. Basische Pharmaka werden vom sauren α_1-**Glykoprotein** gebunden. Die Plasmaeiweißbindung

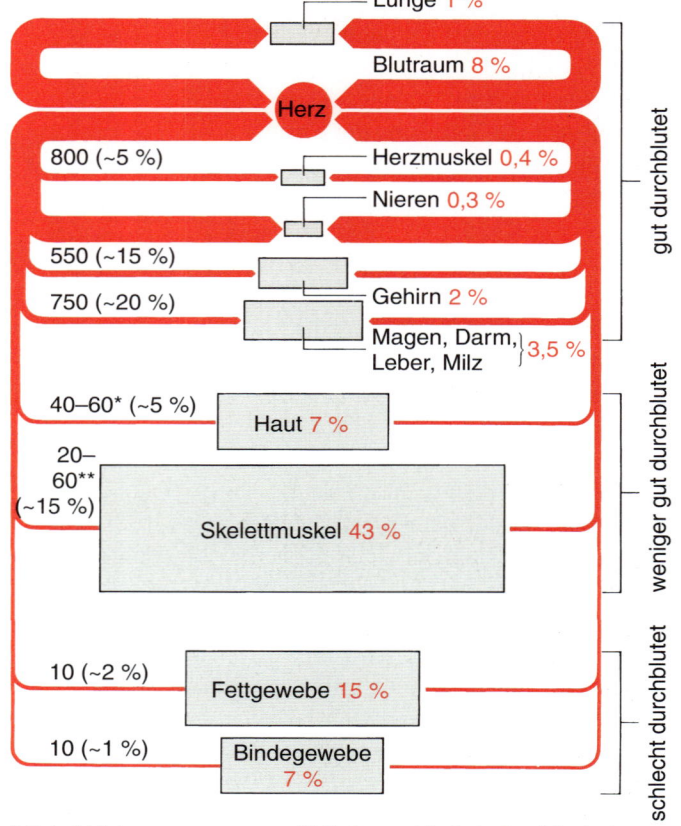

* Durchblutung temperaturabhängig

** Ruhewert bei starker Muskelarbeit kann die Durchblutung auf das 10-Fache ansteigen

▮ Abb. 1: Durchblutung der Organe in ml/min (schwarze Zahlen). Anteil am Herzzeitvolumen (daneben in Klammern), relativer Anteil des Körpergewichts (rote Zahlen). [1]

ist reversibel. Wie viel Prozent der Substanz gebunden vorliegt, hängt von der Affinität des jeweiligen Pharmakons zu den Proteinen ab. Lipophile Substanzen binden stärker an Proteine als hydrophile. Das Verhältnis von gebundenem zu freiem Pharmakon ist bei therapeutischen Dosen konstant. Sinkt die Konzentration des freien Anteils durch Elimination ab, werden Pharmakonmoleküle aus der Proteinbindung entlassen. Die Eiweißbindung folgt jedoch einer Sättigungskinetik. Bei der Überschreitung der therapeutischen Dosis und immer höheren Konzentrationen wird also der prozentuale Anteil des gebundenen Stoffs geringer. Bei manchen Stoffen wird eine Sättigung schon in therapeutischen Dosen erreicht. Nur

Substanz	An Plasmaproteine gebundener Anteil
Gentamycin	< 10 %
Digoxin	25 %
Chinidin	80 %
Propanolol	95 %
Digitoxin	95 %
Diazepam	98 %
Phenprocoumon	99 %

Tab. 1: Einige Medikamente und ihr eiweißgebundener Anteil.

der freie Anteil des Pharmakons ist pharmakologisch wirksam.

An Plasmaproteine gebundene Pharmaka sind unwirksam: Sie können den intravasalen Raum nicht verlassen, gelangen nicht zum Zielort, werden nicht metabolisiert und nicht ausgeschieden.

Liegt ein großer Anteil der Substanz proteingebunden vor (Tab. 1), kann das die Ausscheidung über die Niere verlangsamen.

Bei **Hypalbuminurie,** z. B. im Rahmen eines nephrotischen Syndroms, kommt es durch den verringerten Eiweißanteil zu einer erhöhten Konzentration des freien Pharmakons. Dadurch verstärkt sich die Wirkung der Dosis, gleichzeitig wird aber auch eine größere Menge eliminiert.

Permeationsbarrieren

Blut-Liquor-Schranke
Die Blut-Liquor-Schranke ist eine Lipidbarriere. Die Gefäße haben hier dichter stehende Endothelzellen und werden von außen von einer dicken Schicht Gliagewebe umhüllt. Nur lipophile Moleküle können die Blut-Liqour-Schranke passieren.

Wasserlösliche Substanzen, z. B. Antibiotika, sind kaum liquorgängig.

Für polare Stoffe (z. B. Glukose und Aminosäuren), die im Gehirn benötigt werden, gibt es spezielle Transportmechanismen. Auf diese Weise können strukturell ähnliche Pharmaka die Blut-Liquor-Schranke passieren.

Blut-Hoden-Schranke
Diese ist ähnlich aufgebaut wie die Blut-Liquor-Schranke und ist nur durchlässig für lipophile Substanzen.

Plazentaschranke
Die Plazentaschranke kann von hydrophilen Moleküle, die kleiner als 1000 MM sind, und allen lipophilen Molekülen passiert werden. Damit kann ein Großteil der therapeutischen Pharmaka aufs kindliche Blut übergehen.

Blut-Milch-Schranke
Auch die Blut-Milch-Schranke stellt keine sichere Barriere da. Da die Muttermilch saurer ist als das Blut, reichern sich gerne basische Pharmaka in ihr an.

Zusammenfassung
- ✖ Ein Pharmakon reichert sich zunächst in den gut durchbluteten Organen Niere, Gehirn und Leber an und erreicht erst später die weniger gut durchbluteten Organe (Fettgewebe, Skelettmuskel).
- ✖ Ein Teil der Substanz liegt im Blut an Plasmaproteine (Albumin, α_1-Glykoprotein) gebunden vor. Pharmakologisch wirksam ist nur der freie Anteil.
- ✖ Bei **Hypalbuminämie** kann die Wirkung einer Dosis verstärkt werden.
- ✖ Die **Blut-Liquor-Schranke** ist nur für lipophile Substanzen passierbar.
- ✖ Die **Plazentaschranke** ist für alle lipophilen Moleküle und für hydrophile Moleküle unter 1000 MM durchlässig.

Biotransformation und Ausscheidung

Biotransformation

Da lipophile Substanzen kaum über die Niere ausgeschieden werden, wird ihre Wasserlöslichkeit durch die Einführung hydrophiler Gruppen mittels Biotransformation erhöht. Sie findet im endoplasmatischen Retikulum v. a. in der Leber, aber auch in der Niere und im Darm statt. Durch diese Umwandlung ändert sich auch die Wirkung des Pharmakons. Manche Pharmaka werden inaktiviert, andere werden durch die Biotransformation erst pharmakologisch wirksam gemacht (sogenannte Prodrugs). Auch andere Stoffe, die in den Körper gelangen, werden durch die Biotransformation metabolisiert. Dabei unterscheiden die Enzyme nicht zwischen giftiger und ungiftiger Reaktion. So werden manche Stoffe durch die Metabolisierung entgiftet, andere Stoffe aber zu schädlichen Metaboliten umgewandelt. Ein Beispiel ist der Abbau des Alkohols Methanol über Formaldehyd zur giftigen Ameisensäure.

> Die Biotransformation ist kein Entgiftungsmechanismus!

Die Biotransformation setzt sich aus Phase-I- und Phase-II-Reaktion zusammen. In der ersten Phase entstehen aus unpolaren Molekülen durch Oxidation, Reduktion oder Hydrolyse polare Metaboliten. In der zweiten Phase, der Konjugationsphase, werden diese Metaboliten mit sehr polaren Gruppen verbunden. Das geschieht durch Glukoronidierung, Sulfatierung, Acetylierung oder durch die Kopplung an Aminosäuren oder Glutathion. Durch manche dieser Reaktionen wird das Pharmakon noch besser wasserlöslich, durch andere kann es seine Wirkung verlieren. Manche Pharmaka können direkt ohne Phase I konjugiert werden.

Phase-I-Reaktion

Oxidation
Für die Phase-I-Reaktion sind **mischfunktionelle Monooxygenasen** zuständig. Mischfunktionell bedeutet, dass sie mehrere verschiedene Reaktionen katalysieren können.

Die wichtigsten mischfunktionellen Oxygenasen sind die **Cytochrome P$_{450}$** (CYP). Die vielen verschiedenen CYP im Organismus werden anhand ihrer Gene zu kategorisiert. Man unterscheidet Familien (z. B. CYP**3**), Subfamilien (z. B. CYP3**A**) und Isoformen (z. B. CYP3A**4**). Beim Menschen sind bisher über 50 CYP-Gene bekannt. Sie werden unterteilt in 18 Familien, 43 Subfamilien und noch mehr Isoformen. Für die Metabolisierung von Arzneimitteln sind die CYP der Familien 1 – 3 zuständig. Die anderen CYP metabolisieren körpereigene Stoffe (Steroidhormone und Fettsäuren). Das wichtigste Cytochrom P$_{450}$ für die Metabolisierung von Pharmaka ist **CYP3A4.** Es ist an der hepatischen Metabolisierung von 50 % aller Arzneimittel beteiligt. Außerdem sitzt es in der Darmmukosa und metabolisiert dort schon eine große Menge der eintreffenden Pharmaka. Dies führt zur schlechten Bioverfügbarkeit einiger Pharmaka. Alle CYP oxidieren ihr Substrat mit Hilfe von O$_2$ und NADPH. Dabei entsteht Wasser.

> In der Leber befinden sich über 90 % des Gehalts an Cytochrom P$_{450}$, im Darm nur 1 – 2 %. Trotzdem darf man den First-pass-Metabolismus im Darm nicht unterschätzen!

Phase-II-Reaktion

Glukoronidierung

> Die Glukoronidierung ist die wichtigste Reaktion des Phase-II-Stoffwechsels.

Dabei wird aktivierte Glukuronsäure durch die **UDP-Glukoronyltransferase** auf spezielle Gruppen der Pharmaka übertragen. Diese werden dadurch inaktiviert. Außerdem werden sie polarer (wasserlöslich) und können über Galle und Nieren ausgeschieden werden. In der Niere verhindert die Glukuronidierung eine tubuläre Rückresorption.

Acetylierung
Die **Acetyltransferase** überträgt mithilfe von Coenzym A aktivierte Essigsäure auf Aminogruppen. Die Aktivität der Acetyltransferase zeigt große genetisch bedingte Unterschiede. Man unterscheidet zwischen Schnell- und Langsam-Acetylierern. Bei langsamen Acetylierern verlängert sich die Halbwertszeit des Pharmakons (z. B. Isoniazid, ein Antituberkulotikum) enorm. Durch die Acetylierung ändert sich die Wasserlöslichkeit nicht, aber die Wirksamkeit lässt nach.

Renale und extrarenale Ausscheidung

Ein Arzneimittel kann auf verschiedenen Wegen den Körper wieder verlassen. Die drei wichtigsten Wege sind: über die Niere, über die Galle oder über die Darmmukosa. Bei Inhalationsnarkosen wird das Narkotikum auch über die Lunge abgeatmet.

Renale Ausscheidung

Durch die Niere werden v. a. wasserlösliche (polare) Moleküle ausgeschieden, die eine Molekularmasse unter 1500 Da haben. Das geschieht durch zwei Mechanismen: glomeruläre Filtration und tubuläre Sekretion. Dabei spielt die tubuläre Sekretion eine untergeordnete Rolle. Lipophile Arzneistoffe werden im Tubulus rückresorbiert (s. u.).

Glomeruläre Filtration
Unabhängig von den Löslichkeitseigenschaften (hydrophil oder lipophil) werden alle Stoffe bis 1500 Da frei filtriert. Die wasserlöslichen Substanzen werden dann im Urin ausgeschieden. Lipophile Moleküle werden im Tubulus rückresorbiert. Deshalb stellt die Niere für sie keinen Eliminationsweg dar.
Ein Anteil des Arzneistoffs liegt immer gebunden an Plasmaproteine (Albumin, α-Glykoprotein) vor (s. S. 26/27). Dieser gebundene Anteil wird nicht filtriert, da er eine zu große Molekülmasse hat. Nur der freie Anteil landet im Tubulus. Bei Hypoproteinämie kann es also sein, dass ein großer Anteil des Pharmakons in den Tubulus gelangt und so seine HWZ verkürzt wird.

Tubuläre Sekretion

Bei der tubulären Sekretion werden Arzneistoffe entgegen dem Konzentrationsgefälle mithilfe bestimmter Transporter ins Tubuluslumen sezerniert. Das betrifft v. a. organische Kationen und Anionen. Dazu müssen diese erst auf der basolateralen Membran durch den sogenannten **OAT** (Organic anion transporter) oder **OCT** (Organic cation transporter) aufgenommen und anschließend durch **ABC-Transporter** (s. u.) oder **OATP** (Organic anion transporting polypeptide) in den Urin sezerniert werden. Da die Arzneimittel um die Transporter konkurrieren, können sie gegenseitig ihre Ausscheidung hemmen (z. B. Penicilline, ASS, Sulfonamide).

Tubuläre Rückresorbtion

Da die tubuläre Rückresorbtion v. a. eine passive Diffusion ist, werden Moleküle, die überall leicht diffundieren, hier auch stärker reabsorbiert. Das betrifft, wie oben erwähnt, v. a. lipophile Substanzen. Bei Säuren und Basen spielt ihr pKa-Wert eine Rolle, genauso wie der pH des Urins. Ändert sich der pH des Filtrats, ändert sich auch die Ausscheidungsmenge: Säuren werden bei höherem pH verstärkt ausgeschieden (weniger rückresorbiert), Basen bei niedrigerem pH. Das liegt daran, dass die ionisierte Form weniger gut diffundieren kann (s. S. 8/9). Früher beschleunigte man bei Vergiftungen mit basischen oder sauren Stoffen deren Elimination durch die Änderung des Urin-pH. Heutzutage werden diese Stoffe aber schneller und zuverlässiger durch Hämodialyse direkt aus dem Plasma befreit.

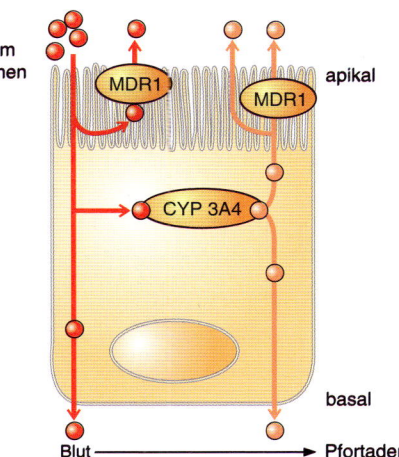

■ Abb. 1: Intestinale Sekretion. Die in den Enterozyten aufgenommene Substanz wird entweder direkt oder nach Metabolisierung durch darmständige CYP-Isoenzyme hinaus befördert. Nur ein Teil der Substanz gelangt ins Blut. [1]

Hepatische Ausscheidung

Durch die Leber bzw. Galle werden v. a. Moleküle ausgeschieden, die größer sind als 500 Da. Nach der Biotransformation in den Hepatozyten werden die nun wasserlöslich gemachten Moleküle über die apikale Membran in die Gallengänge transportiert. **ABC-Transporter,** die durch ATP-Hydrolyse die notwendige Energie gewinnen, sind dafür zuständig. Unter ihnen sind v. a. zwei für den Transport von Pharmaka bekannt: der **MDR** (Multi drug resistance)- bzw. P-Glykoprotein-Transporter (P-gp) und der **MRP**(Multi drug resistance associated proteine)-Transporter.

Ausscheidung über die Enterozyten

Wird ein Arzneimittel oral gegeben, muss es erst den First-pass-Metabolismus in Darm und Leber überwinden. Hierzu gehört auch die intestinale Sekretion, bei der die Substanz direkt nach der Aufnahme aus dem Darmlumen wieder aus der Zelle sezerniert wird. Dafür sorgen bestimmte Transporter (z. B. **MDR1-Transporter**). Zusammen mit dem **CYP3A4,** das die eintreffenden Pharmaka sofort metabolisiert, sind sie dafür verantwortlich, dass manche Pharmaka eine so schlechte Bioverfügbarkeit haben. Sie gelangen gar nicht oder nur in geringen Mengen in das Pfortadersystem (■ Abb. 1).

Zusammenfassung

✖ Durch **Biotransformation** werden lipophile Pharmaka galle- und nierengängig gemacht. Dabei können auch giftige Metabolite entstehen.

✖ In **Phase I** werden die Stoffe oxidiert (durch Cytochrom P_{450}), reduziert oder hydrolisiert.

✖ In **Phase II** werden die Metabolite an polare Gruppen gekoppelt. Die wichtigste Reaktion der Phase II ist die Glukoronidierung.

✖ Der häufigste Ausscheidungsweg für Pharmaka ist die Niere. Substanzen können glomerulär filtriert und tubuär sezerniert werden. Lipophile Stoffe werden auch im Tubulus wieder resorbiert.

✖ Nur der freie Anteil (nicht plasmaproteingebunden) kann filtriert werden.

✖ In der Leber und im Darm sorgen bestimmte Transporter für die Ausscheidung über die Galle bzw. aus den Enterozyten.

Arzneistoffdosierung und Besonderheiten der Pharmakokinetik

Arzneistoffdosierung

Die meisten Pharmaka werden nicht als Einmalgabe, sondern über einen längeren Zeitraum gegeben. Ziel der Dosierung ist es, eine therapeutisch wirksame Plasmakonzentration zu erreichen und zu erhalten. Dazu unterscheidet man zwischen Sättigungsdosis und Erhaltungsdosis. Die **Sättigungsdosis** ist die Dosis, die man braucht, um eine bestimmte Plasmakonzentration nach einmaliger Gabe zu erreichen.
Die **Erhaltungsdosis** ist eine kleinere Dosis, die so groß sein muss, wie die pro Zeiteinheit eliminierte Menge. Sie ist abhängig von der spezifischen Clearance des Pharmakons. In der Praxis wird meist so verfahren, dass von Anfang an die Erhaltungsdosis gegeben wird.

> Um ein Fließgleichgewicht, also einen Zustand, in dem Zufuhr und Elimination gleich groß sind, zu erreichen, muss man die Halbwertszeit kennen. Normalerweise dauert es 4 – 5 HWZ, bis sich das Fließgleichgewicht einstellt.

Schwankungen im Plasmaspiegel entstehen, wenn zu große Einzeldosen oder zu lange Dosisintervalle gewählt werden (▮ Abb. 1). Dann sollte man die Zeitintervalle verkürzen und die Dosis verringern. Durch Anpassen des Dosierungsintervalls (also der Zeit zwischen zwei Einzeldosierungen) an die Halbwertszeit lassen sich Schwankungen vermeiden.

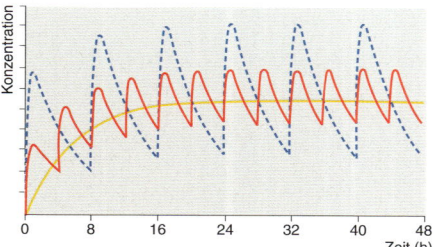

▮ Abb. 1: Schwankungen der Plasmakonzentration in Abhängigkeit von der Einzeldosis und Dosierungsintervall: Bei einer Erhaltungsdosis von z. B. 300 mg/Tag werden alle 8 h 100 mg verabreicht (blaue Linie). Gibt man alle 4 h 50 mg, sind die Schwankungen geringer (rote Linie). Die mittlere Konzentration ist bei beiden Dosierungen gleich (gelbe Linie). [1]

Zur **Kumulation** eines Pharmakons kommt es, wenn das Dosierungsintervall kleiner ist, als die Halbwertszeit des Pharmakons. Das ist v. a. bei einer extrem langen Halbwertszeit eines Pharmakons (z. B. Digitoxin, HWZ: 7 – 9 Tage) eine Gefahr.

Veränderung der Pharmakokinetik durch Erkrankungen

Die Pharmakokinetik, wie sie bisher beschrieben wurde, ist die von gesunden Menschen. Da die meisten Pharmaka aber bei kranken Menschen zum Einsatz kommen, sollte man sich im Klaren sein, dass sich die Kinetik ändern kann. Bei **Herzinsuffizienz** kann die Resorption im Gastrointestinaltrakt aufgrund der Stauung und demnach gestörter Durchblutung vermindert sein. Auch die Eiweißbindung kann sich ändern, z. B. wenn der Albumingehalt des Plasmas durch eine **Leberfunktionsstörung** vermindert ist. Eine Lebererkrankung, wie die Leberzirrhose wirkt sich auch auf den Metabolismus einiger Pharmaka (Diazepam, Lidocain) aus. Die Elimination der meisten Pharmaka erfolgt über die Niere. Bei einer **Nierenfunktionsstörung** ist ihre Eliminationshalbwertszeit erhöht.

Pharmakokinetik bei Kindern und alten Menschen

Pharmakokinetik bei Kindern

Kinder brauchen häufig eine höhere Dosis pro Kilogramm Körpergewicht, als Erwachsene, da ihre Arzneimittelclearance größer ist. Jedoch ist es sinnvoller, statt dem Körpergewicht die Körperoberfläche zur Berechnung der erforderlichen Dosis zu benutzen, da diese bei Kindern besser mit dem Extrazellulärraum korreliert als das Körpergewicht. Auch die Arzneimittelclearance steht in engerem Zusammenhang mit der Körperoberfläche.
Bei Früh- und Neugeborenen verhält es sich anders. Ihre Exkretionsmechanismen sind noch nicht voll ausgebildet. Die Nierenfunktion braucht bis zu 1 Jahr, um auszureifen. Auch die hepatische Metabolisierung ist bei Geburt noch nicht voll funktionsfähig. Einige CYP-Enzyme erreichen erst nach mehreren Monaten ihre volle Aktivität. Auch die Glukuronyltransferasen werden erst ab dem Zeitpunkt der Geburt gebildet.

Pharmakokinetik des alten Menschen

Da sich der Organismus mit zunehmendem Alter verändert, verändert sich auch die Pharmakokinetik. Die Resorption von Pharmaka bleibt weitgehend gleich, kann jedoch langsamer vonstatten gehen, da die Durchblutung des Gastrointestinaltrakts abnimmt. Die Bioverfügbarkeit ist indes höher als beim jungen Menschen, da Lebermasse, Leberdurchblutung und Enzymaktivität abnehmen. So verringert sich der Firstpass-Effekt in der Leber. Im Alter nimmt der Körperfettanteil zu. Das bedeutet für einige lipophile Arzneistoffe, dass sich ihr Verteilungsvolumen vergrößert. Auch die Plasmaproteinbindung wird weniger.
Die wichtigste und entscheidende Veränderung im Alter ist die abnehmende Nierenfunktion. Ab dem 65. Lebensjahr sinkt die Clerance um bis zu 50 %. Das sollte man v. a. bei Arzneimitteln mit geringer therapeutischer Breite, die überwiegend über die Niere ausgeschieden werden, beachten und die Erhaltungsdosis verringern. Normalerweise wird zur groben Einschätzung der Nierenfunktion das Plasmakreatinin herangezogen. Als normal gelten Werte unter 1,2 mg/dl. Beim alten Menschen kann dieser Wert jedoch im normalen Bereich liegen, obwohl die Nierenfunktion eingeschränkt ist (durch verringerte Muskelmasse, Bettlägrigkeit). Um die tatsächliche Kreatinin-Clearance herauszufinden, kann man sie näherungsweise mit der **Cockroft-Gault-Formel** berechnen.

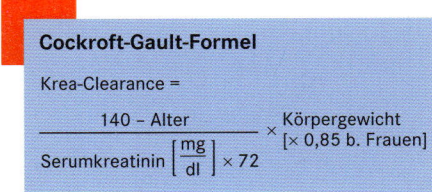

Cockroft-Gault-Formel

Krea-Clearance =

$$\frac{140 - \text{Alter}}{\text{Serumkreatinin} \left[\frac{mg}{dl}\right] \times 72} \times \frac{\text{Körpergewicht}}{[\times 0{,}85 \text{ b. Frauen}]}$$

Pharmakogenetik

Die Pharmakogenetik beschäftigt sich mit den unterschiedlichen Wirkungen und Nebenwirkungen von Arzneimitteln abhängig von der individuellen genetischen Ausstattung. Dabei werden genetische Polymorphismen und seltene genetische Varianten untersucht. Häufig betreffen genetische Polymorphismen die Cytochrome P_{450} (s. S. 28/29). Es gibt in der Bevölkerung viele Unterschiede in der Synthese oder der Aktivität der Enzyme, was Einfluss auf die Metabolisierung von Arzneistoffen hat. Andere genetische Varianten betreffen Enzyme, die nichts mit dem Abbau zu tun haben, sondern mit der Verträglichkeit von Substanzen.

Polymorphismen mit Einfluss auf den Metabolismus

Cytochrom-P_{450}-2D6-Polymorphismus
Ein sehr wichtiges CYP, das viele Arzneimittel oxidiert, ist das CYP2D6. Es wird bei 5–10 % der europäischen Bevölkerung aufgrund einer Mutation auf dem codierenden Gen nicht synthetisiert. Andere haben eine herabgesetzte Aktivität des Cytochroms (je nach Restaktivität intermediäre oder defiziente Metabolisierer genannt). In beiden Fällen ist die Gefahr von unerwünschten Arzneimittelwirkungen erhöht, da die verlangsamte Elimination zur Kumulation des Arzneimittels führt. Das betrifft u. a. viele Antidepressiva, einige Betablocker und Opiate (s. S. 32/33). Wünschenswert wäre es, diese Patienten vor dem Therapiebeginn zu erkennen. An solchen Testverfahren wird geforscht. Eine andere Mutation auf dem CYP2D6-Gen, führt zu einer erhöhten Aktivität des Enzyms (Ultrarapid-Metabolisierer). Diese verstärkte Aktivität kann die therapeutische Wirksamkeit erheblich herab-

setzen. In diesem Fall muss eine höhere Dosis gegeben werden.
Genauso wie es Polymorphismen im CYP2D6-Gen gibt, findet man diese im CYP2C29- und CYP3A4-Gen.

N-Acetyltransferase-Polymorphismus
Auch andere Enzyme der Biotransformation können betroffen sein. Für einige Arzneistoffe gibt es Schnell- und Langsam-Acetylierer. Hierbei ist die Aktivität der Acetyltransferase, die ein wichtiger Bestandteil des Phase-II-Metabolismus ist, entweder erhöht oder erniedrigt. Die Schnell-Acetylierung wird autosomal-dominant vererbt, während das langsame Acetylieren autosomal-rezessiv vererbt wird. Durch die verlangsamte Ausscheidung kommt es bei Langsam-Acetylierern häufiger zu Nebenwirkungen.

Genetische Varianten mit Einfluss auf die Verträglichkeit

Glukose-6-Phosphat-Dehydrogenase-Mangel
Das Enzym G-6-PD ist für die NADPH-Bildung in Erythrozyten verantwortlich. NADPH ist Cofaktor für die Reduktion

von Gluthation, das die Zelle vor Oxidationsschäden schützt. Fehlt das Enzym oder ist seine Aktivität herabgesetzt, können entstandene Peroxide nicht entgiftet werden und schädigen die Erythrozytenmembran. Deshalb löst bei Menschen mit G-6-PD-Mangel die Einnahme von bestimmten Medikamenten (Antimalariamittel, Sulfonamide, Acetylsalicylsäure u. a.) oder der Genuss von Favabohnen **hämolytische Krisen** aus. Der Glukose-6-Phosphat-Dehydrogenase-Mangel wird X-chromosomal vererbt. Somit sind v. a. Männer betroffen. In Afrika, Asien und im Mittelmeerraum tritt die Erbkrankheit am häufigsten auf.

Methämoglobin-Reduktase-Mangel
Das Enzym Methämoglobin-Reduktase ist für die Reduzierung von Methämoglobin zu Hämoglobin zuständig. Methämoglobin kann keinen Sauerstoff transportieren. Methämoglobin entsteht u. a. bei der Einnahme von bestimmten Medikamenten (Lokalanästheitika, Chloramphenicol, Sulfonamide). Bei einem Mangel an diesem Enzym steigt die Konzentration von Methämoglobin stark an. Das führt zu Dyspnoe und Zyanose. Etwa 1 % der Gesamtbevölkerung ist von diesem Mangel betroffen.

Zusammenfassung

✘ Die **Sättigungsdosis** ist die Dosis, die man benötigt, um eine bestimmte Plasmakonzentration nach einer einmaligen Gabe zu erreichen.

✘ Die **Erhaltungsdosis** ist so groß wie die Menge, die pro Zeiteinheit aus dem Plasma eliminiert wird.

✘ Ein **Fließgleichgewicht** stellt sich nach 4–5 HWZ ein.

✘ Um Schwankungen im Plasmaspiegel zu vermeiden, eignet sich als Dosierungsintervall eine Halbwertszeit.

✘ Bei bestimmten Krankheiten, bei Kindern und alten Menschen verändert sich die Kinetik.

✘ Bei Kindern eignet sich zur Berechnung der Dosis besser die Körperoberfläche als das Körpergewicht.

✘ Bei alten Menschen ist v. a. die Nierenfunktionseinschränkung von Bedeutung.

✘ Die **Pharmakogenetik** beschäftigt sich mit den erblichen Unterschieden im Metabolismus oder der Verträglichkeit von Arzneimitteln. V. a. die CYP-Enzyme haben einen großen Polymorphismus in der Bevölkerung.

Arzneimittelinteraktionen

Arzneimittelinteraktionen, also Wechselwirkungen zwischen zwei oder mehreren gleichzeitig eingenommenen Arzneimitteln, bemerkt man meist in einer Verstärkung oder Abschwächung der Wirkung oder im vermehrten Auftreten von Nebenwirkungen. Besonders für ältere, multimorbide Patienten, die viele verschiedene Medikamente einnehmen müssen, stellen die Wechselwirkungen ein Problem dar. Zumindest im Krankenhaus kann oft der pharmazeutische Dienst der Klinik bei Fragen zu Interaktionen weiterhelfen.

Man unterscheidet zwischen pharmakodynamischen Wechselwirkungen und pharmakokinetischen Wechselwirkungen. Die **pharmakodynamischen Wechselwirkungen** betreffen die Interaktion am Rezeptor oder Erfolgsorgan, die **pharmakokinetischen Interaktionen** die Resorption, Plasmaproteinbindung, den Metabolismus und die Elimination. Die wichtigsten Wechselwirkungen betreffen den Metabolismus über die CYP-Isoenzyme. Auch mit Nahrungsmitteln kann es zu Interaktionen kommen.

Pharmakodynamische Wechselwirkungen

Beeinflusssung des Blutdrucks

Eine gleichzeitige Gabe von Antiarrhythmika, α-Adrenoantagonisten (werden zur Therapie der benignen Prostatahyperplasie verwendet) oder Nitraten können die blutdrucksenkende Wirkung von Antihypertensiva (s. S. 56–59) verstärken. Auch orale Antikoagulantien senken den Blutdruck zusätzlich. Trizyklische Antidepressiva heben die Wirkung von α-Methyldopa, Reserpin oder Clonidin auf.

Eine Kombination von nicht selektiven Monoaminooxidasehemmern (Antidepressiva) und Symphatomimetika (Ephedrin) können zu hypertensiven Krisen führen.

Wechselwirkungen mit Antidiabetika

Nicht-selektive Betablocker (z. B. Propanolol) können bei Insulintherapie zu Hypoglykämien führen, da sie die reflektorische Glucosemobilisierung unterdrücken. Glukokortikoide und Diuretika schwächen die blutzuckersenkende Wirkung von Insulin ab.

Wechselwirkungen mit zentraldämpfenden Medikamenten

Medikamente mit zentraldämpfender Wirkung verstärken sich in ihrem Effekt. So sollte man die Kombination von Hypnotika, Antidepressiva, Tranquilizern, Opioiden, Antiepileptika, Antihistaminika, Alkohol, Neuroleptika u. a. vermeiden.

Wechselwirkungen mit Herzglykosiden

Die Toxizität von Herzglykosiden (z. B. Digitalis) wird durch Hypokaliämie und Hyperkalzämie verstärkt. Deshalb sollte man keine Medikamente kombinieren, die den Verlust von Kalium bewirken (z. B. Diuretika, Laxantien oder Glukokortikoide). Auch mit der Einnahme von Kalzium sollte man vorsichtig sein.

Wechselwirkungen mit oralen Antikoagulantien (Cumarin-Derivaten)

Die Blutungsneigung ist erhöht bei gleichzeitiger Einnahme von ASS oder Valproat, da diese die Thrombozytenaggregatioon hemmen. Chinidin und Cephalosporine hemmen ebenfalls die Synthese von Gerinnungsfaktoren, verstärken also die antikoagulatorische Wirkung.

Nephrotoxische und ototoxische Medikamente

Nephrotoxische Medikamente (z. B. Methotrexat, Amphotericin B, Sulfonamide, NSAID und Aciclovir) sollte man nicht miteinander kombinieren, da sich dadurch die Nephrotoxizität verstärkt. Aminoglykoside sind sowohl nephro- als auch ototoxisch. Eine gleichzeitige Gabe mit Schleifendiuretika sollte unbedingt unterlassen werden, da sonst die Gefahr von Innenohrschäden zunimmt.

Pharmakokinetische Wechselwirkungen

Resorption

Die Aufnahme von Pharmaka kann durch die Einnahme von Antazida (Magnesium- oder Aluminiumhydroxid) gestört werden, da sie den pH im Magen-Darm-Trakt verändern. Das ist z. B. für Ketoconazol beschrieben. Auch Medikamente, die die Magen-Darm-Passage verkürzen (z. B. Metoclopramid), können die Resorption verringern. Manche Arzneimittel bilden Komplexe mit Magnesium-, Kalzium-, oder Eisensalzen. Deshalb sollte man Antibiotika wie Tetracycline oder Gyrasehemmer nicht mit Milchprodukten, Antazida oder Eisenpräparaten einnehmen. Anionenaustauschharze (Cholesterinsenker) binden neben Cholesterin gerne auch andere Arzneimittel (z. B. Schilddrüsenhormone oder Eisen) und verhindern so deren Resorption.

Plasmaeiweißbindung

Manche nicht-steroidale Antirheumatika (z. B. ASS oder Phenylbutazon) können andere Substanzen aus ihrer Plasmaeiweißbindung verdrängen. Das erhöht deren freien Anteil und damit die Wirkung bzw. Nebenwirkungsrate. Das ist u. a. für Sulfonylharnstoffe und Cumarine bekannt.

Metabolisierung

Besonders die **CYP-Isoenzyme** sind verantwortlich für die Wechselwirkungen bei der Biotransformation.

Die wichtigsten Enzyme sind: CYP3A4 (metabolisiert 50 % aller Pharmaka), CYP 2D6 (20 %), CYP2C9 und CYP2C19 (metabolisieren 15 % zusammen).

Das größte Risiko geht von den **Enzyminduktoren** aus. Sie verstärken die Aktivität der Enzyme und steigern so die Biotransformation der Enzymsubstrate. Dadurch können der Plasmaspiegel und die Wirkung anderer Medikamente durch schnellere Metabolisierung stark herabgesetzt werden. Bei Absetzen des Enzyminduktors kann es auch zu einer Intoxikation mit dem anderen Medikament kommen, wenn seine Dosis nicht reduziert wird. Auch **Enzyminhibitoren** können Wechselwirkungen auslösen, indem sie die Biotransformation bzw. den Abbau von Arzneimitteln hemmen und so deren Wirkung verstärken. Gleiche **Enzymsubstrate** können ebenfalls Interaktionen hervorrufen, da sie um das Enzym konkurrieren und so zu einer gegenseitigen Wirkungsverstärkung führen. In ▮ Tabelle 1 sind die wichtigsten CYP-Isoenzyme mit einigen Beispielen genannt.

Elimination

Die Ausscheidung über die Niere wird v. a. durch Änderung des pH-Werts beeinflusst. Je nachdem, ob der pH-Wert des Urins gesenkt (durch Azida) oder gehoben (durch Natriumhydrogenkarbonat) wird, werden schwache Säuren oder Basen vermehrt ausgeschieden.

Stoffe, die durch tubuläre Sekretion ausgeschieden werden, konkurrieren um die Bin-

Tab. 1: Beispiele von Induktoren, Inhibitoren und Substraten.

	CYP3A4	CYP 2D6	CYP2C9	CYP2C19
Induktoren	Carbamazepin Glukokortikoide Phenytoin Rifampicin Johanniskraut	–	Rifampicin	Carbamazepin
Inhibitoren	Protease-Inhibitoren Makrolide: ▶ Erythromycin ▶ Clarithromycin ▶ Amiodaron ▶ Cimetidin ▶ Ciprofloxacin ▶ Fluconazol ▶ Itraconazol ▶ Ketoconazol ▶ Grapefruitsaft.	Amiodaron Cimetidin Fluoxetin (SSRI) Haloperidol Ritonavir	Amiodaron Isoniazid Fluconazol	Fluoxetin Ketoconazol Omeprazol
Substrate	Benzodiazepine Kalziumantagonisten Immunsuppressiva Makrolide Statine	Amitriptylin Desipramin Fluoxetin Venlafaxin u. a. Haloperidol Risperidon Metoprolol Timolol Flecainid Propafenon	NSAID Cumarine Lorsartan Amitriptylin Clomipramin	Omeprazol Pantoprazol Diazepam Phenytoin Phenobarbital Amitriptylin

tige Einnahme von Kalziumkanalblockern, Terfenadin (Histamin-H_1-Rezeptor-Antagonist) und HMG-CoA-Reduktasehemmer mit Grapefruitsaft können verstärkt Nebenwirkungen hervorrufen. Grapefruitsaft sollte während der Therapie mit einer dieser Substanzen nicht konsumiert werden. Bei einer oralen Antikoagulation mit Cumarinen sollte der Genuss von Vitamin-K-haltigem Gemüse (Spinat, Kohl) eingeschränkt werden, da sonst die Wirkung abgeschwächt wird. Bei einer Therapie mit Monoaminoxidase-Hemmern (Antidepressiva) müssen Tyramin-haltige Lebensmittel (Rotwein, Käse) vermieden werden, da es sonst durch ein Überangebot von Katecholaminen zu einem gefährlichen Blutdruckanstieg kommen kann.

Gruppe	Wirkstoff
Antiarrhytmika	Amiodaron Chinidin Procainamid Sotalol
Antibiotika	Erythromycin Clarythromycin
Antimalariamittel	Chloroquin
Antiemetika	Loperamid
Neuroleptika	Haloperidol Chlorpromazin

Tab. 2: Beispiele für Medikamente, die die QT-Zeit verlängern können.

dungsstelle am Transporter. So hemmt beispielsweise Probenecid die Ausscheidung von Penicillin oder Indometacin. Auch ASS, Sulfonamide und Sulfonylharnstoffe werden über den gleichen Transporter sezerniert und hemmen sich gegenseitig in der Ausscheidung.

Wasser einnehmen. Manche Pharmaka werden besser resorbiert, wenn man sie gemeinsam mit fettreicher Nahrung zu sich nimmt (z. B. Griseofulvin).
Grapefruitsaft ist ein potenter Inhibitor des CYP3A4-Isoenzyms. Besonders die gleichzei-

QT-Verlängerung

> Viele Pharmaka können zu einer QT-Verlängerung im EKG führen (▮ Tab. 2).

Bei Menschen mit normaler QT-Zeit ist das kein Problem. Wenn die QT-Zeit aber schon vorher verlängert war, können die Einnahme und besonders die Kombination solcher Medikamente zu einer lebensgefährlichen Tachykardie führen (Torsade-de-pointes Tachykardie), v. a., wenn die Metabolisierung aufgrund einer Enzymhemmung oder Konkurrenz am Enzym verzögert wird. Torsade-de pointes-Tachykardien sind meist selbstlimitierend, können aber unter Umständen zum plötzlichen Herztod führen.

Interaktionen mit Nahrungsmittel

Die Aufnahme vieler Arzneimittel wird durch die gleichzeitige Einnahme von Milch, Kaffee, Tee oder Fruchtsäften gestört. Deshalb sollte man Medikamente immer mit

Zusammenfassung

✖ Wechselwirkungen zwischen Pharmaka zeigen sich v. a. durch Wirkungsverstärkung- oder -abschwächung oder durch Nebenwirkungen.

✖ Es gibt **pharmakodynamische** Wechselwirkungen und **pharmakokinetische** Wechselwirkungen.

✖ Die **pharmakodynamischen Wechselwirkungen** beruhen auf Interaktion der Pharmaka an Rezeptoren oder am Erfolgsorgan.

✖ Die **pharmakokinetischen Wechselwirkungen** betreffen die Resorption, Plasmaeiweißbindung, Metabolismus und Elimination.

✖ Am häufigsten entstehen Interaktionen durch die Beeinflussung des Metabolismus, v. a. durch Inhibition, Aktivierung oder Konkurrenz an den CYP3A4- und CYP2D6-Isoenzymen.

✖ Manche Pharmaka führen durch Interaktionen in ihrem Metabolismus zu einer **QT-Zeit-Verlängerung** und können so die Gefahr einer Torsade-de-pointes-Tachykardie erhöhen.

✖ Auch die Wechselwirkungen mit Nahrungsmittel (Grapefruitsaft) und pflanzlichen Präparaten (Johanniskraut) sind nicht zu unterschätzen

Grundlagen der Pharmakodynamik

Rezeptoren

> Rezeptoren sind membranständige oder intrazelluläre Proteine. Sie besitzen eine spezifische Bindungsstelle für ihren jeweiligen Liganden (Bindungspartner).

Hydrophile Pharmaka brauchen einen Rezeptor, um die Zellmembran zu überwinden und auf die Zelle wirken zu können. Lipophile Pharmaka und Hormone (z. B. Testosteron, Kortikoide) diffundieren direkt in die Zelle. Die Rezeptor-Liganden-Bindung bezeichnet man als **Primärreaktion.** Sie löst durch chemische oder physikalische Änderungen eine **Sekundärreaktion** aus. Es gibt vier Arten von Rezeptoren:

▶ ligandengesteuerte Ionenkanäle
▶ G-Protein gekoppelte Rezeptoren
▶ Rezeptor-Tyrosinkinasen
▶ intrazelluläre Rezeptoren.

Ligandengesteuerte Ionenkanäle

Ligandengesteuerte Ionenkanäle (z. B. Nikotinrezeptor) nennt man auch **ionotrope Rezeptoren.** Sie liegen entweder in der Zellmembran oder intrazellulär (z. B. am endoplasmatischen Retikulum). Nach der Bindung eines passenden Liganden kommt es zu einer Konformationsänderung und einer Öffnung bzw. Schließung des Ionenkanals. Die Wirkung der Ligandenbindung setzt bei diesen Rezeptoren innerhalb von Millisekunden ein.

G-Protein-gekoppelte Rezeptoren

G-Protein-gekoppelte Rezeptoren (z. B. α- und β-Adrenozeptoren) besitzen einen extrazellulären und einen intrazellulären Anteil. Der intrazelluläre Teil besitzt drei Untereinheiten: α-, β- und γ-Untereinheit. Wird der extrazelluläre Anteil des Rezeptors aktiviert, wird an der α-Untereinheit GDP durch GTP ausgetauscht. Dadurch zerfällt das G-Protein in GDP-α und die $\beta\gamma$-Untereinheit. GDP-α wirkt intrazellulär als **First messenger** und führt über die Aktivierung der Adenylatzyklase oder der Phos-

phodiesterase zur Bildung von **Second messengern** (Kalziumionen, cAMP oder IP_3). Diese setzen eine Reaktionskaskade in Gang. An deren Ende steht die Aktivierung bzw. Inaktivierung eines Enzyms, die Replikation gezielter DNS-Abschnitte oder die Herstellung von Proteinen). Dies geschieht innerhalb von wenigen Minuten.

Rezeptor-Tyrosinkinasen

Die Bindung eines Liganden an den Rezeptor (z. B. Insulinrezeptor) aktiviert die Tyrosinkinase, die andere Enzyme phophoryliert und damit eine intrazelluläre Signalkaskade in Gang setzt.

Intrazelluläre Rezeptoren

An intrazelluläre Rezeptoren können nur Substanzen binden, die die Zellmembran überwinden können (z. B. Steroidhormone). Eine Bindung an sie bewirkt eine direkte Veränderung der Genexpression.

Agonisten

Ein Agonist ist eine Substanz, die an einen Rezeptor bindet und damit eine spezifische Reaktion in der Zelle auslöst. Natürliche Agonisten (Transmitter) lösen sich nach kurzer Zeit von ihrem Rezeptor. Künstliche Agonisten (Pharmaka) können längere Zeit an dem Rezeptor binden und ihn für physiologische Agonisten blockieren.

Intrinsic activity

Die Intrinsic activity ist ein Maß für die Wirkungsstärke eines Agonisten an einem Rezeptor. Eine mathematische Formel drückt eine Abhängigkeit zwischen der Rezeptorbelegung und der Reaktion der Zelle aus: Je höher die Intrinsic activity ist, desto stärker wirkt der Ligand auf den Rezeptor.

> **Berechnung der Intrinsic activity**
>
> **Intrinsic Activity** (relative Wirkungsstärke)
> $$= \frac{\text{maximale Wirkung eines Liganden}}{\text{theoretisch maximaler Wirkeffekt}}$$

Da die Zahl der Rezeptoren für einen Liganden im Körper begrenzt ist, liegt ab einer bestimmten Konzentration des Liganden eine Sättigung vor. Diese Beziehung lässt sich graphisch in der **Konzentrations-Bindungs-Kurve** ausdrücken (▪ Abb. 1): Trägt man auf die X-Achse die Ligandenkonzentration und auf die Y-Achse die Anzahl der besetzten Rezeptoren auf, erhält man bei logarithmischer Darstellung eine S-förmige Konzentrations-Bindungskurve. Je höher, die Affinität des Liganden zum Rezeptor ist, desto steiler verläuft die Kurve am Anfang, da sofort eine große Zahl an Rezeptoren besetzt wird. Ist die Affinität gering, verschiebt sich die Kurve nach rechts. Nimmt die Anzahl der besetzten Rezeptoren ab, verläuft die Kurve flacher.

Partielle Agonisten und Antagonisten

Es gibt Substanzen, die je nach Zustand des Rezeptors am selben Rezeptortyp agonistisch und antagonistisch wirken können. Solche Substanzen nennt man **partielle Agonisten.** Ihre Intrinsiv activity ist geringer als die der reinen Agonisten. Beispielsweise wirken Betablocker bei hoher Sympathikusaktivität hemmend und bei geringer Sympathikusaktivität stimulierend auf den β-Adrenorezeptor.

Antagonisten sind Liganden, die keine Intrinsic activity besitzen, sondern den Rezeptor durch ihre Bindung für den Agonisten blockieren. Die Bindungsstelle muss dabei nicht dieselbe wie für den Agonisten sein.

Bei der **kompetitiven Hemmung** konkurrieren Agonist und Antagonist um

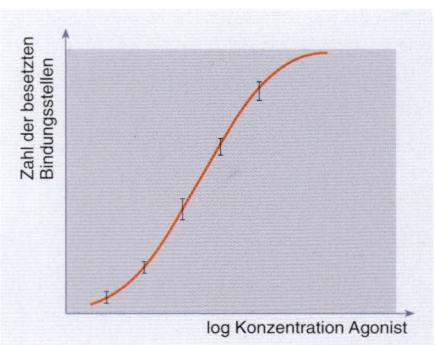

▪ Abb. 1: Konzentrations-Bindungskurve. [2]

dieselbe Bindungsstelle. Für beide ist die Bindung reversibel. In Anwesenheit eines kompetitiven Antagonisten verschiebt sich die Konzentrations-Bindungskurve nach rechts: Für die gleiche Wirkung muss die Konzentration des Agonisten also erhöht werden. Ein Beispiel für kompetitiven Antagonismus sind die Substanzen Morphin und Naloxon.

Beim **nicht-kompetitiven Antagonismus** unterbricht der Antagonist die Wirkungskette vom aktivierten Rezeptor an beliebiger Stelle. Die Bindung des Antagonisten kann dabei reversibel oder irreversibel sein. Die Konzentrations-Bindungskurve flacht ab und selbst durch Erhöhung der Konzentration des Agonisten lässt sich dieser Effekt nicht ausgleichen.

Up- und Downregulation

Die Rezeptoranzahl oder Empfindlichkeit kann vom Körper hoch- und runterreguliert werden. Diese Regulation spielt eine wichtige Rolle bei der **Toleranzentwicklung.**
Ein Beispiel ist die Morphinabhängigkeit: Durch die wiederholte Gabe nimmt mit der Zeit die Zahl der Endorphinrezeptoren ab. Dadurch kommt es zu einer Wirkungsabschwächung des Morphins. Dasselbe passiert bei Asthmatikern, die mit β_2-Sympathomimetika behandelt werden. Auch hier nimmt die Zahl der entsprechenden Rezeptoren ab und es kommt zu einer Wirkungsabschwächung.
Zu einer **Rezeptorenzunahme** (Up-Regulation) kommt es bei der dauerhaften Behandlung mit Betablockern. Die Anzahl der β-Rezeptoren steigt und damit steigt auch die Empfindlichkeit gegenüber Katecholaminen. **Cave:** Rebound-Phänomen: Nach abruptem Absetzen der β-Blocker, steigt der Blutdruck an (s. S. 52/53).

Dosis-Wirkungs-Beziehung

Grundbegriffe

Efficacy ist die maximal erreichbare Wirkstärke. Efficacy$_{50}$ (ED 50) ist die Dosis, bei der die Hälfte der maximalen

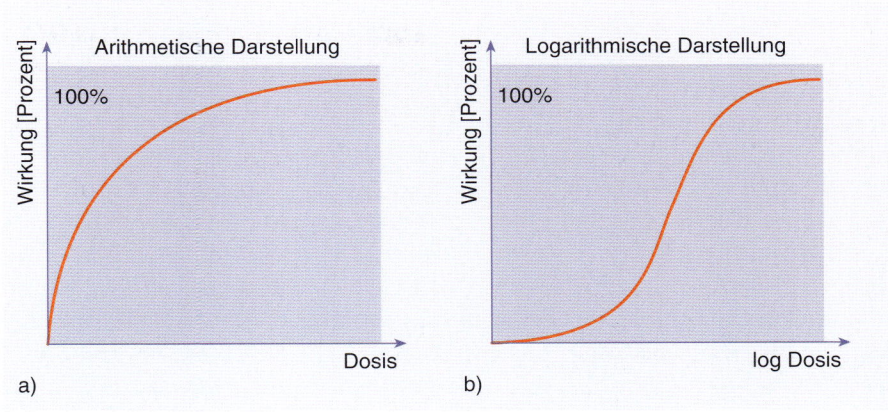

■ Abb. 2: Arithmetische (a) und logarithmische (b) Darstellung der Dosis-Wirkungs-Kurve. [2]

Wirkung eintritt. **LD50** (letale Dosis) ist die Dosis, bei der 50 % der Versuchstiere sterben.
Um die **therapeutische Sicherheit** eines Pharmakons abzuschätzen, benutzt man den therapeutischen Index: Dies ist der Quotient aus LD5 (Dosis, bei der 5 % der Versuchstiere sterben) und ED95 (Dosis, bei der 95 % der Wirkung bei den Tieren eintritt). Ist der Quotient groß, geht man von einer großen therapeutischen Breite aus.

Dosis-Wirkungs-Kurve

Mithilfe der Dosis-Wirkungs-Kurve vergleicht man die Wirksamkeit von Medikamenten. Um die Beziehung zwischen verabreichter Dosis und Wirkungsstärke graphisch darzustellen, trägt man in ein lineares oder logarithmisches Koordinatensystem die verabreichte Dosis (in mg/kg) gegen die Wirkung (in %) auf.
In der **arithmetischen Darstellung** der Dosis-Wirkungs-Kurve (■ Abb. 2a) erhält man eine nichtlineare hyperbolische Kurve, die zuletzt gegen ein Maximum strebt. Zur besseren Veranschaulichung trägt man die Dosis **logarithmisch** auf die Abszisse auf (■ Abb. 2b). Dadurch entsteht eine **S-förmige Kurve.** Die S-förmige Kurve lässt erkennen, dass im mittleren Bereich eine Verdopplung der Dosis zu einer konstante Steigerung der Wirkung führt. Außerdem sieht man, dass sich ab einem gewissen Punkt die Wirkung durch Dosissteigerung nicht mehr erhöhen lässt.

Zusammenfassung

✖ **Rezeptoren** sind intrazelluläre oder in der Zellmembran liegende Proteine. Bei Bindung eines Liganden ändern sie ihre Konformation und lösen eine Reaktionskaskade aus, wodurch die Zellfunktion beeinflusst wird.

✖ **Intrinsic activity** ist ein Maß für die Wirksamkeit eines Pharmakons.

✖ Ein **Agonist** stimuliert einen Rezeptor und führt zu einer Wirkung in der Zelle. Ein **Antagonist** bindet an einen Rezeptor und inhibiert so dessen Wirkung. Er hat selbst keine intrinsische Aktivität.

✖ **Toleranz** kann durch eine Down-Regulation der Rezeptorenanzahl entstehen.

✖ Mithilfe der **Dosis-Wirkungs-Kurve** kann man die Wirksamkeit von Medikamenten miteinander vergleichen. Es werden Dosierung in mg/kg KG gegen die prozentuale Wirksamkeit aufgetragen.

Nebenwirkungen und allergische Reaktionen

Nebenwirkungen

Fast alle Arzneimittel haben Nebenwirkungen, so genannte **unerwünschte Arzneimittelwirkungen** (UAW). Teils sind sie vorhersehbar (Knochenmarksuppression bei Chemotherapie), oft auch unvorhersehbar (allergische Reaktionen). Manche treten dosisabhängig, andere dosisunabhängig auf. Sie reichen von harmlosen Befindlichkeitsstörungen bis zu lebensbedrohlichen Zuständen. Vor jeder Therapie ist der therapeutische Nutzen gegen das Nebenwirkungsrisiko abzuwägen.

Die Häufigkeiten von Nebenwirkungen werden folgendermaßen angegeben:

▶ sehr häufig: Bei mehr als 10 % der Patienten tritt die UAW auf.
▶ häufig: Bei 1 – 10 % tritt die Nebenwirkung auf.
▶ gelegentlich: Die Wahrscheinlichkeit für die UAW liegt zwischen 0,1 und 1 %.
▶ selten: Die Wahrscheinlichkeit liegt bei 0,01 – 0,1 % (ein bis zehn Patienten von 10 000).
▶ sehr selten: Die Wahrscheinlichkeit liegt unter 0,01 %, UAW treten also bei weniger als einem Patienten pro 10 000 Patienten auf.

Allergische Reaktionen

Die häufigsten UAW sind allergische Reaktionen. Sie treten dosisunabhängig auf. Meist ist die Haut betroffen. Bei Erstkontakt mit dem Allergen (Medikament) erfolgt die Sensibilisierung, die unbemerkt abläuft. Bei erneutem Kontakt kommt es zur Überreaktion des Immunsystems. Die Moleküle der meisten Pharmaka sind zu klein, um vom Immunsystem erkannt zu werden. Sie können trotzdem Allergien auslösen, indem sie sich an körpereigene Makromoleküle (Proteine) binden. Man nennt sie **Haptene.** So genannte Prohaptene müssen erst durch Metabolisierung im Organismus aktiviert werden. Das geschieht oft durch Cytochrom-P_{450}-Isoenzyme. Von **Kreuzallergie** spricht man, wenn eine allergische Reaktion gegen ein Antigen auftritt, das strukturähnlich zu dem Immunsystem bekannten Antigen ist, ohne dass es vorher eine Sensibilisierung gab. ▌ Abbildung 1 zeigt die allergischen Reaktionstypen nach Coombs und Gell.

Das **makulopapulöse Arzneimittelexanthem** (▌ Abb. 2) ist die häufigste Reaktion. Es tritt meist 7 – 12 Tage nach Therapiebeginn auf. Manchmal erscheint es erst nach 8 Wochen. Setzt man das identifizierte Medikament ab, heilt es meist komplikationslos ab. Der genaue Pathomechanismus ist noch nicht geklärt. Es ist wohl eine Art Typ-IV-Reaktion. Einige Medikamente lösen häufiger Arzneimittelexantheme aus (z. B. Sulfonamide, Amoxicillin, Ampicillin, Carbamazepin und Naproxen). Die zweithäufigste Form der Hautreaktion ist die **Urtikaria** (Quaddeln und Jucken). Durch Histaminfreisetzung kommt es zur Gefäßerweiterung und Durchlässigkeit der Kapillarmembranen. Es ist eine Typ-I-Reaktion vom Soforttyp.

Ein **allergisches Kontaktekzem** (Kontaktdermatitis) tritt bei topischer Anwendung von Medikamenten, v. a. Antibiotika, auf.

Schwerwiegendere Formen einer allergischen Hautreaktion sind das **Steven-Johnson-Syndrom** und die **toxische epidermale Nekrolyse TEN** (Lyell-Syndrom). Dabei kommt es zu einer Nekrose der Keratinozyten und Ablösung der Epidermis unter Blasenbildung in Begleitung von Fieber, Gliederschmerzen und schwerem Krankheitsgefühl. Unterschieden werden die zwei Formen anhand der betroffenen Körperoberfläche: Beim Steven-Johnson-Syndrom sind < 10 % der Haut betroffen; beim TEN > 30 %. Dazwischen gibt es Mischformen. Die Mortalität insbesondere beim TEN ist sehr hoch (bis zu 50 %). Besonders Antibiotika, Antikonvulsiva und bestimmte Schmerzmedikamente vom Oxicam-Typ lösen die Hautreaktionen aus.

Das **DRESS-Syndrom** (Drug related eosinophilia with systemic symptoms) tritt v. a. bei Einnahme von Antiepileptika, aber auch bei anderen Medikamenten auf. Es beginnt mit Fieber, Lymphknotenschwellung und Hautausschlag. Organbeteiligungen (v. a. Leber- oder Nierenversagen) machen das DRESS-Syndrom lebensgefährlich. Die Mortalität liegt bei 10 %.

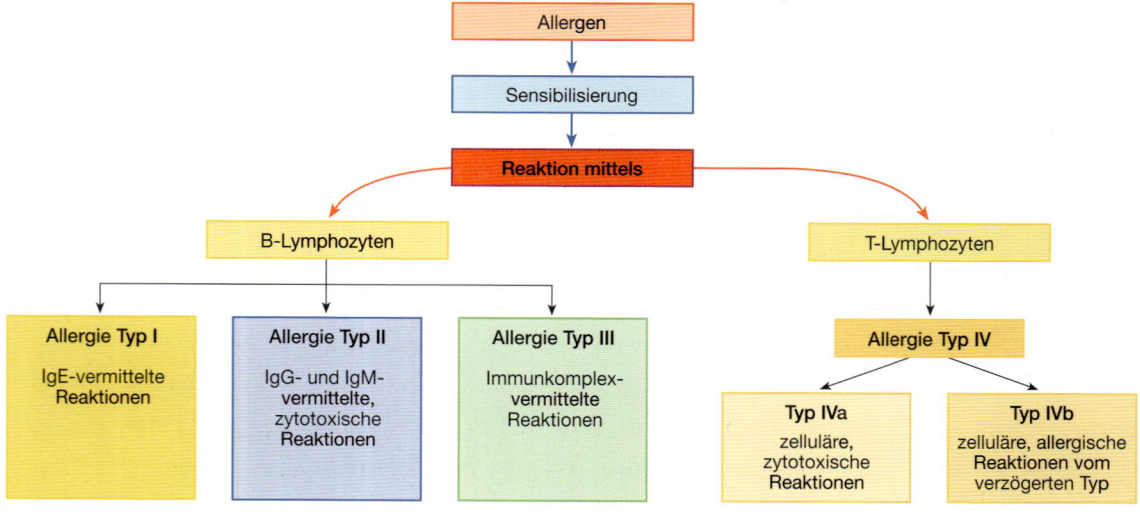

▌ Abb. 1: Allergische Reaktionstypen nach Coombs und Gell. [2]

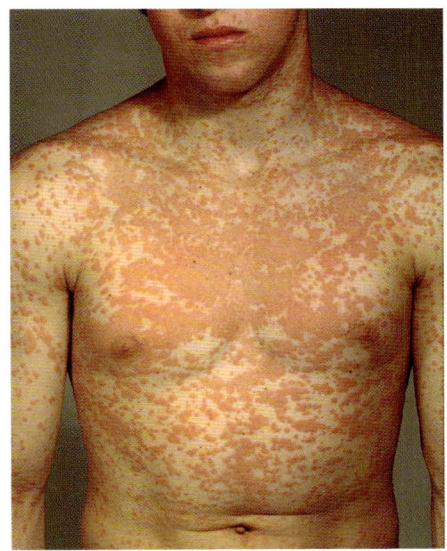

■ Abb. 2: Makulopapulöses Arzneimittelexanthem. [10]

Andere allergische Reaktionen sind: Husten und Atemnot, Asthmaanfall, Magen-Darm-Beschwerden (Durchfall, Erbrechen) und Kreislaufreaktionen mit Blutdruckabfall und Pulsanstieg.
Die **pseudoallergische Reaktion** ist keine immunologische Reaktion. Sie beruht auf einer direkten Komplementaktivierung und Freisetzung von Histamin aus Mastzellen durch Pharmaka. Eine Sensibilisierung ist nicht notwendig. Charakteristische Reaktionen sind: Analgetika-Asthma nach Gabe von NSAID, Angioödem nach Gabe von ACE-Hemmern und Kreislaufreaktion nach Gabe von Röntgenkontrastmittel.

Arzneimitteleinnahme während der Schwangerschaft

Da die Plazenta für fast alle Arzneimittel durchlässig ist und embryonale Zellen viel empfindlicher auf Medikamente reagieren, sollte man dessen Einsatz genau abwägen. Da die Pharmahersteller mit Angaben wie „sollte in der Schwangerschaft nicht gegeben werden", keine eindeutigen Kontraindikationen angeben, liegt die Verantwortung beim verschreibenden Arzt. Kein Medikament kann als sicher gelten, obwohl es einige gibt, die man als unbedenklich einstuft (z. B. Penicilline und Erythromycin). Besonders neue Präparate ohne Langzeiterfahrung sollten vermieden werden.

Insgesamt entstehen weit mehr Fruchtschäden durch Alkohol als durch Medikamente.
Je nach Entwicklungsstadium können Medikamente zu Fruchttod, Fehlbildungen, Organschäden, Wachstumsstörungen und Funktionsstörungen führen. Nimmt man eine schädigende Substanz während der Blastogenese (0.–15. Tag post conceptionem) ein, gilt das **Alles-oder-Nichts-Prinzip**. Die Frucht stirbt ab oder übersteht die Einwirkung unbehelligt. Sehr selten kann es zu Doppelfehlbildungen (siamesische Zwillinge, zweite rudimentäre Anlage) führen. In der Embryogenese (16.–60. Tag p.c.) kann die Einnahme falscher Medikamente zu Einzelfehlbildungen führen. Eine besonders kritische Phase ist die Zeit zwischen der 4. und 8. Schwangerschaftswoche. Typische Fehlbildungen sind Spaltrohrdefekte (Dysraphien), die die Wirbelsäule betreffen, Herz- und Gefäßfehlbildungen.
Die Fetalperiode umfasst die Zeit ab dem 60. Tag p.c. bis zur Geburt. Da hier die Entwicklung der Organe abgeschlossen ist, können keine Fehlbildungen mehr entstehen. Es kann aber zu funktionellen Störungen, Wachstums- und Entwicklungsverzögerungen kommen. Besonders die Gabe von Hormonen ist in dieser Phase kontraindiziert. So können Androgene oder Gestagene zu Virilisierung weiblicher Feten bzw. Feminisierung männlicher Feten und Thyreostatika zu Hypothyreose mit Strumabildung führen. Aminoglykoside können Innenohrschäden verursachen, Tetracycline Zahn- und Knochenanomalien, ACE-Hemmer vielfältige Fehlbildungen.
Zu jedem Zeitpunkt der Schwangerschaft kann die Einnahme von Medikamenten oder die Anwendung von Narkosemitteln zu Abort oder Fehlgeburt führen.

Teratogenität

Darunter versteht man Fähigkeit eines Medikaments, Fehlbildungen auszulösen. Sie wird durch Tierexperimente bei der Zulassung getestet. Die Ergebnisse der Tierexperimente lassen sich nicht 1 : 1 auf den Menschen übertragen. Viele Pharmaka, die im Tierexperiment teratogen wirken, haben zu keiner Schädigung beim menschlichen Fetus geführt. Trotzdem kann das nicht ausgeschlossen werden. Medikamente, die als sicher teratogen gelten, sind: orale Antikoagulantien, Antiepileptika, Zytostatika und Retinoide.

Zusammenfassung

✖ Fast jedes Arzneimittel hat Nebenwirkungen. Oft wirken sie als **Haptene**, indem sie sich an körpereigene Makromoleküle binden.

✖ Die häufigsten Nebenwirkungen sind Allergien. Meist ist die Haut betroffen.

✖ **Allergische Reaktionen** der Haut sind: Arzneimittelexanthem, Urtikaria, allergisches Kontaktekzem, fixes Arzneimitelexanthem.

✖ Lebensgefährliche allergische Reaktionen sind: Steven-Johnson-Syndrom, TEN und DRESS-Syndrom.

✖ Eine **pseudoallergische Reaktion** ist keine immunologische Reaktion, sondern eine direkte Freisetzung von Mediatoren durch Pharmaka.

✖ In der Schwangerschaft sollte man nur unbedingt notwendige Medikamente einsetzen, da sie zu Fruchttod, Fehlbildungen, Organschäden und Funktionsstörungen führen können.

✖ Die Embryonalperiode (v. a. 4. – 8. SSW) ist eine besonders kritische Phase.

B Spezieller Teil

Anästhetika und Muskelrelaxanzien I

Anästhetika

Narkose

Für operative Eingriffe werden Medikamente verwendet, die das Bewusstsein und das Schmerzempfinden kurzzeitig ausschalten oder herabsetzen. Arthur Ernest Guedel hat vier Narkosestadien definiert, die nacheinander ablaufen:

1. Analgesiestadium
2. Exzitationsstadium
3. Toleranzstadium (für chirurgische Eingriffe das erwünschte Stadium)
4. Asphyxiestadium (unerwünscht).

Bei einer Narkose fallen Hirnrinde, Mittelhirn, Stammhirn und Rückenmark nacheinander aus. Die verschiedenen Stadien können anhand Atmung, Pupillengröße, Augenbewegung und Reflexaktivität festgestellt werden. Außerdem erkennt man die Narkosetiefe am Blutdruck und Reaktionen wie HF-Anstieg oder Schwitzen. Das Exzitationsstadium sollte möglichst schnell ins Toleranzstadium übergehen, da in Ersterem erhöhte Reflexaktivität sowie unregelmäßige Atmung vorherrschen. Bei einer Überdosierung des Anästhetikums kommt es zum Ausfall der Medulla oblongata und damit der Vitalfunktionen (unerwünschtes Asphyxiestadium). Um die ideale Narkose zu erreichen, setzt man eine Kombination von Wirkstoffen ein.

Anästhetika zur Prämedikation

Die Hauptaufgaben der Prämedikation sind: Sedierung, Anxiolyse (Abbau von Angst und Spannungen), vegetative Dämpfung und retrograde Amnesie. Durch die Prämedikation treten weniger Nebenwirkungen auf und der Anästhetikaverbrauch während der Operation wird verringert. Es werden vorwiegend Benzodiazepine und Opioide verwendet. Auch die prophylaktische Gabe von Antibiotika (Endokarditisprophylaxe) oder Protonenpumpeninhibitoren (Magenschutz) zählt zur Prämedikation.

Benzodiazepine
Beispiele Midazolam, Lorazepam, Lormetazepam, Bromazepam, Diazepam, Nitrazepam.

Benzodiazepine gehören zur Gruppe der **Tranquilizer** bzw. **Ataraktika.** Sie spielen eine große Rolle in der präoperativen Anästhesie. Man verabreicht sie als Beruhigungsmittel am Abend oder einige Stunden vor der Operation. Eine OP-Einwilligung nach erfolgter Prämedikation mit Benzodiazepinen ist nicht gültig.
Benzodiazepine wirken im ZNS dämpfend, indem sie die Wirkung von GABA (Gammaaminobuttersäure) am GABA$_A$-Rezeptor verstärken (Abb. 1). Durch ihre Bindung an den GABA$_A$-Rezeptor erhöhen sie die Affinität für GABA zum GABA$_A$-Rezeptor. GABA ist ein Neurotransmitter, der nach seiner Bindung an den Rezeptor zum vermehrten Chlorideinstrom führt. Dadurch wird die Zelle hyperpolarisiert und ihre Aktivität herabgesetzt. Benzodiazepine wirken:
► anxiolytisch
► antikonvulsiv
► muskelrelaxierend (im ZNS)
► sedativ-hypnotisch.

Man unterteilt Benzodiazepine nach ihrer Wirkdauer (Tab. 1).
Diazepam hat eine Halbwertszeit (HWZ) von 30 h. Bei seiner Metabolisierung wird es in weitere wirksame Metabolite aufgespalten: Diazepam ($t_{1/2}$ = 30 h) → N-Desmethyldiazepam ($t_{1/2}$ = 30–90 h) → Oxazepam ($t_{1/2}$ = 8 h) → Konjugierung mit Glukuronsäure (Inaktivierung).

Wirksamkeit	Benzodiazepin
Kurzwirksam (16 h)	► Triazolam
	► Midazolam (Dormicum®).
Mittellangwirksam (10 – 24 h)	► Lorazepam (Tavor®)
	► Lormetazepam
	► Tetrazepam (Musaril®)
	► Bromazepam.
Langwirksam (> 24 h)	► Chlordiazepoxid
	► Flunitrazepam (Rohypnol®)
	► Diazepam (Valium®)
	► Nitrazepam.

■ Tab. 1: Einteilung der Benzodiazepine.

Insgesamt ergibt sich eine extrem lange Wirkdauer.
Im Gegensatz dazu werden die mittellang wirksamen Benzodiazepine bereits im ersten Metabolisierungsschritt glukuronisiert und damit inaktiviert. Noch schneller werden die kurzwirksamen Benzodiazepine (z. B. Midazolam) abgebaut.
Das Grundgerüst der Benzodiazepine besteht aus einem Phenylring und einem 7-gliedrigen Diazepinring (Abb. 2).

Hinweise zur Anwendung von Benzodiazepinen
Bei älteren Patienten, die das erste Mal Benzodiazepine einnehmen, kann eine paradoxe Wirkung mit Unruhe und Schlaflosigkeit auftreten. Dieselbe Symptomatik wird auch bei Benzodiazepinabhängigen während des Entzugs beobachtet (Rebound-Effekt). Zudem ist bei alten Menschen die Fähigkeit zu Abbau (Leber) und Ausscheidung (Niere) von Benzodiazepinen individuell sehr unterschiedlich. Häufig entstehen durch unvorsichtige Dosierung Kumulationen,

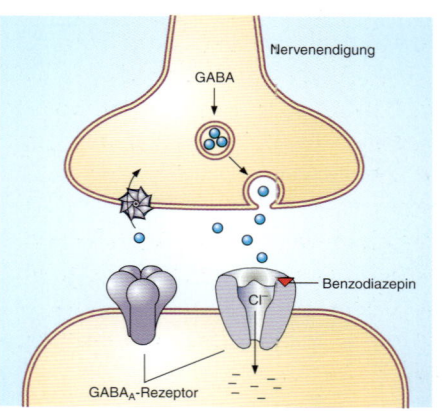

■ Abb. 1: Wirkung von Benzodiazepinen auf den GABA-Rezeptor. [1]

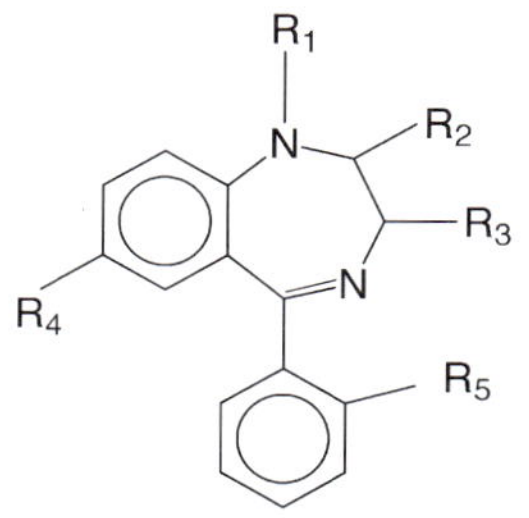

■ Abb. 2: Benzodiazepingerüst. [2]

dadurch verlängert sich die Wirkungszeit.

In der Schwangerschaft dürfen keine Benzodiazepine eingenommen werden, da sonst Entwicklungsstörungen beim Fetus auftreten: Die Neugeborenen leiden am so genannten **Floppy-infant-Syndrom** mit Muskelschwäche, Hypothermie und Atem- bzw. Saugstörungen. Benzodiazepine werden oft für Suizidversuche missbraucht. Eine relevante Atemdepression tritt jedoch nur in Kombination mit Alkohol oder anderen zentral dämpfenden Substanzen auf. Überdosierungen können mit dem **Antidot Flumazenil** ausgeglichen werden: Es verdrängt Benzodiazepine vom Rezeptor. Es hat eine kurze HWZ (1 h), weshalb es bei Intoxikation mit langwirksamen Benzodiazepinen wiederholt verabreicht werden muss. Alternativ ist auch eine symptomatische Behandlung möglich.

Intravenöse Anästhetika

Diese sind kurz wirksam und schwer kontrollierbar. Zuerst wirken sie im gut durchbluteten ZNS. Anschließend werden sie in weniger gut durchblutetes Gewebe, wie Muskulatur und Fettgewebe, umverteilt. Bei Nachinjektionen sind die entsprechenden Kompartimente bereits vom Anästhetikum gesättigt, was zur Verlängerung der Wirkdauer führt.
Sie werden zur Einleitung und zur gesamten Narkose als total intravenöse Anästhesie **(TIVA)** ohne Inhalationsnarkotika verwendet. Die TIVA wird v. a. bei kurzen Eingriffen (ambulante Anästhesie) oder Patienten mit Kontra-

indikationen für Inhalationsnarkosen (z. B. PONV: postoperative nausea and vometing, Z. n. maligner Hyperthermie) eingesetzt.

Barbiturate
Beispiele Methohexital, Thiopental.

Barbiturate sind lipophil und überwinden die Blut-Hirn-Schranke rasch. Daher werden sie oft zur schnellen Narkoseeinleitung (Wirkungseintritt nach 20–60 s) verwendet. Sie erhöhen die Affinität von GABA für GABA-Rezeptoren. In höheren Dosen aktivieren sie den GABA-Rezeptor selbst. Sie sind nicht für längere Narkosen oder Dauerinfusionen geeignet. Durch Umverteilungsvorgänge kommt nach 10–15 min zur Konzentrationsabnahme im ZNS und die hypnotische Wirkung endet. Barbiturate hemmen die Formatio reticularis, wirken hypnotisch und atemdepressiv. Sie zeigen keine analgetische und nur gering muskelrelaxierende Wirkung.

Etomidat
Etomidat hat eine sehr kurze HWZ von 3–5 min. Es wirkt hypnotisch, aber nicht analgetisch oder muskelrelaxierend. Von allen i. v.-Anästhetika beeinflusst es das kardiovaskuläre System am geringsten und ist deshalb v. a. für Patienten mit kardialen Vorerkrankungen geeignet. Auch zur Kardioversion wird es als Mittel der Wahl eingesetzt.
Bei der Anwendung werden oft Myoklonien und Dyskinesien beobachtet.

Ketamin
Ketamin kann oral, rektal, i. v. und i. m. verabreicht werden. Es zeigt einen komplexen Wirkmechanismus an verschiedenen Rezeptoren. Es bindet u. a. an den NMDA-Rezeptor (Subtyp der Glutamatrezeptoren) und unterbindet die exzitatorische Wirkung des Glutamats. Ketamin wirkt hypnotisch und analgetisch.
Eine Minute nach der Injektion kommt es zur zehnminütigen Bewusstlosigkeit mit geöffneten Augen. Die Patienten befinden sich dabei in einem teilnahmelosen Döszustand.

Ketamin wird bei traumatisierten Unfallpatienten verwendet, da es amnestische Wirkung hat. Zudem stimuliert es das sympathische System (Bronchodilatation), weshalb es auch als Ultima Ratio zum Durchbrechen eines Status asthmaticus geeignet ist.
Es ist bekannt dafür, in der Aufwachphase Albträume und Halluzinationen auszulösen. Bei der Intubation und beim Absaugen besteht erhöhte Gefahr für einen Laryngospasmus. Ketamin ist bei Patienten mit koronarer Herzerkrankung kontraindiziert, da es zum Anstieg von Herzfrequenz, Herzminutenvolumen und so zum erhöhten Sauerstoffverbrauch führt.

Propofol
Propofol wirkt hypnotisch (Wirkdauer 5–8 min), aber nicht analgetisch.
Es wird hauptsächlich zur Narkoseeinleitung verwendet, ist aber auch zu ihrer Aufrechterhaltung geeignet. Bei kontinuierlicher Gabe kommt es zur Akkumulation und zur verlängerten Aufwachphase.
Nebenwirkungen sind Atemdepression bis hin zur Apnoe, lokale Schmerzen während der Infusion, Myoklonien, vermehrte Histaminfreisetzung und Blutdruckabfall.

Opioide
Beispiele Fentanyl, Alfentanil, Sufentanil, Remifentanil.

Opioide werden in Kombination mit den oben erwähnten Injektionsanästhetika eingesetzt. Sie wirken v. a. analgetisch, haben aber keine narkotisierende Wirkung. Die zur Narkose eingesetzten Opiate sind alle reine, selektive μ-Agonisten (s. S. 48–51). Die Wirkung setzt nach wenigen Minuten ein und hält bis zu 30 min an. Remifentanil hat eine HWZ von nur 3–4 min und ist daher sehr gut steuerbar.
Opiate führen zur verminderten CO_2-Empfindlichkeit im Atemzentrum und wirken immer atemdepressiv. Zur Antagonisierung verwendet man Naloxon. Da es eine relativ kurze Wirkdauer (ca. 30 min) hat, kann es zum Wiederkehren der Atemdepression kommen.

Anästhetika und Muskelrelaxanzien II

Anästhetika

Inhalationsanästhetika

Beispiele N_2O (Lachgas), Halothan, Enfluran, Isofluran, Desfluran, Sevofluran, Methoxyfluran.

Inhalationsnarkotika hemmen die neuronale Aktivität im ZNS und führen so zu einer Abnahme der Schmerzempfindung, des Bewusstseins und der Muskelspannung. Ihre genaue Wirkungsweise ist ungeklärt. Man geht davon aus, dass physiochemische Veränderungen an Neuronenmembranen für die Wirkung verantwortlich sind: Die inhalierten Substanzen werden in die Lipidmembranen der Neurone eingelagert und führen zu einer Volumenzunahme der Membran. Kanäle und Carrier werden so beeinflusst, dass die neuronalen Aktivität abnimmt.
Inhalationsnarkotika interagieren mit verschiedenen Rezeptoren. Dazu gehören der nikotinerge ACh-Rezeptor, der Serotonin-, NMDA-, Glutamat-, Glycin- und GABA$_A$-Rezeptor.
Inhalationsnarkotika werden v. a. zur Aufrechterhaltung der Narkose eingesetzt. Nur bei Kindern werden sie auch zur Einleitung verwendet (Schreien beschleunigt den Wirkungseintritt.). Insbesondere bei einer Narkose mit Inhalationsnarkotika, aber auch durch depolarisierende Muskelrelaxanzien kann eine maligne Hyperthermie ausgelöst werden. Diese sehr seltene, aber gefährliche Erkrankung führt über einen Anstieg der Kalziumkonzentration in Muskelzellen zur Stoffwechselentgleisung mit Temperaturerhöhung, Zyanose und metabolischer Azidose.

Pharmakokinetische Besonderheiten der Inhalationsnarkotika

Man beurteilt Inhalationsnarkotika nach ihrem **MAC-Wert** (ihrer Potenz) und ihrer Löslichkeit. MAC steht für die minimale alveoläre Konzentration (in % oder mmHg) von Inhalationsnarkotika, bei der die Hälfte aller Patienten auf Schmerzreize (z. B. Hautschnitte) keine Abwehrbewegungen mehr zeigt.

Je geringer der MAC-Wert, desto höher ist die narkotische Potenz des Anästhetikums.

Halogenierte Inhalationsnarkotika werden vor Verabreichung an den Patienten in speziellen Geräten verdampft. Der Dampfdruck ist derjenige Druck, bei dem ein Stoff sich im Gleichgewicht zwischen den Zuständen gasförmig und flüssig befindet. Da Inhalationsnarkosen aus kombinierten Substanzen bestehen, werden alle einzelnen Dampfdrücke bzw. Partialdrücke addiert, um den Gesamtdampfdruck des Gasgemischs zu ermitteln. Sobald das Gas eingeatmet ist, verteilt es sich entsprechend seinem Druck auf die verschiedenen Kompartimente: Alveolen, Blut und ZNS. Um zwei Inhalationsnarkotika zu vergleichen, berechnet man den Löslichkeits- und Verteilungskoeffizienten:

Berechnung von Löslichkeits- und Verteilungskoeffizient

$$\text{Löslichkeitskoeffizient} = \frac{\text{Narkotikumkonzentration im Blut [Vol.-\%]}}{\text{Narkotikumkonzentration im Atemgas [Vol.-\%]}}$$

$$\text{Verteilungskoeffizient} = \frac{\text{Narkotikumkonzentration im ZNS [Vol.-\%]}}{\text{Narkotikumkonzentration im Blut [Vol.-\%]}}$$

Der Verteilungskoeffizient entspricht der Lipophilität eines Gases. Ein großer Verteilungskoeffizient bedeutet hohe Lipophilität und damit rascher Wirkungseintritt. Ist die Löslichkeit eines Stoffs schlecht, so benötigt er mehr Druck für dieselbe Verteilung. Auch die Organdurchblutung spielt eine große Rolle: bessere Durchblutung bedeutet schnellere Verteilung. Inhalationsnarkotika werden über die Lunge eliminiert.

Lokalanästhetika

Beispiele Lidocain, Bupivacain, Tetracain, Procain.

Lokalanästhetika unterdrücken das Schmerzempfinden ohne Ausschaltung des Bewusstseins. Sie hemmen den spannungsabhängigen Na^+-Einstrom an den Nervenzellen und damit die Weiterleitung von Aktionspotentialen. Sie sind schwache Basen, die nur als saure Salze wasserlöslich sind. Deshalb haben Injektionslösungen einen pH-Wert von 6–8. Aufgrund ihres pK_a-Werts liegen Lokalanästhetika dort in der ionisierten Form vor. Um ihre Wirkung entfalten zu können, müssen die Lokalanästhetika im Gewebe in ihre nicht ionisierte, lipidlösliche Form übergeführt werden. Nur dann können sie sich in der Lipidphase der Neuronenmembran anreichern. Beim physiologischen pH von 7,4 liegen etwa 30 % in undissoziierter (nicht-ionisierter) Form vor. Im entzündeten Gewebe liegt der pH-Wert im leicht sauren Bereich, sodass Lokalanästhetika ihre Wirkung dort schlechter entfalten können.
Unmyelinisierte, dünne Nervenfasern werden schneller durch Lokalanästhetika blockiert als myelinisierte. Daraus ergibt sich eine Reihenfolge des Funktionsausfalls für die gemischten Nervenfasern:

1. Ausfall der B-(symphatischen) Fasern → Gefäßweitstellung
2. Ausfall der C-Fasern → Abnahme der Tiefenschmerzempfindung
3. Ausfall der Aδ-Fasern → Abnahme der Oberflächenschmerz-und Wärmeempfindung
4. Ausfall der Aβ-Fasern → Abnahme der Berührung- und Druckempfindung
5. Ausfall der Aα-Fasern → Ausfall der Motorik.

Die Zugabe von Adrenalin führt zu einer lokalen Vasokonstriktion. Dadurch wird der Abtransport des Lokalanästhetikums verhindert und die Wirkung verlängert. Außerdem können so durch die Injektion entstandene Blutungen gestillt werden.

Lokalanästhetika werden zur Oberflächenanästhesie, Infiltrationsanästhesie, Regionalanästhesie und Spinalbzw. Periduralanästhesie verwendet. Lidocain ist das gebräuchlichste und vielseitigste Lokalanästhetikum. Es wirkt 1 h und ruft nur selten allergische Reaktionen hervor. Bupivacain ist durch seine lange Wirkdauer (ca. 7 h) eher für die Behandlung chronischer Schmerzen geeignet.

Muskelrelaxanzien

Diese ermöglichen die Beatmung von Patienten und erleichtern chirurgische Eingriffe. Man unterscheidet **depolarisierende** und **nicht-depolarisierende** Muskelrelaxanzien. Bei beiden Formen wird die Aktionspotentialübertragung an der motorischen Endplatte unterbrochen (█ Abb. 1).

Depolarisierende Muskelrelaxanzien

Succinylcholin ist das einzige gebräuchliche depolarisierende Muskelrelaxans. Es führt zu einer anhaltenden Depolarisation der postsynaptischen Membran und damit zu einer Entspannung der Muskeln. Succinylcholin blockiert den postsynaptischen Nikotinrezeptor, sodass Acetylcholin nicht binden kann (Depolarisationsblock). Durch das Andocken des depolarisierenden Muskelrelaxans wird ein kurzes AP ausgelöst. Diese letzte Kontraktion vor der Blockade nennt man Faszikulation(en). Sie stellen einen wichtigen Anhaltspunkt für den Anästhesisten dar. Succinylcholin wird i. v. injiziert und ist nur kurz wirksam (ca. 10 min). Im Gegensatz zu Acetylcholin wird Succinylcholin nicht von der Acetylcholinesterase, sondern von der unspezifischen Pseudocholinesterase abgebaut. Succinylcholin kann bei prädisponierenden genetischen Faktoren zu einer **malignen Hyperthermie** führen.

Nicht-depolarisierende Muskelrelaxanzien

Beispiele Atracurium, Pancuroniumbromid, Rocuroniumbromid, Tubocuranin, Vecuroniumbromid.

Nicht-depolarisierende Muskelrelaxanzien sind quartäre Ammoniumverbindungen, die an negativ geladene Untereinheiten der n-ACh-Rezeptoren binden und sie so für Acetylcholin blockieren. Dabei entsteht keine Depolarisation der motorischen Endplatte.
Die Hemmung erfolgt kompetitiv und

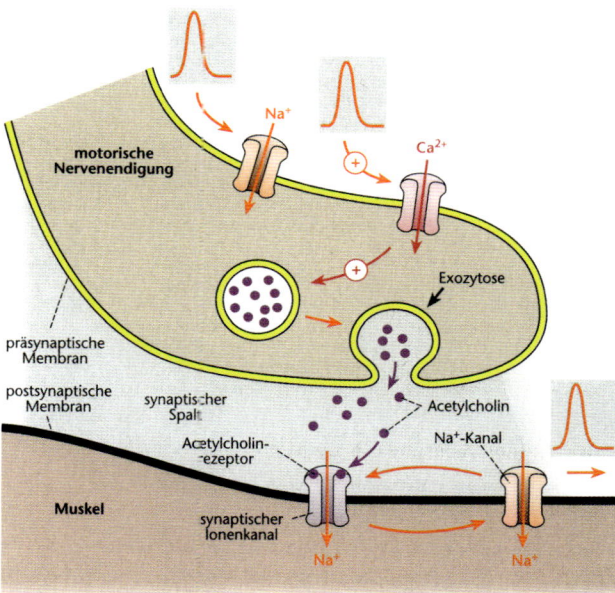

█ Abb. 1: Ein Aktionspotential führt zum Kalziumeinstrom in die Synapse. Dadurch entleeren sich ACh-haltige Vesikel in den synaptischen Spalt. Acetylcholin führt zur Öffnung postsynaptischer Natrium-Ionenkanäle. Der Natriumeinstrom führt zur Depolarisation der muskulären Endplatte und damit zur Kontraktion des Muskels. [5]

kann durch übermäßige Anwesenheit von Acetylcholin aufgehoben werden (Antidot: Cholinesterasehemmer). Wenn nicht-depolarisiernde Muskelreaxanzien zu schnell injiziert werden, kann das eine übermäßige Histaminfreisetzung mit Blutdruckabfall zur Folge haben.
Die Wirkdauer ist abhängig vom jeweiligen Präparat und seinen Umverteilungseigenschaften (█ Tab. 1).

Wirkstoff	Wirkungseintritt	Wirkungsdauer
Tubocuranin	4 min	25 – 40 min
Pancuroniumbromid	2 min	40 – 50 min
Vecuroniumbromid	3 min	20 – 30 min
Rocuroniumbromid	1 min	20 – 30 min
Atracurium	2 min	20 – 30 min

█ Tab. 1: Wirkungsprofile nicht-depolarisierender Muskelrelaxanzien. [nach 2]

Zusammenfassung

✖ Guedel definierte **vier Narkosestadien:** Analgesie-, Exzitations-, Toleranz- und Asphyxiestadium. Das Toleranzstadium ist für Operationen erwünscht.

✖ Die **Prämedikation** findet vor der Einleitung statt und dient der Sedierung, Anxiolyse, vegetativen Dämpfung und retrograder Amnesie. Für die Prämedikation werden Benzodiazepine und Opiate eingesetzt.

✖ **Intravenöse Anästhetika** werden v. a. zur Einleitung verwendet. Sie wirken zuerst im ZNS und werden dann in die weniger durchbluteten Organe umverteilt, wodurch sich ihre Wirkung beendet.

✖ **Inhalationsnarkotika** hemmen die neuronale Aktivität im ZNS und führen dadurch zu einer Abnahme des Bewusstseins, der Schmerzempfindung und Muskelspannung.

✖ **Lokalanästhetika** hemmen die Schmerzleitung, indem sie die AP-Fortleitung unterbinden. Lidocain ist das gebräuchlichste Lokalanästhetikum.

✖ Es gibt **depolarisierende** und **nicht-depolarisierende Muskelrelaxanzien.**

Antiepileptika und Parkinsonmedikamente

Antiepileptika

Epilepsie nennt man rezidivierende Funktionsstörungen des Gehirns mit abnormer synchronisierter Entladung vieler Nervenzellen. Idiopathische Epilepsien treten meist schon im Kindesalter auf, symptomatische Epilepsien (durch Verletzungen oder Erkrankungen des ZNS) erst im höheren Alter. Generalisierte Anfälle betreffen alle Hirnregionen und sind meist mit einem Bewusstseinsverlust verbunden. Fokale Anfälle betreffen nur eine Hirnregion und können mit oder ohne Bewusstseinstörung auftreten.

Antiepileptika (Antikonvulsiva) wirken durch Blockade von Natrium- oder Kalziumkanälen und Verstärkung der GABA-Wirkung hemmend auf die Erregbarkeit von Neuronen (Abb. 1).

Klassische Antiepileptika

Klassische Antiepileptika haben eine schmale therapeutische Breite, viele Nebenwirkungen und ein erhöhtes Interaktionspotential.

Valproat

Valproat wirkt über die Blockade von spannungsabhängigen Natriumkanälen, Kalziumkanälen und hemmt GABA-abbauende Enzyme. Dadurch verstärkt sich die dämpfende Wirkung von GABA. Valproat ist Mittel der Wahl bei generalisierten Anfällen.

Carbamazepin

Carbamazepin hemmt spannungsabhängige Natriumkanäle. Es wird bei fokalen Epilepsien eingesetzt.

Carbamazepin wird auch als Analgetikum bei der Trigeminusneuralgie und als Koanalgetikum bei der Therapie von chronischen Schmerzen verwendet.

Da es einige CYP-Isoenzyme aktiviert, gibt es Interaktionen mit zahlreichen Medikamenten (z. B. orale Antikoagulantien, Kontrazeptiva).

Phenytoin

Phenytoin blockiert spannungsabhängige Natriumkanäle. Es ist Mittel zweiter Wahl bei fokalen und generalisierten Anfällen, kann aber zur Beendigung eines Status epilepticus (lang andauernder epileptischer Anfall oder Serie von Anfällen ohne Wiedererlangung des Bewusstseins) verabreicht werden, wenn Benzodiazepine unwirksam sind. Bei Dauertherapie kann es zu Zahnfleischwucherung und verstärkter Behaarung (Hypertrichose) kommen. Eine Kombination mit anderen sedierenden oder atemdepressiven Medikamenten (Benzodiazepine, Antidepressiva, Opioide) sollte vermieden werden. Phenytoin wirkt als Induktor einiger Enzyme, seine Wirkung selbst wird jedoch auch durch Substanzen wie Cimetidin, Isoniazid, Valproat u. a. vermindert.

Benzodiazepine

Beipiele Diazepam, Lorazepam, Clonazepam.

Benzodiazepine dienen v. a. zur Unterbrechung eines Status epilepticus.

Zur Dauertherapie sind sie weniger geeignet, da sie stark sedierend sind und ihre Wirkung nach einer Weile abnimmt. Benzodiazepine verstärken die hemmende Wirkung von GABA, indem sie die Öffnungsfrequenz GABA-gesteuerter Cloridkanäle erhöhen.

Neue Antiepileptika

Neue Antiepileptika haben eine größere therapeutische Breite und weniger Neben- und Wechselwirkungen.

Gabapentin

Gabapentin ist zwar ein GABA-Analogon, wirkt aber nicht über den Rezeptor, sondern über die Blockade von spannungsabhängigen Kalziumkanälen. Es wird bei fokalen Epilepsien und zur Schmerztherapie bei neuropathischen Schmerzen eingesetzt.

Lamotrigin

Lamotrigin wirkt ähnlich wie Carbamazepin durch Blockade der Natriumkanäle. Es kann bei fokalen und generalisierten Epilepsien angewandt werden.

Nebenwirkungen

Da Antiepileptika hemmend aufs ZNS wirken, haben sie auch zentralvenöse Nebenwirkungen. Sie können Benommenheit, Müdigkeit, Schwindel, Kopfschmerzen und Ataxie verursachen. Da diese Nebenwirkungen dosisabhängig sind, verbessern sie sich unter Dosisreduktion. Allergische Reaktionen treten v. a. bei Carbamazepin, Lamotrigin und Phenytoin auf. Dabei kann es zum Arzneimittelexanthem bis hin zum **Steven-Johnson-Syndrom** oder **DRESS-Syndrom** (s. S. 36/37) kommen. Selten führen Antiepileptika zu Leukopenien oder Leberfunktionsstörungen.

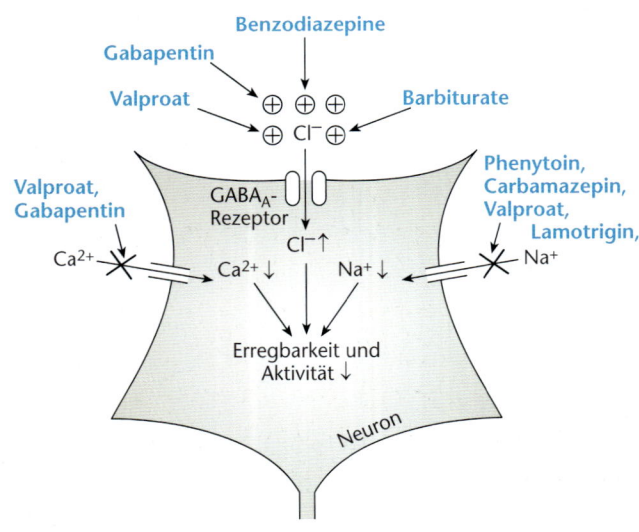

 Abb. 1: Wirkung der Antikonvulsiva auf die Membran. [4]

Parkinsonmedikamente

Das Parkinson-Syndrom, das aus der typischen Trias Tremor, Rigor, Akinese besteht, wird durch einen Verlust der dopaminergen Nervenzellem in der Substantia nigra ausgelöst. Dadurch wird das extrapyramidal-motorische System aus dem Gleichgewicht geworfen. Antiparkinsonmittel gleichen den Verlust der Nervenzellen durch Substitution des Dopamins oder durch direkte Stimulation der übriggebliebenen Dopaminrezeptoren aus.

L-Dopa (Levodopa)

L-Dopa gelangt über bestimmte Transporter ins ZNS und wird dort zum wirksamen Dopamin decarboxyliert. Es verbessert den Rigor und die Akinese, hat aber wenig Wirkung auf den Tremor.

> Nach mehrjähriger Einnahme von L-Dopa wird seine Wirkdauer immer kürzer (End-of-dose-Akinesen) und es kann zu Schwankungen in der Wirkung kommen (so genanntes On-off-Phänomen).

In der Peripherie wird L-Dopa ebenfalls in Dopamin umgewandelt, was die typischen Nebenwirkungen (Übelkeit, Erbrechen, orthostatisches Dysregulation) hervorruft. Diese können jedoch durch die gleichzeitige Gabe eines Decarboxylasehemmers (Benserazid oder Carbidopa) verhindert werden. Diese können die Blut-Hirn-Schranke nicht überwinden und wirken nur in der Peripherie.

Dopamin-Agonisten

Beispiele Bromocriptin, Cabergolin, Lisurid.

Dopamin-Agonisten stimulieren den D_2-Rezeptor an der postsynaptischen Membran sowohl im ZNS als auch in der Peripherie.
Dadurch kann es ebenfalls zu Übelkeit und Erbrechen kommen. Hilfreich ist hier ein peripher wirkender Dopamin-Antagonist, z. B. Domperidon (s. S. 70/ 71). Dopamin-Agonisten können in Kombination mit L-Dopa oder als Monotherapie eingesetzt werden.

MAO-B-Hemmer

MAO-B-Hemmer (z. B. Selegilin) unterdrücken den Dopaminabbau in der Nervenzelle. Da sie selektiv die Monoaminooxigenase B hemmen, die v. a. im ZNS vorkommt, haben sie fast keine systemischen Nebenwirkungen. Man sollte sie trotzdem nicht mit anderen MAO-Hemmern oder SSRI kombinieren.

Anticholinergika

Durch den Mangel an Dopamin kommt es zu einem Überwiegen der Wirkung anderer Transmitter, z. B. Acetylcholin. Durch eine Blockade der Rezeptoren versucht man, wieder einen Ausgleich herzustellen.
Anticholinergika (z. B. Biperiden) wirken als Antagonisten am muskarinergen Acetylcholinrezeptor. Sie haben eine gute Wirkung auf Tremor und Rigor, jedoch kaum auf die Akinese. Bei Einnahme von Anticholinergika muss man mit den typischen anticholinergen Nebenwirkungen wie Mundtrockenheit, Obstipation und Tachykardien rechnen.

Amantadin

Amantadin ist eigentlich ein Virustatikum. Es hat aber auch einen guten Einfluss auf die Parkinsonsymptomatik. Amantadin wirkt als Antagonist am Glutamat-NMDA-Rezeptor. Wie oben erwähnt, soll die Unterdrückung anderer Transmittersysteme die dopaminerge Wirkung verstärken.

Zusammenfassung

✖ **Antiepileptika** wirken durch die Hemmung von spannungsabhängigen Natrium- und Kalziumkanälen und durch die Wirkverstärkung von GABA. Neue Antiepileptika haben eine größere therapeutische Breite und weniger Neben- und Wechselwirkungen als die klassischen Antiepileptika.

✖ **Antiparkinsonmittel** versuchen durch Substitution oder Stimulierung der übriggebliebenen Dopaminrezeptoren den Verlust der dopaminergen Neuronen auszugleichen.

✖ **L-Dopa** wird im ZNS zu Dopamin decarboxyliert. Es wird meist zusammen mit Decarboxylasehemmern gegeben.

✖ Durch die Unterdrückung anderer Transmittersysteme (Acetylcholin oder Glutamat) durch Anticholinergika oder Amantadin soll die dopaminerge Wirkung wieder verstärkt werden.

Antidepressiva und Neuroleptika

Antidepressiva

Unter Depression versteht man eine dauerhafte gedrückte Stimmungslage mit Interessensverlust, Antriebslosigkeit, Verlust des Selbstwertgefühls und vegetativen Symptomen wie Schlafstörungen.

Als körperliche Ursache nimmt man einen relativen Transmittermangel im ZNS an. Antidepressiva erhöhen die Transmitterkonzentration im synaptischen Spalt durch Hemmung der Wiederaufnahme und Abbau des Transmitters. Durch die Veränderung der Transmitterkonzentration kommt es zur Up- oder Down-Regulierung der Rezeptoren und so zur verbesserten Neurotransmission. Die antidepressive Wirkung setzt nach 2–3 Wochen ein.

Typische Antidepressiva

Trizyklische Antidepressiva

Beispiele Amitriptylin, Desipramin, Trimipramin, Clomipramin, Imipramin, Nortriptylin, Doxepin.

Trizyklische Antidepressiva sind nicht-selektive Serotonin-/Noradrenalin- und Dopamin-Wiederaufnahmehemmer. Sie steigern die Konzentration dieser Transmitter im ZNS und ändern die Rezeptorexpression. Durch ihre Affinität zu muskarinergen Acetylcholinrezeptoren, die sie blockieren, haben sie auch anticholinerge Wirkungen.

> Da zuerst die antriebssteigernde und erst später die stimmungaufhellende Wirkung einsetzt, kann es zu suizidalen Handlungen kommen!

Es gibt drei Wirkungstypen:

▶ **Imipramin-Typ** (Imipramin, Clomipramin): stimmungsaufhellend
▶ **Amitriptylin-Typ** (Amitriptylin, Doxepin, Trimipramin): stimmungsaufhellend und beruhigend
▶ **Desipramin-Typ** (Desipramin, Nortriptylin): antriebssteigernd.

Durch die anticholinerge Wirkung kann es u. a. zu Mundtrockenheit, Obstipation, Miktionsstörungen, Akkomodationsstörungen kommen. Die Krampfschwelle im ZNS wird herabgesetzt.

Tetrazyklische Antidepressiva

Beispiele Mianserin, Maprotilin, Mirtazapin.

Tetrazyklische Antidepressiva sind α_2-Adrenorezeptor-Antagonisten. Sie erhöhen die Noradrenalin-Freisetzung aus der präsynaptischen Zelle und regen adaptive Vorgänge an. Sie wirken sedativ, haben aber geringere anticholinerge Nebenwirkungen als trizyklische Antidepressiva.

Atypische Antidepressiva

Hierzu zählt man die neueren Präparate, die eine selektivere Wirkung und damit auch weniger Nebenwirkungen haben.

Selektive Serotonin-Wiederaufnahmehemmer (SSRI)

Beispiele Citalopram, Fluoxetin, Paroxetin. SSRI hemmen selektiv die Wiederaufnahme von Serotonin.

Sie wirken eher aktivierend als sedierend, werden gut vertragen und sind daher neben Venlafaxin (s. u.) und Mirtazapin (s. o.) Mittel der Wahl zur Therapie von Depressionen. Nebenwirkungen: Schlafstörungen, gastrointestinale und sexuelle Funktionsstörungen.

Selektive Noradrenalin-Wiederaufnahmehemmer

Reboxetin hemmt die Wiederaufnahme von Noradrenalin im synaptischen Spalt. Es ist insgesamt gut verträglich. Am häufigsten treten als Nebenwirkungen Mundtrockenheit, Obstipation, Schwitzen und Übelkeit auf.

Selektive Noradrenalin-/ Serotonin-Wiederaufnahmehemmer

Beispiele Venlafaxin, Duloxetin.

Sie wirken ähnlich wie trizyklische Antidepressiva, aber haben einen schnelleren Wirkungseintritt. Übelkeit, Unruhe und Schafstörungen sind die häufigsten Nebenwirkungen.

Monoaminoxidase-Hemmer (MAO-Hemmer)

Beispiele Tranylcypromin, Moclobemid.

Durch Hemmung der Monoaminoxidase wird der Abbau aller biogenen Aminen (Adrenalin, Noradrenalin, Domain, Serotonin) blockiert. Daher steigt deren Konzentration im ZNS und in der Peripherie an. Tranylcypromin hemmt das Enzym irreversibel. Darum muss man während der Einnahme von Tranylcipromin eine tyraminarme Diät halten, da es zu gefährlichen hypertonen Krisen kommen kann.

Zudem kann Tranylcypromin zu Schlafstörungen, Übelkeit und Kopfschmerzen führen. Moclobemid hat weniger Nebenwirkungen, trotzdem sollte man MAO-Hemmer wegen des Nebenwirkungsprofils nur bei therapieresistenter Depression verschreiben.

> Die Kombination von Serotonin-Wiederaufnahmehemmer und MAO-Hemmern ist kontraindiziert, da ein gefährliches Serotonin-Syndrom (Fieber, neuromuskuläre und psychische Symptome) auftreten kann.

Johanniskraut

Dies ist ein pflanzliches Antidepressivum, dessen Wirksamkeit als Stimmungsaufheller bewiesen ist. Es wird nur bei leichten und mittelschweren Depressionen eingesetzt. Johanniskraut wirkt antidepressiv durch eine unselektive Wiederaufnahmehemmung einiger Transmitter (Serotonin, Noradrenalin, Dopamin).

Da es ein CYP3A4-Induktor ist, sollte man Wechselwirkungen (z. B. mit oralen Antikoagulantien, Kontrazeptiva, Dogoxin, Ciclosporin, Proteaseinhibitoren etc.) beachten.

Neuerdings gilt für Johanniskraut, das bei mittelschweren Depressionen eingesetzt wird, Rezeptpflicht.

Lithium

Beispiele Lithiumcarbonat, Lithiumacetat.

Lithium ist ein Phasenstabilisierer. Es wird bei manisch-depressiven Patienten eingesetzt, um erneute Krankheitsphasen zu verhindern. Sein Wirkmechanismus ist noch nicht bekannt. Da es eine geringe therapeutische Breite hat, ist ein **Drug monitoring** notwendig.

Seine Pharmakokinetik ist ähnlich wie die von Natriumionen. Die Ausscheidung über die Niere hängt von der Natriumkonzentration im Harn ab, da beide um die tubuläre Rückresorption konkurrieren. Bei hoher Natriumkonzentration wird auch viel Lithium ausgeschieden, bei niedriger Natriumkonzentration nur wenig. Darum wird Patienten eine natriumreiche Kost empfohlen.

Als Nebenwirkungen können Tremor, Krampfanfälle, Struma und Polyurie auftreten. Bei Lithium-Intoxikation kommt es zu Übelkeit, Erbrechen, Durchfall, ZNS-Symptomen (Apathie, Schwindel und Ataxie) und grobschlägigem Tremor.

Neuroleptika

Diese werden v. a. zur Therapie der Schizophrenie und anderer Psychosen eingesetzt. Nach älteren Theorien ist die Erkrankung auf einen Dopaminüberschuss in limbischen Arealen zurückzuführen. Neuere Erkenntnisse weisen darauf hin, dass auch andere Transmittersysteme (z. B. Glutamat) von dem Ungleichgewicht betroffen sind. Neuroleptika wirken als Dopaminrezeptor-Antagonisten an allen Dopaminrezeptoren (D_1 bis D_5). Sie haben auch Wirkung auf andere Rezeptoren wie Serotonin- oder Histaminrezeptoren. Dadurch sind auch folgende Effekte zu erklären: Sie wirken antiemetisch, sedierend und vegetativ dämpfend. Alle Neuroleptika können durch die Dopamin-Rezeptor-Blockade extrapyramidal-motorische Nebenwirkungen hervorrufen (s. u.).

Klassische Neuroleptika

Beispiele Haloperidol, Levomepromazin, Promethazin.

Die älteren Neuroleptika antagonisieren v. a. den D_2-Rezeptor. Man unterscheidet sie anhand ihrer antipsychotischen Wirkstärke. Starke Antipsychotika wie Haloperidol wirken sehr gut auf wahnhafte-halluzinatorische Symptome. Schwache Antipsychotika wie Levomepromazin und Promethazin haben eher sedierende als antipsychotische Wirkung. Sie werden bei akuten Angst- und Erregungszuständen eingesetzt.
Je stärker die antipsychotische Potenz, desto stärker auch die extrapyramidal-motorischen Störungen. Klassische Neuroleptika haben insgesamt mehr Nebenwirkungen als die „atypischen" Neuroleptika (█ Abb. 1).

Atypische Neuroleptika

Beispiele Amisulprid, Clozapin, Olanzapin, Risperidon.

Auch die atypischen Neuroleptika blockieren Dopamin-Rezeptoren. Sie rufen jedoch wesentlich seltener extrapyramidale Störungen hervor. Daher sind sie die erste Wahl zur Therapie der Schizophrenie. Clozapin hat eine besondere Affinität zu D_4-Rezeptoren. Es hat eine sehr gute antipsychotische Wirkung. Trotzdem wird es nur als Reserve-Neuroleptikum verwendet, da es eine seltene, aber gefährliche Agranulozytose hervorrufen kann. Alle atypischen Neuroleptika können zu extremer Gewichtszunahme führen, was häufig ein Grund für den Therapieabbruch seitens des Patienten ist. Zudem regt die Dop-

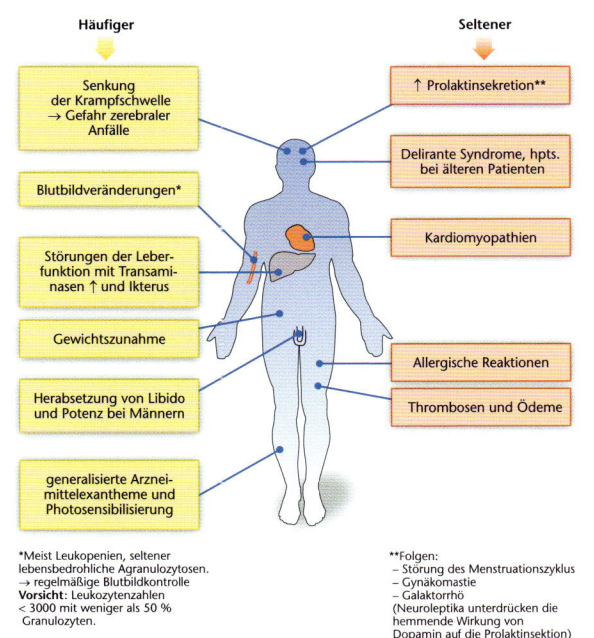

Häufiger — **Seltener**

Senkung der Krampfschwelle → Gefahr zerebraler Anfälle

↑ Prolaktinsekretion**

Delirante Syndrome, hpts. bei älteren Patienten

Blutbildveränderungen*

Störungen der Leberfunktion mit Transaminasen ↑ und Ikterus

Kardiomyopathien

Gewichtszunahme

Herabsetzung von Libido und Potenz bei Männern

Allergische Reaktionen

Thrombosen und Ödeme

generalisierte Arzneimittelexantheme und Photosensibilisierung

*Meist Leukopenien, seltener lebensbedrohliche Agranulozytosen. → regelmäßige Blutbildkontrolle **Vorsicht**: Leukozytenzahlen < 3000 mit weniger als 50 % Granulozyten.

**Folgen:
– Störung des Menstruationszyklus
– Gynäkomastie
– Galaktorrhö
(Neuroleptika unterdrücken die hemmende Wirkung von Dopamin auf die Prolaktinsektion)

amin-Blockade eine Prolaktinausschüttung an, was Galaktorrhö oder Zyklusstörungen zur Folge hat.

Extrapyramidal-motorische Störungen

Durch die Blockade der Dopamin-Rezeptoren, die auch an der Regulierung der Motorik im Striatum beteiligt sind, können parkinsson-ähnliche motorische Störungen ausgelöst werden.
Frühdyskinisien, die schon wenige Tage nach Therapiebeginn auftreten, äußern sich durch Zungen-, Kopf- und Schulterkrämpfe. Sie können durch das Anticholinergikum

Biperiden gut behandelt werden. Das Parkinsonoid, das mehrere Wochen nach Beginn der Neuroleptikagabe beginnt, besteht aus dem gleichen Symptom-Trias (Tremor, Rigor, Akinese) wie der echte Parkinson. Akathisien (Sitzunruhe und Reizbarkeit) und Spätdyskinisien (unwillkürliche Bewegungen und Zuckungen) treten erst nach Monaten bis Jahren auf und sind teilweise irreversibel.

Das seltene maligne neuroleptische Syndrom mit dem Trias Rigor, Fieber und Kreislaufstörungen kann unter jeder Neuroleptika-Therapie auftreten und ist mit einer hohen Letalität verbunden.

Zusammenfassung

✖ **Antidepressiva** erhöhen die Konzentration von Neurotransmittern im synaptischen Spalt durch Wiederaufnahme- oder Abbauhemmung der biogenen Amine. Außerdem führen sie Veränderung (Up- und Down-Regulation) der Rezeptorendichte.

✖ **Klassische Antidepressiva** (trizyklische Antidepressiva, z. B. Amitryptylin) haben anticholinerge Nebenwirkungen (Mundtrockenheit, Obstipation, Miktionsstörungen, Akkomodationsstörungen) durch ihre Affinität zum Muskarinrezeptor.

✖ **Atypische Antidepressiva** haben weniger anticholinerge Nebenwirkungen. Erste Wahl bei Depressionen sind SSRI.

✖ **Neuroleptika** wirken antipsychotisch durch Blockade der Dopamin-Rezeptoren.

✖ Die wichtigste Nebenwirkung der Neuroleptika sind extrapyramidale-motorische Störungen.

Analgetika I

Analgetika sind Medikamente zur Behandlung von Schmerzen. Sie werden in Opioidanalgetika und Nicht-Opioidanalgetika unterteilt.

Nicht-Opioidanalgetika

Es gibt drei große Gruppen von Nicht-Opioidanalgetika:

▶ nicht saure Analgetika
▶ saure Analgetika bzw. nicht-steroidale Antiphlogistika
▶ selektive COX-2-Inhibitoren.

Sie alle hemmen die Cyclooxygenase (COX) und dadurch die Synthese des Entzündungsmediators Prostaglandin (■ Abb. 1). Prostaglandin E_2 (PG E_2) sensibilisiert Nozizeptoren, fördert eine Entzündungsreaktion und erhöht zentral die Temperatur (über Thermoregulatoren im Hypothalamus). ■ Tabelle 1 fasst Wirkungen und häufigste Nebenwirkungen der Nicht-Opioidanalgetika zusammen.

Nicht-saure Analgetika

Paracetamol

Paracetamol wirkt analgetisch und antipyretisch. Der Wirkung beruht auf einer reversiblen Hemmung der Prostaglandinfreisetzung im ZNS. Zusätzlich aktiviert Paracetamol absteigende, schmerzhemmende Bahnen.
Paracetamol kann man oral, i. v. oder rektal verabreichen und es stellt die erste Wahl zur Behandlung leichter Schmerzen bei Kindern dar. Die normale Dosis liegt zwischen 0,5–1,0 g und die Gabe kann alle 4–6 h (HWZ = 2 h) wiederholt werden.
Vorsicht ist bei leberinsuffizienten Patienten geboten, da der Abbau die Leber stark belastet. Überdosierungen (> 7 g) können zur Leberzellnekrose mit Gefahr des akuten Leberversagens führen. Aus diesem Grund ist Paracetamol auch zukünftig in größeren Dosierungen rezeptpflichtig. Intoxikationen werden mit N-Acetylcystein (NAC) behandelt und durch Allgemeinmaßnahmen wie Erbrechen, Magenspülung und/oder Hämodialyse unterstüzt. NAC reduziert Glutathion, was zum Abbau von Para-

cetamol benötigt wird. Bei chronischem Missbrauch von Paracetamol können Nierenschädigungen (interstitielle Nephritis) auftreten.

Metamizol (Novalgin®)

> Metamizol besitzt die höchste antipyretische und analgetische Wirksamkeit aller Nicht-Opioidanalgetika und ist das einzige mit spasmolytischer Wirkung.

Metamizol hemmt die COX reversibel und ist zur Behandlung von starken OP-Schmerzen, spastischen Schmerzen, Koliken, hohem Fieber und Tumorschmerzen geeignet. Selten wird durch Metamizol eine Agranulozytose (**Cave:** Heiserkeit, Angina, Rachenwandulzera, Schüttelfrost, Fieber!) ausgelöst. Es ist verschreibungspflichtig und erfordert regelmäßige Blutbildkontrollen. Metamizol kann oral oder langsam i. v. (**Cave:** systemischer Schock!) verabreicht werden.

Saure Analgetika: nicht-steroidale Antirheumatika (NSAR)/ Non-steroidal antiinflammatory drugs (NSAID)

Beispiele Acetylsalicylsäure, Diclofenac, Ibuprofen, Phenylbutazon.

Die sauren Anagetika umfassen eine große Gruppe von Analgetika, die unselektiv die COX hemmen.
Während sich die Hemmung von COX-2 antiphlogistisch auswirkt, ist eine Hemmung von COX-1 meist unerwünscht und erzeugt die meisten Nebenwirkungen der NSAID:

▶ allergische Reaktion
▶ pseudoallergische Reaktion: Asthmaanfall (bronchokonstriktorische Leukotriene ↑)
▶ Schädigung der Magen-/Darmschleimhaut bei 40 % der mit ASS 500 mg-behandelten Patienten und 20 % der mit Diclofenac und Ibuprofen behandelten Patienten.
Ein sehr hohes Risiko für gastrointestinale Komplikationen (Blutung, Ulkus) besteht bei der Kombination von NSAR mit Glukokortikoiden, Antikoagulantien und SSRI-Antidepressiva.
▶ Verlängerung der Blutungszeit durch irreversible Hemmung der Thrombozytenaggregationsfähigkeit (der Lebenszeit eines Thrombozyten entsprechend für ca. 10 Tage)
▶ Nierenschädigung: interstitielle Nephritis und Minderdurchblutung, da Prostaglandin ↓
▶ Na^{2+}- und Wasserretention (RAAS beeinträchtigt)

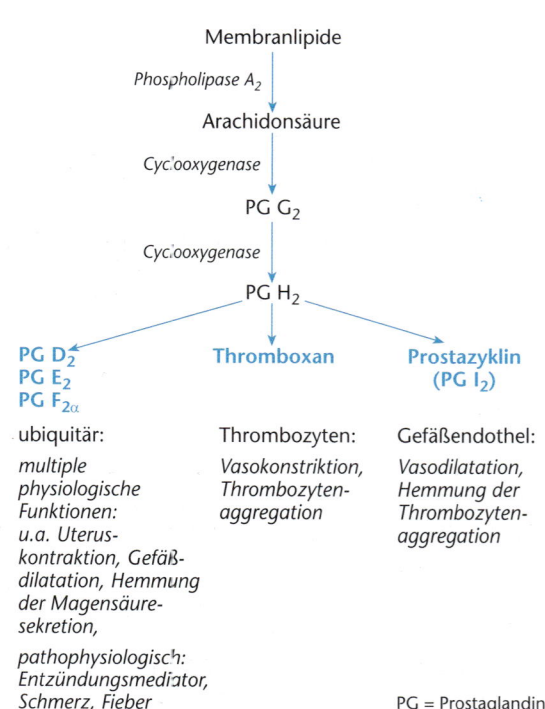

Membranlipide
Phospholipase A₂ ↓
Arachidonsäure
Cyclooxygenase ↓
PG G_2
Cyclooxygenase ↓
PG H_2

PG D_2
PG E_2
PG $F_{2\alpha}$ — Thromboxan — Prostazyklin (PG I_2)

ubiquitär:
multiple physiologische Funktionen: u.a. Uteruskontraktion, Gefäßdilatation, Hemmung der Magensäuresekretion,

pathophysiologisch: Entzündungsmediator, Schmerz, Fieber

Thrombozyten:
Vasokonstriktion, Thrombozytenaggregation

Gefäßendothel:
Vasodilatation, Hemmung der Thrombozytenaggregation

PG = Prostaglandin

■ Abb. 1: Arachidonsäuremetabolismus. [4]

Wirkstoff	Angriffsort	Wirkung	Nebenwirkungen
Paracetamol	Reversible Hemmung der COX im ZNS Aktivierung schmerz-hemmender Bahnen	Analgetisch Antipyretisch Nicht-antiphlogistisch	Hepatotoxisch Nephrotoxisch
Metamizol	Reversible Hemmung der COX	Analgetisch Antipyretisch Schwach antiphlogistisch Spasmolytisch	Allergische Reaktionen Agranulozytose Schock
Acetylsalicyl-säure	Irreversible Hemmung der COX	Analgetisch Antipyretisch Antiphlogistisch Thrombozytenaggregations-hemmend	Gastrointestinale UAW Magen-Darm-Ulzera Allergische Reaktionen Reye-Syndrom Blutungen Harnsäureretention, Ödeme Tinnitus, Schwindel
Diclofenac	Reversible Hemmung der COX	Analgetisch Antiphlogistisch Antipyretisch	Gastrointestinale UAW
Ibuprofen	Reversible Hemmung der COX	Analgetisch Antiphlogistisch Antipyretisch	Gastrointestinale UAW Kopfschmerz, Tinnitus
Selektive COX-2-Inhibitoren	Selektive Hemmung der COX-2	Antiphlogistisch	Kardiovaskuläre Ereignisse (Myokardinfarkt, Apoplex) Na$^+$-Wasser-Retention

▌ Tab. 1: Wirkung und häufigste Nebenwirkungen der Nicht-Opioidanalgetika.

▶ Schwangerschaftsverlängerung, durch Wegfall der kontrahierenden Prostaglandin-Wirkung auf den Uterus
▶ Kopfschmerz, Schwindel, Hör- und Sehstörung durch ungeklärten Wirk-mechanismus aufs ZNS.

NSAID hemmen COX-1 und COX-2 gleichermaßen. Die einzelnen Wirk-stoffe unterscheiden sich hauptsächlich in ihrer HWZ. Am kürzesten wirksam sind ASS und Diclofenac mit ca. 2 h und am längsten wirksam ist Phenylbutazon mit bis zu 70 h.

Acetylsalicylsäure (ASS)

ASS ist der wichtigste Vertreter der klas-sischen NSAID. Es hemmt die Cyclo-oxygenase durch Acetylierung irrever-sibel. Die normale Dosis für einen anti-pyretischen und analgetischen Effekt liegt bei ca. 0,6 g (Thrombozytenaggre-gationshemmung ab 0,5 g). Ab einer Dosis von 5 g/d wirkt ASS auch anti-phlogistisch. Wenn ASS bei Durch-blutungsstörungen verschrieben wird, liegt die Dosierung bei 100 mg/Tag. Magen-/Darmulzera (gilt nicht für ASS 100 mg), Asthma, BG-Störungen, Leber-bzw. Nierenschäden und Kinder mit Virusinfekten (**Cave:** Reye-Syndrom!) sind Kontraindikationen für das Medika-

ment. Bei einer Intoxikation sind all-gemeine Hilfemaßnahmen angezeigt, es gibt kein Antidot.

Diclofenac (Voltaren®)

Diclofenac wird bei rheumatischen Er-krankungen angewendet. Es wirkt stär-ker analgetisch als ASS oder Ibuprofen. Diclofenac hat häufig gastrointestinale Nebenwirkungen.

Ibuprofen

Ibuprofen hemmt die COX reversibel. Es wirkt weniger schädlich auf die Magen-Darm-Schleimhaut als ASS oder Diclofenac.

Selektive COX-2-Inhibitoren

Beispiele Celecoxib, Etoricoxib, Lumiracoxib, Parecoxib etc.

Selektive COX-2-Hemmer werden zur Behandlung von Arthrose und rheuma-toider Arthritis verwendet. Unerwünsch-te Nebenwirkungen die durch die COX-1-Hemmung bei einer NSAID-Therapie entstehen, fallen weg. Dafür ergaben sich in der Klinik neue Nebenwirkungen: Herzinfarkte und Schlaganfälle haben bereits zur Markt-rücknahme von Rofecoxib (VIOXX®)

geführt und auch Valdecoxib wurde wegen unerwünschter NW (dermato-logischer Art) vom Markt genommen. Coxibe sollen deshalb allgemein mög-lichst kurz, in geringer Dosierung und nicht bei Patienten mit Herz-Kreislauf-Erkankungen eingesetzt werden.

Weitere Nicht-Opioid-analgetika

Flupirtin

Flupirtin bewirkt zentral eine Aktivie-rung der neuronalen K$^+$-Kanäle. Aus-strömendes K$^+$ stabilisiert das Ruhe-membranpotential und die neuronale Aktivität nimmt ab. Indirekt werden dadurch NMDA-Rezeptoren gehemmt. Man verwendet Flupirtin zur Therapie des Hexenschusses, Neuralgien, Span-nungskopfschmerzen und Tumor-schmerzen. Es hat weder antipyretische noch antiphlogistische Wirkung. Bei Myasthenia gravis, Lebererkrankungen und Cholestase ist Flupirtin kontra-indiziert.

Nefopam

Nefopam wirkt zentral analgetisch. Der genaue Wirkmechanismus ist un-klar. Man vermutet, dass Nefopam die Wiederaufnahme von Serotonin, Nor-adrenalin und Dopamin beeinflusst. Nefopam hat keinen antipyretischen oder antiphlogistischen Effekt. Die zeit-gleiche Anwendung von Paracetamol ist wegen der erhöhten Toxizität nicht empfohlen. Nefopam darf nicht bei Epileptikern, Leberstörungen, KHK, Glaukom und Prostatahyperplasie ange-wandt werden.

Analgetika II

Opioide

Körpereigene Schmerzabwehr

Im Körper gibt es drei Systeme zur Schmerzabwehr: **Endorphine, Enkephaline** und **Dynorphine.** Sie differieren in ihrer Verteilung, ihrem Vorkommen und ihrer Affinität zu den jeweiligen Opioidrezeptoren. Die Opioidrezeptoren liegen v. a. in Thalamus, Medulla oblongata, limbischen System und Rückenmark. Man unterscheidet die Wirkung dreier Rezeptorsubtypen (■ Tab. 1).

Aktivierte Opioidrezeptoren führen zu einer verminderten Schmerzleitung und -empfindung. Sie sind an inhibitorische G-Proteine gekoppelt (s. S. 34/35), welche die Wirkung vermitteln. Endorphine werden im ZNS und im Nebennierenmark gebildet.

Wirkstoffe

Dazu gehören (absteigend nach Wirkstärke): Sufentanil > Remifentanil > Fentanyl > Alfentanil > Buprenorphin > Levomethadon > Morphin > Piritramid > Nalbuphin > Pentazocin > Codein > Pethidin > Tramadol > Tilidin.

> Opioide sind natürliche oder synthetisch produzierte Substanzen, die ähnliche Eigenschaften haben wie das Morphin.

Opioide werden auch synthetisch hergestellt. Sie werden nach ihrer Stärke bzw. analgetischen Potenz eingeteilt.

> Die analgetische Potenz bzw. Wirkstärke der Opioide wird in Relation zum Morphin angegeben. Morphin hat die Wirkstärke und analgetische Potenz 1.

Beispielsweise hat das stärkste Opioid Sufentanil eine analgetische Potenz von 1000 und ist damit 1000-mal so wirkungsstark wie Morphin.

Als **maximale Analgesie** bezeichnet man die maximal erreichbare schmerzdämpfende Wirkung, die durch Dosiserhöhung nicht weiter ansteigen kann.

Klassifikation

Durch die unterschiedliche Affinität und Wirkung auf den Rezeptor (agonistisch, antagonistisch) kann man Opioide nach ihren klinischen Effekten in vier Gruppen einteilen (■ Tab. 2).

Gemischte Agonisten/Antagonisten sollten niemals nach der Gabe reiner Agonisten verabreicht werden, da sie deren Wirkung aufheben können. Der Patient hätte nach der Zweitapplikation stärkere Schmerzen als vorher.

Der partielle Agonist **Buprenorphin** hat die höchste Affinität zum Rezeptor und kann deshalb auch von stärker wirksamen Opioiden nicht verdrängt werden. Vor der Gabe eines stärker wirksamen Opioids müsste man erst das Wirkungsende von Buprenorphin abwarten. Opioide sollten nicht abwechselnd oder in Kombination verabreicht werden.

Morphin

Morphin oder Morphium (frühere Bezeichnung) war das erste in Reinform isolierte Alkaloid.

Es wird aus **Opium** gewonnen. Opium besteht aus vielen (ca. 25) verschiedenen Alkaloiden, z. B. Morphin, Codein, Thebain, Noscapin und Papaverin, die für seine Wirkung verantwortlich sind und Opiate genannt werden.

> Opiate sind Alkaloide, die man aus Opium gewinnen kann.

Morphin ist mit ca. 10 % der Hauptbestandteil des Opiums. Es wirkt:

▶ analgetisch
▶ sedativ
▶ antitussiv
▶ atemdepressiv
▶ emetisch und antiemetisch.

Gruppe	Effekt	Beispiel
Reine Agonisten	▶ Immer aktivierend ▶ Hohe Affinität und intrinsische Aktivität (Wirkstärke) am μ-Rezeptor ▶ Geringe Affinität zum κ-Rezeptor.	Tramadol, Pethidin, Codein, Piritramid, Morphin, Levomethadon, Fentanyl, Alfentanil, Remifentanil, Sufentanil
Gemischte Agonisten/ Antagonisten	▶ Komplexe Wirkung ▶ Hohe Affinität, aber schwache intrinsische Aktivität am μ-Rezeptor ▶ Hohe Affinität und intrinsische Aktivität am κ-Rezeptor.	Pentazocin, Nalbuphin
Partielle Agonisten	▶ Sehr hohe Affinität, aber schwache intrinsische Aktivität am μ-Rezeptor.	Buprenorphin
Reine Antagonisten	▶ Kompetitiver Antagonismus an allen Rezeptorsubtypen.	Naloxon, Naltrexon

μ-Rezeptorwirkung	κ-Rezeptorwirkung	δ-Rezeptorwirkung
▶ Analgesie ▶ Atemdepression ▶ Miosis ▶ Euphorie ▶ Bradykardie ▶ Abhängigkeit ▶ Obstipation	▶ Analgesie ▶ Sedierung ▶ Dysphorie (depressive Verstimmung)	▶ Analgesie ▶ Abhängigkeit ▶ Halluzinationen

■ Tab 1: Opioidrezeptorvermittelte Wirkungen.

■ Tab. 2: Einteilung der Opioide.

Außerdem nimmt durch Morphin der Tonus der glatten Muskulatur zu und führt dadurch zu einem Sekretstau in Drüsen, Harnverhalt in der Blase und zu spastischen Obstipationen im Darm. Es wird bei starken Schmerzzuständen verabreicht. Bei Patienten mit erhöhtem intrakraniellen Druck ist es kontraindiziert, da es den Hirndruck zusätzlich steigert. Morphin wird, oral gegeben, gut resorbiert, verliert aber einen Großteil der Wirkung durch einen ausgeprägten Firstpass-Effekt.

Abhängigkeit und Abusus

Mit dem chronischen Abusus entwickelt sich eine Toleranz gegen Opioide. Die Entzugssymptomatik äußert sich wie das Fehlen endogener Opioide beim Gesunden: Es kommt zu Schweißausbrüchen, Schmerzen, Diarrhö, Erbrechen, Kreislaufversagen.
Ein Entzug dauert 5–10 Tage. Opioide sind plazentagängig und führen zur Abhängigkeit und Entzugssymptomatik bei Neugeborenen abhängiger Mütter.

Opioidintoxikation

Eine Überdosis Opoide ist lebensgefährlich.

Klinik
Die typische Trias bei einer Intoxikation besteht aus:

▶ Atemdepression
▶ Koma
▶ Miosis (**Cave:** bei gleichzeitiger Hypoxie auch Mydriasis!).

Weitere klinische Zeichen sind Zyanose, verminderter Körpertemperatur, Areflexie und reduzierter Muskeltonus.

Therapie
Oberste Priorität hat die Beatmung bzw. Freihaltung der Atemwege. Opioide können mit **Naloxon** antagonisiert werden. Dabei muss beachtet werden, dass Naloxon eine kürzere HWZ als die meisten Opioide hat.

Stufenschema der WHO

Das Stufenschema der WHO ist ein Leitfaden zur Therapie von Tumorschmerzen.
Dabei beginnt man mit der niedrigsten Stufe. Reicht diese nicht mehr aus, steigert man sich, bis ein schmerzfreier Zustand erreicht ist.

▶ 1. Stufe: Nicht-Opioid (Paracetamol, Ibuprofen, Diclofenac, Metamizol) + evtl. Adjuvans
▶ 2. Stufe: schwachwirksames Opioid (Codein, Dihydrocodein, Tramadol, Tilidin) + evtl. Nicht-Opioid + evtl. Adjuvans
▶ 3. Stufe: starkes Opioid (Morphin, Pethidin, Biurprenorphin, Fentanyl) + evtl. Nicht-Opioid + evtl. Adjuvans.

Adjuvantien sind Substanzen, die selbst keine analgetische Wirkung haben, aber Analgetika in ihrer Wirkung verstärken. Dazu gehören Antidepressiva, Neuroleptika, Glukokortikoide und Carbamazepin. Da es bei einer Therapie mit Opioiden immer zu Obstipation kommt, gehören Laxantien zur ständigen Comedikation!

Zusammenfassung

✖ **Nicht-Opioidanalgetika** unterteilt man in saure (peripher wirksam) und nicht-saure (zentral wirksam) Substanzen. Beide Gruppen hemmen die Cyclooxygenase und damit die Produktion des Entzündungsmediators Prostaglandin.

✖ Es gibt **selektive COX-2-Hemmer**, die weniger unerwünschte Nebenwirkungen haben (noch nicht erwiesen) als unselektive COX-Hemmer.

✖ **Opioide** sind natürlich oder synthetisch hergestellte Substanzen mit ähnlichen Eigenschaften wie das Morphin.

✖ Die körpereigene Schmerzabwehr besteht aus **Endorphinen, Enkephalinen** und **Dynorphinen**, die zusammen mit den Rezeptoren μ, κ und δ unterschiedliche Wirkung vermitteln (G-Protein-gekoppelt).

✖ **Morphin** ist die Referenzsubstanz aller Opioide mit der analgetische Potenz 1.

✖ **Sufentanil** ist das am stärksten wirksame Opioid unter den eingesetzten Analgetika.

✖ **Opioide** werden nach ihrer klinischen Wirkung, d. h. agonistisch bzw. antagonistischer Wirkung auf die körpereigenen Rezeptoren in vier Gruppen eingeteilt.

✖ Opioide können falsch angewandt zur **Abhängigkeit** führen.

✖ Bei einer Überdosis mit Opioiden ist auf eine stabile Atmung zu achten und **Naloxon** (reiner Antagonist) **Antidot** der Wahl.

✖ Das WHO Stufenschema ist ein Leitfaden zur Therapie von Tumorschmerzen.

Antiarrhythmika I

Antiarrhythmika werden zur Behandlung von tachykarden Herzrhythmusstörungen eingesetzt, z. B. bei AV-Knoten-Reentry-Tachykardien, Vorhofflimmern oder Kammertachykardien. Sie werden auch bei Bradykardien verwendet, jedoch meist als Akutmaßnahme.

Die meisten Antiarrhythmika wirken über eine Verzögerung des Aktionspotentials (AP) rhythmusstabilisierend (■ Abb. 1 und 2). Jeder Eingriff in die elektrischen Abläufe am Herzen birgt gleichzeitig die Gefahr der Induzierung von Arrhythmien.

> Antiarrhythmika haben immer das Potential auch arrhythmogen zu wirken.

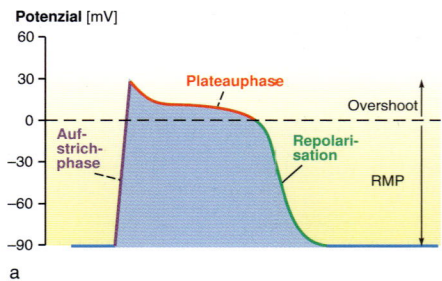

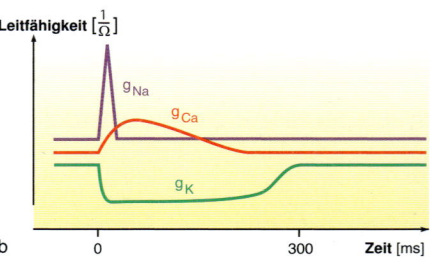

■ Abb. 1: Phasen eines Aktionspotentials und dazugehörige Ionenleitfähigkeit. [3]

Klassifizierung

Viele Antiarrhythmika finden sich in der Einteilung nach Vaughan Williams wieder. Einige Verbindungen (z. B. Adenosin) können damit allerdings nicht klassifiziert werden.

> Einteilung der Antiarrhythmika nach Vaughan Williams
> ▶ Klasse I: Natriumkanalblocker
> ▶ Klasse II: Betablocker
> ▶ Klasse III: Kaliumkanalblocker
> ▶ Klasse IV: Kalziumantagonisten.

Klasse I: Natriumkanalblocker

Die Klasse I umfasst eine Gruppe von Wirkstoffen, die über eine Hemmung des schnellen Natriumkanals rhythmisierend wirkt. Dadurch nimmt die Depolarisations- und Leitungsgeschwindigkeit ab. Das Aktionspotential verlängert sich. Es gibt drei Subklassen: Ia, Ib und Ic.

> Subklassen der Natriumkanalblocker (Klasse I)
> ▶ Klasse Ia (Chinidintyp): Chinidin, Ajmalin, Prajmalin, Dysopiramid
> ▶ Klasse Ib (Lidocaintyp): Lidocain, Phenytoin, Mexiletin, Tocainid
> ▶ Klasse Ic: Propafenon, Flecainid.

Klasse-Ia-Antiarrhythmika

Die Ia-Antiarrhythmika vom **Chinidintyp** hemmen den Einstrom durch schnelle Natriumkanäle und verlängern so das Aktionspotential in der Depolarisationsphase (■ Abb. 2). Im EKG macht sich das als Verbreiterung des QRS-Komplexes bemerkbar. Auch die relative Refraktärzeit wird verlängert, da der Natriumkanal sich erst vollständig regenerieren muss.

Chinidin

Chinidin hemmt die schnellen Natriumkanäle und verzögert ihre Reaktivierung. Dadurch verlängert Chinidin die Leitungsgeschwindigkeit und die Refraktärzeit.

Chinidin wird zur Akutbehandlung von supraventrikulären Tachykardien sowie zur Rezidivprophylaxe von Vorhofflimmern eingesetzt, wenn andere Antiarrhythmika nicht angewendet werden können.

In geringer Dosierung hat Chinidin anticholinerge Eigenschaften: Es kommt zu einem Anstieg der Herzfrequenz. Am AV-Knoten führt der Effekt zu einer Beschleunigung der Überleitung. Der AV-Knoten leitet normalerweise schnelle Erregungen nur 2:1 auf die Kammern über. Unter der Behandlung mit Chinidin kann es aber sein, dass bei einem Vorhofflimmern bzw. -flattern jede Erregung auf die Kammern übertragen wird. Dieses Phänomen nennt man **paradoxen Chinidineffekt.** Deshalb muss Chinidin in diesem Fall mit einem überleitungsverzögernden Medikament wie Betablocker oder Digitalis kombiniert werden.

Aufgrund seines erheblichen proarrhythmogenen Potentials wird es nur in Ausnahmefällen verschrieben.

> Chinidin führt mit einer Häufigkeit von 3 – 8 % zu Torsade-de-pointes-Tachykardien.

Klasse-Ib-Antiarrhytmika

Die Klasse-Ib-Antiarrhythmika wirken ebenfalls auf die schnell öffnenden Natriumkanäle. Allerdings ist ihre Wirkung von kurzer Dauer. Sie geben die Kanäle sofort wieder für ein neues AP frei. Dadurch wird das Aktionspotential verkürzt. Besonders wirksam sind Klasse-Ib-Antiarrhythmika bei einer hohen Frequenz (Use-dependent-Block). Reguläre Herzaktionen werden kaum verzögert.

Beeinflussung des Aktionspotentials durch Antiarrhythmika

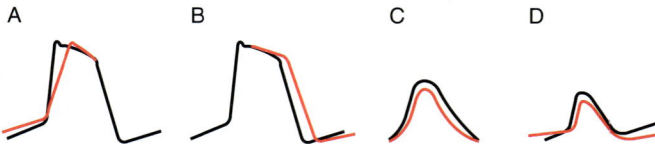

A B C D

■ Abb. 2: Beeinflussung des AP durch Antiarrhythmika. Die durch Antiarrhythmika veränderten Aktionspotentiale sind rot gezeichnet. [1]
A) Blockade von Natriumkanälen: Verzögerung der Depolarisation in der Purkinje-Faser (Klasse I).
B) Blockade von Kaliumkanälen: Verlängerung des AP in der Purkinje-Faser (Klasse II).
C) Blockade der L-Typ-Kalziumkanäle am AV-Knoten: Verminderung der Erregungsbildung und -ausbreitung (Klasse IV).
D) Blockade von β-Adrenozeptoren am Sinusknoten, Verstärkung des Ruhepotentials (Klasse II).

Lidocain

Lidocain hat einen Frequenzfiltereffekt. Es wirkt bevorzugt auf die Ventrikel und verhindert dort zu früh einfallende Aktionspotentiale. Da Lidocain einem hohen First-pass-Effekt unterliegt, wird es i. v. gegeben. Früher war Lidocain Wirkstoff der Wahl bei ventrikulären Tachykardien besonders nach frischem Myokardinfarkt. Inzwischen wurde es durch Amiodaron weitgehend ersetzt. Lidocain wird auch als Lokalanästhetikum eingesetzt.

Klasse-Ic-Antiarrhythmika

Die Wirkung der Klasse-Ic-Antiarrhythmika ähnelt jener der Klasse-Ia-Antiarrhythmika. Sie hemmen den schnellen Natriumeinstrom und lösen sich auch nur langsam wieder von den Kanälen. Die Depolarisationsphase wird länger und die Leitungsgeschwindigkeit sinkt. Trotzdem bleibt das AP relativ unverändert.

Propafenon

Propafenon wird bei komplexen supraventrikulären und ventrikulären Tachykardien angewandt. Es hat neben den oben beschriebenen auch β-blockierende und kalziumantagonistische Eigenschaften (s. u.).

Klasse II: Betablocker

Betablocker hemmen kompetitiv adrenerge Substanzen an β-Rezeptoren (▌Abb. 2). Dabei ist ihre Wirkung umso stärker, je aktiver der Sympathikus ist. In ▌Tabelle 1 sind die Wirkungen von Betablockern zusammengefasst. Man unterscheidet Betablocker, die β_1- und β_2-Rezeptoren blockieren, β_1-selektive-Blocker und Betablocker mit vasodilatorischen Eigenschaften. Bei dieser Art von Betablockern besteht entweder auch eine Wirkung auf α-Rezeptoren (Carvedilol) oder sie setzen NO frei (Nebivolol), was zu einer Gefäßdilata-

Betablocker	Organ	Wirkung
β_1	Herz	Negativ inotrop, chronotrop und dromotrop
	Fettgewebe	Hemmung der Lipolyse
	Niere	Verminderte Reninfreisetzung
β_2	Glatte Muskulatur	Tonuserhöhung
	Pankreas	Hemmung der Insulinsekretion
	Skelettmuskel	Hemmung der Glykogenolyse
	Bronchien	Kontraktion

▌Tab. 1: Wirkung der Betablocker.

Gruppe der Betablocker	Wirkstoff
Nicht-selektive Betablocker	Propanolol, Timolol, Sotalol, Pindolol
β_1-selektive Betablocker	Metoprolol, Atenolol, Bisoprolol, Esmolol
Vasodilatative Betablocker	Carvedilol, Celiprolol, Acebutolol, Nebivolol

▌Tab. 2: Einteilung der Betablocker.

tion führt. Es gibt auch Betablocker, die eine partielle agonistische Aktivität haben. Das bedeutet, dass sie neben der antagonistischen Hauptwirkung noch eine agonistische (sympathomimetische) Aktivität haben. So wirken und Celiprolol und Acebutol agonistisch am β_2-Rezeptor.

Zur Therapie von Herz-Kreislauf-Erkrankungen werden bevorzugt β_1-selektive Antagonisten eingesetzt. Insgesamt sind Betablocker sehr gut verträglich.

▌Tabelle 2 gibt die Einteilung der Betablocker nach ihrer Selektivität wieder.

Angewendet werden Betablocker bei **supraventrikulären und ventrikulären Herzrhythmusstörungen.** Auch Patienten mit vorausgegangenem Myokardinfarkt, Herzinsuffizienz und Hypertonie profitieren von einer Behandlung mit Betablockern.

> Betablocker dürfen nicht zusammen mit Kalzium-Antagonisten verabreicht werden. Durch den erheblich verstärkten dromotropen Effekt besteht dabei die Gefahr eines AV-Blocks III.

Aufpassen muss man mit der rhythmusstabilisierenden Therapie bei Patienten mit Herzinsuffizienz oder nach Blutverlusten. Hier könnte der Sympathikotonus kompensatorisch erhöht sein. Eine Betablockergabe würde die Kompensation unterdrücken und könnte zu schweren Schockzuständen führen. Nebenwirkungen von Betablockern sind: Bronchokonstriktion (Verschlechterung eines Asthma bronchiale oder einer COPD), Hypoglykämien bei Diabetikern und gleichzeitige Unterdrückung der Warnsignale (Zittern, Schwitzen, Herzrasen), periphere Durchblutungsstörungen und Fettstoffwechselstörungen.

Ein weiterer wichtiger Aspekt ist der so genannte **Rebound-Effekt:** Nach längerer Betablocker-Gabe wird die Anzahl sympathischer Rezeptoren hochreguliert. Dadurch erhöht sich die Empfindlichkeit für Katecholamine. Setzt man nun die medikamentöse Therapie abrupt ab, so ergibt sich ein erhöhter Sympathikustonus, der zu Schweißausbrüchen, Unruhe und Blutdruckanstieg bis hin zum Infarkt führen kann.

> Die Therapie mit Betablockern muss langsam ausgeschlichen werden, um einen Rebound-Effekt zu verhindern.

Antiarrhythmika II

Klasse III: Kaliumkanalblocker

Beispiele Amiodaron, Sotalol.

Kaliumkanalblocker hemmen den Kaliumausstrom während der Repolarisation. Dadurch verlängert sich die AP-Dauer. Sie sind durch ihre verschiedenen Wirkmechanismen nicht eindeutig einer Gruppe zuzuordnen. Sotalol zählt zu den Betablockern, während Amiodaron Effekte aus allen vier Klassen vereint.

Amiodaron

Amiodaron blockiert die spannungsabhängigen Kaliumkanäle (▌ Abb. 2). Gleichzeitig wirkt es hemmend auf die Natrium- und Kalziumkanäle und blockiert β-Rezeptoren. Hier vereinigen sich die Wirkmechanismen aller vier Klassen, wobei die Blockade des Kaliumkanals im Vordergrund liegt.

Da es nur gering negativ inotrop wirkt, wird es bei herzinsuffizienten Patienten angewandt. Amiodaron wird sowohl im Langzeitgebrauch als auch als Akutmedikament zur Behandlung von ventrikulären und supraventrikulären Tachykardien eingesetzt. Bei oraler Gabe muss das Medikament bis zum vollen Wirkungseintritt über 4 Wochen aufdosiert werden, i. v. gegeben wirkt es schon nach wenigen Minuten.

Die gute Wirksamkeit von Amiodaron wird durch die vielen Nebenwirkungen getrübt. Amiodaron kann unter anderem zu Schilddrüsenfunktionsstörungen, Korneaablagerungen, Lungenfibrose, Leberfunktionsstörungen, Photodermatose und ZNS-Störungen führen. Zusätzlich sollte man beachten, dass Amiodaron die Wirkung von Digoxin und Cumarinen verstärkt und bei zeitgleicher Behandlung mit MAO-Hemmern kontraindiziert ist.

Klasse IV: Kalziumantagonisten

Beispiele Verapamil, Gallopamil, Diltiazem.

Die Klasse-IV-Antiarrhythmika blockieren den langsamen, spannungsabhängigen Ca^{2+}-Einstrom im Erregungsbildungs- und -leitungssystem in der glatten Muskulatur arterieller Gefäße und im Arbeitsmyokard. Dadurch wirken Kalziumantagonisten negativ chrono-, bathmo- und inotrop (▌ Abb. 2). Außerdem bewirkt die Blockade des Kalziumeinstroms eine Dilatation der Koronarien, da die glatte Muskulatur der Gefäße relaxiert wird. Weil im Sinus- und AV-Knoten die AP-Entstehung v. a. durch den langsamen Kalziumeinstrom entsteht, sind Kalziumantagonisten dort besonders wirksam. Sie werden deshalb bei supraventrikulären Tachykardien und -arrhythmien (Vorhofflimmern, Vorhofflattern) eingesetzt.

Bei höherer Dosierung von Kalziumantagonisten kann es durch die negativ inotrope Wirkung und die Dilatation der Gefäße zu Blutdruckabfällen kommen. Die gleichzeitige Gabe mit Betablockern ist kontraindiziert, da es dadurch zu einer verstärkten Leitungsverzögerung kommt, die nicht mehr kompensiert werden kann. Kalziumkanalblocker vom Nifedipin-Typ haben keine antiarrhythmische Wirkung. Sie werden als Antihypertensivum verwendet.

Weitere Antiarrhythmika

Digitalisglykoside

Beispiele Digoxin, Digitoxin.

Herzglykoside sind pflanzlicher Herkunft (Fingerhut). Ihre Wirkung beruht auf einer Hemmung der Na^+-K^+-ATPase in der Herzmuskelzelle. Dadurch erhöht sich das intrazelluläre Natrium. Der Na^+-Ca^{2+}-Antiport, der ein Kalzium im Austausch gegen drei Natrium aus der Zelle transportiert, wird gehemmt, da seine treibende Kraft, der Natrium-Konzentrationsgradient wegfällt. Somit steigt die Kalziumkonzentration in der Zelle an und führt zu einer verstärkten elektromechanischen Kopplung.

Herzglykoside wirken positiv inotrop und negativ chrono- und dromotrop: Sie verbessern die Hämodynamik durch eine Kontraktilitätszunahme der Muskelfasern und senken gleichzeitig die Herzfrequenz durch Verzögerung der Überleitung am AV-Knoten. Deshalb werden sie bei Herzinsuffizienz und supraventrikulären Tachyarrhythmien eingesetzt.

Digitalisglykoside haben eine geringe therapeutische Breite. Nebenwirkungen reichen von Herzrhythmusstörungen, über gastrointestinale zu neurotoxischen Störungen.

Ein relevanter Effekt auf das Überleben konnte in Studien nicht bewiesen werden, darum finden sie auch immer weniger Anwendung.

Adenosin

Adenosin aktiviert Kaliumkanäle über eine Stimulation von G-Protein-gekoppelten Adenosin-Rezeptoren. Zudem hemmt es Kalziumkanäle im AV-Knoten. Dadurch verstärkt sich das Ruhepotential und die Überleitungszeit wird verlängert. Anwendung von Adenosin: bei supraventrikulären Tachykardien, Halbwertszeit: unter 10 s.

Magnesium

Magnesium ist ein funktioneller Kalziumantagonist. Es wird bei Torsade-de-pointes-Tachykardien und bei Herzrhythmusstörungen aufgrund von Magnesiummangel eingesetzt.

Zusammenfassung

✖ **Antiarrhythmika** können immer auch selbst Auslöser einer Arrhythmie sein.

✖ Die Einteilung nach Vaughan-Williams in vier Klassen richtet sich nach der Wirkung auf die verschiedenen Ionenkanäle und Rezeptoren.

✖ Die **Klasse-I-Antiarrhythmika** wirken auf die schnellen Natriumkanäle und sind nochmals in die Wirkgruppen a, b und c unterteilt.

✖ Die **Klasse II-Antiarrhythmika** fasst die Gruppe der Betablocker zusammen.

✖ Die **Klasse III-Antiarrhythmika** sind die Kaliumkanalblocker Amiodaron und Sotalol.

✖ Die **Klasse IV-Antiarrhythmika** hemmen spannungsabhängige Kalziumkanäle.

✖ Viele Antiarrhythmika wie Digitalisglykoside, Atropin und Adenosin lassen sich keiner der Klassen zuordnen.

Übersicht der Antiarrythmika

Klasse	Wirkung	Wirkstoff	Hauptindikation
Klasse I: Natriumkanalblocker			
Ia	Verringerung der Leitungsgeschwindigkeit Verlängerung der Refraktärzeit Verlängerung des AP	Chinidin	Vorhofflimmern, -flattern Supraventrikuläre Tachykardie
		Ajmalin	Ventrikuläre Tachykardie Supraventrikuläre Tachykardie Präexzitationssyndrom
		Prajmalin	Ventrikuläre Tachykardie Supraventrikuläre Tachykardie Präexzitationssyndrom
		Disopyramid	Vorhofflimmern, -flattern Ventrikuläre Tachykardie
Ib	Geringe Leitungsverzögerung Verkürzung des AP	Lidocain	Ventrikuläre Tachykardie Kammerflimmern
		Mexiletin	Ventrikuläre Tachykardie
		Phenytoin	Ventrikuläre Tachykardie bei Digitalisintoxikation
Ic	Verringerung der Leitungsgeschwindigkeit Dauer des AP unbeeinflusst	Flecinaid	Ventrikuläre Tachykardie Supraventrikuläre Tachykardie Präexzitationssyndrom Vorhofflimmern
		Propafenon	Ventrikuläre Tachykardie Supraventrikuläre Tachykardie Präexzitationssyndrom Vorhofflimmern
Klasse II: Betablocker			
II	Abschwächung adrenerger Effekte	Propanolol	Ventrikuläre Tachykardie Supraventrikuläre Tachykardie Vorhofflimmern
		Metoprolol	Ventrikuläre Tachykardie Supraventrikuläre Tachykardie Vorhofflimmern
		Esmolol	Ventrikuläre Tachykardie Supraventrikuläre Tachykardie Vorhofflimmern
Klasse III: Kaliumkanalblocker			
III	Verlängerung der Refraktärzeit Verlängerung des AP	Amiodaron	Vorhofflimmern Ventrikuläre Tachykardie
		Sotalol	Vorhofflimmern Ventrikuläre Tachykardie
Klasse IV: Kalziumantagonisten			
IV	Verminderung von Erregungsbildung und -leitung	Verapamil	Supraventrikuläre Tachykardie Vorhofflimmern, -flattern
		Diltiazem	Supraventrikuläre Tachykardie Vorhofflimmern, -flattern
Andere Pharmaka mit antiarrhythmischer Wirkung			
Magnesiumsulfat			Torsades de pointes
Adenosin	Hemmung der AV-Überleitung		Supraventrikuläre Tachykardie
Herzglykoside	Steigerung der Kontraktilität Verzögerung der Überleitung		Supraventrikuläre Tachykardie

▌ Tab. 1: Übersicht Antiarrhythmika. [nach 2]

Antihypertensiva I

Hypertonie (Bluthochdruck)

Definition und Ätiologie

Aktuelle Richtlinien definieren arterielle Hypertonie ab Werten von über 140 mmHg (systolisch) und 90 mmHg (diastolisch) bei drei Messungen in Ruhe an 2 aufeinanderfolgenden Tagen. Man unterscheidet eine primäre bzw. essentielle (90 % der Patienten mit unbekannter Ursache) von einer sekundären (10 % der Patienten) Hypertonie. Der sekundären liegt eine feste Grunderkrankung (z. B. Cushing-Syndrom) zugrunde.

Nach dem aktuellen Stand der Forschung hängt der Blutdruck von zwei Parametern ab:

▶ peripherer Gefäßwiderstand
▶ Herzminutenvolumen

NSAR, Glukokortikoide, orale Kontrazeptiva und postmenopausale Sexualhormone können zu einem Blutdruckanstieg führen. Ihre Notwendigkeit sollte bei jedem Hypertoniker überdacht werden.

Klinik

Da Hypertonie sich nicht in eindeutigen Symptomen äußert, bleibt die Erkrankung häufig unerkannt. Erste Anzeichen wie Kopfschmerzen oder Nasenbluten werden oftmals verkannt.
Hypertonie erhöht die Wahrscheinlichkeit für die Entwicklung einer koronaren Herzerkrankung oder Niereninsuffizienz. Studien zufolge verkürzt dich das Leben eines unbehandelten Hypertonikers um ca. 5 Jahre.

Hypertonie gehört wie Rauchen, Hyperproteinämie, positive Familienanamnese, Diabetes mellitus und Bauchfettleibigkeit zu den kardiovaskulären Risikofaktoren.

Therapie

Die Therapie sollte einem festen Stufenplan folgen: Man beginnt mit einer Monotherapie und erweitert sie bei unzureichendem Ergebnis auf zwei Wirkstoffgruppen. Besonders geeignet hierfür ist die Kombination aus Diuretikum und ACE-Hemmer oder Diuretikum und Be-

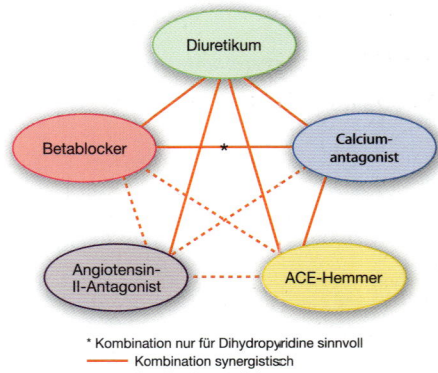

■ Abb. 1: Kombinationsmöglich‹eiten mit Antihypertensiva der 1. Wahl. [2]

tablocker. 90 % der Patienten sind mit dieser 2er-Kombination gut einzustellen. Sollte das nicht ausreichen, wird eine 3er-Kombination angewandt (■ Abb. 1):

▶ Diuretikum + ACE-Hemmer oder AG-II-Antagonist + Kalzium-Anagonist
▶ Diuretikum + Antisympathotonikum + ACE-Hemmer oder AG-II-Antagonist oder α_1-Blocker oder Kalzium-Antagonist
▶ Diuretikum + Betablocker + ACE-Hemmer oder AG-II-Antagonist oder α_1-Blocker.

Hypertensive Krise

Ätiologie

Bei einer hypertensiven Krise steigt der Blutdruck plötzlich auf sehr hohe Werte an (> 200/120 mmHg). Sie wird vom **hypertensiven Notfall** abgegrenzt, bei dem Organe geschädigt werden. Häufig tritt sie auf, wenn Patienten ihre blutdrucksenkenden Medikamente nicht einnehmen. Auch die Kombination aus MAO-Hemmern und tyraminreicher Nahrung (z. B. Käse, Wein) kann eine hypertensive Krise auslösen.

Klinik

Nicht immer wird eine hypertensive Krise überhaupt erkannt. Sie äußert sich in Schwindel, Kopfschmerzen und Nasenbluten, kann aber auch einen Angina-pectoris-Anfall auslösen.

Therapie

Nitroglycerin sublingual ist das Mittel der Wahl. Es setzt in der glatten Muskulatur der Gefäße Stickstoffmonoxid frei, welches über eine G-Protein-gekoppelte Signalkaskade zu einer Gefäßrelaxation führt. Es wird deshalb auch bei Angina-pectoris-Anfällen eingesetzt.
Auch **Nifedipin** oder **Nitrendipin** werden nach Ausschluss eines Herzinfarkts (Kontraindikation!) zur Behandlung der hypertensiven Krise eingesetzt. Bei Therapieresistenz kann man auf Urapidil oder Clonidin zurückgreifen. Therapieziel ist die Senkung des mittleren arteriellen Drucks um maximal 25 %. Die Anpassung an einen normalen Blutdruck sollte langsam erfolgen. Organe gewöhnen sich an hohe Drücke und könnten sonst minderperfundiert werden. Bei ungeklärter Ursache sollte man in der weiterführenden Diagnostik das Vorhandensein eines Phäochromozytoms ausschließen.

Wirkstoffe

ACE-Hemmer

Beispiele Captopril, Enalapril, Lisinopril, Fosinopril, Ramipril etc.

Medikamente aus der Substanzgruppe der ACE-Hemmer tragen die Endung -pril.

ACE steht für **Angiotensin-converting-Enzym.** ACE wandelt Angiotensin I in Angiotensin II um. Angiotensin II ist ein potenter Vasokonstriktor und steigert dadurch den Blutdruck (■ Abb. 2). ACE-Hemmer haben einen ähnlichen Aufbau wie Angiotensin I und werden deshalb vom Angiotensin-converting-Enzym gebunden. Durch die Bindung wird das ACE inaktiviert. Vor allem bei Patienten mit Herzinsuffizienz oder KHK konnte in Studien eine Senkung der Mortalität durch die Gabe von ACE-Hemmern bewiesen werden. ACE-Hemmer dürfen auch bei Nierenerkrankungen (z. B. Proteinurie) oder Diabetikern angewandt werden, solange der Kreatinin-Wert unter 3 mg/dl liegt. Die Dosis sollte zu Therapiebeginn nur langsam gesteigert werden, um einen schlagartigen Blutdruckabfall zu vermeiden. Außerdem können Nebenwirkungen wie Exantheme oder das Quincke-Ödem (Angioödem durch Schwellung von Haut, Schleimhaut und Submukosa) auftreten.

ACE-Hemmer sind bei Schwangeren sowie bei Patienten mit Aortenklappenstenose kontraindiziert. Der Kaliumwert muss laufend kontrolliert werden (Gefahr der Hyperkaliämie). Sobald Reizhusten auftritt (Bradykinin verursacht Reizhusten) sollte man die Therapie umstellen. In Kombination mit NSAID verringert sich die Wirkung der ACE-Hemmer und bei gleichzeitiger Substitution mit Antidiabetika wird die antidiabetische Wirkung durch ACE-Hemmer verstärkt.

Angiotensin-II-Rezeptorantagonisten (AT$_1$-Rezeptorantagonisten)

Beispiele Losartan, Valsartan, Candesartan etc.

> Medikamente aus der Substanzgruppe der AG-II-Antagonisten tragen die Endung -sartan

Angiotensin II ist ein potenter Konstriktor peripherer und renaler Arteriolen (▪ Abb. 3). Außerdem stimuliert es die Aldosteronsekretion aus der Nebennierenrinde. Man unterscheidet zwei verschiedene Angiotensin-Rezeptorsubtypen: Der AT$_1$-Rezeptor vermittelt eine Gefäß-

kontraktion, Flüssigkeitsretention und Proliferation der glatten Muskelzellen der Gefäße. Der AT$_2$-Rezeptor hat vasodilatatorische Eigenschaften.

Sartane hemmen spezifisch die Aktivierung des AT$_1$-Rezeptors und führen somit zur Vasodilatation und verminderten Aldosteronsekretion. Weniger Aldosteron bedeutet weniger Natrium- und Wasserretention und damit Blutdrucksenkung. Im Gegensatz zu den ACE-Hemmern beeinflussen AT-II-Rezeptorantagonisten den Bradykininmetabolismus nicht und sind daher bei Reizhusten den ACE-Hemmern vorzuziehen. Ansonsten haben beide Substanzen nahezu dieselben Nebenwirkungen.

Die Verwendung von AT-II-Rezeptorantagonisten ist besonders bei herzinsuffizienten Patienten angezeigt. Allerdings gibt es bisher nur wenig Erfahrung in der Langzeitanwendung, weshalb in Empfehlungen oftmals ACE-Hemmer vorgezogen werden.

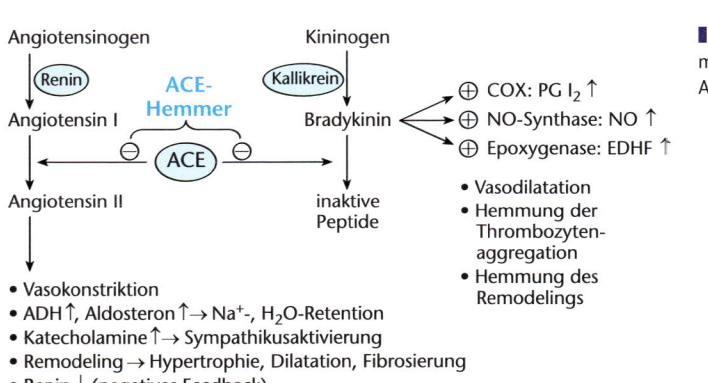

▪ Abb. 2: Wirkungsmechanismus der ACE-Hemmer. [4]

- Vasodilatation
- Hemmung der Thrombozytenaggregation
- Hemmung des Remodelings

- Vasokonstriktion
- ADH↑, Aldosteron↑→ Na$^+$-, H$_2$O-Retention
- Katecholamine↑→ Sympathikusaktivierung
- Remodeling→ Hypertrophie, Dilatation, Fibrosierung
- Renin↓ (negatives Feedback)

EDHF = Endothelium Derived Hyperpolarizing Factor
PG I$_2$ = Prostaglandin I$_2$ (Prostacyclin)

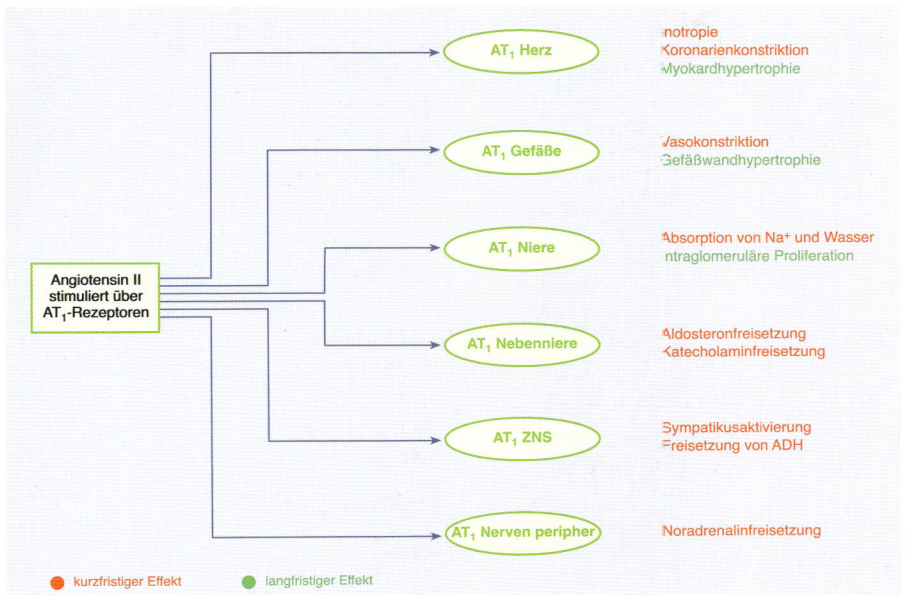

▪ Abb. 3: Verschiedene Wirkungen von Angiotensin II an AT$_1$-Rezeptoren. [2]

Antihypertensiva II

Wirkstoffe

Betablocker

Beispiele Metoprolol, Bisoprolol, Timolol, Carvedilol, Propanolol, Atenolol, Esmolol, Sotalol etc.

> Medikamente aus der Substanzgruppe der Betablocker tragen die Endung -lol.

Betablocker sind vielseitig einsetzbar. Sie senken den Blutdruck, tragen zu einem stabilen Herzrhythmus bei und beugen Angina-pectoris-Anfällen vor. Zusätzlich werden sie auch lokal zur Senkung des Augeninnendrucks beim Glaukom eingesetzt.
Adrenalin und Noradrenalin binden an β-Rezeptoren und vermitteln so ihre sympathische Wirkung. Werden β-Rezeptoren blockiert, so entfällt diese sympathikotone Wirkung (Steigerung der Herzkraft, -frequenz und -überleitungsgeschwindigkeit) und der Blutdruck sinkt. Man unterscheidet Betablocker, die unselektiv auf β_1- und β_2-Rezeptoren wirken von vorwiegend herzspezifischen Betablockern (β_1-Rezeptorblocker) (Einteilung der Betablocker, s. S. 52–55).
Aufgrund der bronchokonstriktorischen Wirkung der β_2-Rezeptorantagonisten werden selektive β_1-Rezeptorblocker häufiger eingesetzt. Betablocker sind bei dynamischer COPD, Bradykardie, AV-Block, Myasthenia gravis, Prinzmetal-Angina und allergischem Asthma kontraindiziert. Bei manchen Sportarten (z. B. Golfen) zählt die Einnahme von Betablockern als Doping.

Diuretika

Beispiele Thiaziddiuretika, Schleifendiuretika etc.

Als Diuretika bezeichnet man Substanzen, welche die Harnausscheidung fördern. Sie hemmen den carriervermittelten Transport von Elektrolyten im Tubulussystem der Niere (s. S. 66/67).
Zur Bluthochdruckbehandlung verwendet man hauptsächlich Thiazide und Schleifendiuretika. Thiaziddiuretika werden wegen ihrer geringen Nebenwirkungen häufig für die Langzeittherapie eingesetzt. Beide führen zu einer verminderten Reaktion auf vasokonstriktorische Reize. Schleifendiuretika wirken zudem auch direkt vasodilatatorisch. Sie werden hauptsächlich zur Akuttherapie verwendet oder, wenn Thiazide zur Therapie nicht mehr ausreichen. Während der

Therapie sind ständige Kontrollen der Kaliumwerte (**Cave:** Hypokaliämie!), der Blutfette und des Blutzuckers notwendig.

Kalziumantagonisten

Beispiele Dihydropyridin (Nifedipin), Verapamil, Diltiazem.

Man unterscheidet spannungsabhängige (VOCC = Voltage operated calcium channels) und rezeptorabhängige (ROCC = Receptor operated calcium channels) Ca^{2+}-Kanäle. Bei den spannungsabhängigen Kalziumkanälen sind vier Untertypen bekannt: L-, T-, P- und N-Kanaltyp.

> Kalziumantagonisten blockieren spannungsabhängige Kalziumkanäle des L-Typs.

Der L-Kanal kommt sowohl in der glatten Gefäßmuskulatur als auch im Myokard und im Erregungsleitungssystem des Herzens vor. Durch die Blockade der L-Kanäle werden die Gefäße weit gestellt und der Blutdruck sinkt. Auch die Koronararterien wei-

Hypertonie plus	Behandlung mit	Zusatzinformationen
Diabetes mellitus	▶ ACE-Hemmer ▶ Angiotensin-II-Rezeptorantagonisten. Alternativ oder in Kombination: ▶ Diuretika (verschlechtern Glukosetoleranz) ▶ β_1-Blocker.	Zielwert < 130/80 mmHg
Nephropathie	▶ ACE-Hemmer ▶ Angiotensin-II-Rezeptorantagonisten. In Kombination mit: ▶ Diuretika ▶ Betablocker.	Ab einem Krea > 3 mg/dl sind ACE-Hemmer und Angiotensin-II-Rezeptorantagonisten kontraindiziert → Furosemid.
Herzinsuffizienz	▶ ACE-Hemmer ▶ Betablocker. In Kombination mit: ▶ Diuretika.	Kontraindiziert: ▶ Kalzium-Antagonisten ▶ α_1-Blocker.
KHK	▶ ACE-Hemmer ▶ Betablocker ▶ Diuretika ▶ Diltiazem.	Kontraindiziert bei instabiler Angina pectoris: ▶ Kalzium-Antagonisten.
Myokardinfarkt	▶ ACE-Hemmer ▶ Betablocker.	Kontraindiziert: ▶ Kalzium-Antagonisten.
Bradykardie, AV-Block	▶ ACE-Hemmer ▶ Angiotensin-II-Rezeptorantagonisten ▶ α_1-Rezeptorblocker ▶ Dihydropyridine.	Kontraindiziert: ▶ Betablocker ▶ Verapamil ▶ Diltiazem ▶ Antisympathotonika.
Tachykardie, Tachyarrhythmie	▶ Betablocker ▶ Verapamil ▶ Diltiazem ▶ Antisympathotonika.	Kontraindiziert: ▶ α_1-Rezeptorblocker ▶ Dihydropyridin ▶ Dihydralazin.
pAVK	▶ Kalzium-Antagonisten ▶ ACE-Hemmer ▶ Angiotensin-II-Rezeptorantagonisten ▶ α_1-Rezeptorblocker.	Betablocker können pAVK verschlechtern. Ausnahme: Carvedilol, Nebivolol
COPD	▶ ACE-Hemmer ▶ Angiotensin-II-Rezeptorantagonisten ▶ α_1-Rezeptorblocker ▶ Ca^{2+}-Antagonisten.	Kardioselektive Betablocker können eingesetzt werden, bei Asthma sind Betablocker kontraindiziert.
Gicht	Alle	Kontraindiziert: ▶ Diuretika.
Benigne Prostatahyperplasie	▶ α_1-Rezeptorblocker.	
Hyperlipoproteinämie	▶ ACE-Hemmer ▶ Kalzium-Antagonisten.	Ungünstig: ▶ Diuretika ▶ Betablocker.
Schwangerschaft	▶ α-Methyldopa ▶ β_1-selektive Blocker.	

■ Tab. 1: Antihypertensive Therapie bei Patienten mit Begleiterkrankungen. [nach 4]

ten sich und führen so zu einer besseren Sauerstoffversorgung des Herzens. Verminderter Kalziumeinstrom in die Zellen des Arbeitsmyokards bedeutet gleichzeitig schlechtere Kontraktilität (negativ inotrop) des Herzmuskels. Daraus resultiert zwar eine geringere Auswurfleistung, dafür wird Sauerstoff eingespart. Im Sinusknoten bewirken Kalziumantagonisten eine Blockade der Rezeptoren für den langsamen Kalziumeinstrom: Die AP-Bildung wird verzögert (negativ chronotrop). Auch im AV-Knoten werden langsame Kalziumkanäle blockiert und dadurch die Überleitungszeit verlängert (negativ dromotrop).

Die einzelnen Kalziumantagonisten unterscheiden sich in ihrer Wirkstärke auf die verschiedenen Bereiche: Antagonisten vom **Nifedipin-Typ** wirken vorwiegend auf die glatte Gefäßmuskulatur und sind deshalb gut für die Hypertonie-Behandlung geeignet. Während der Therapie entstehen häufig Ödeme, die auf eine Weitstellung peripherer Gefäße zurückzuführen sind und keiner Behandlung bedürfen.

Kalziumantagonisten vom **Verapamil-Typ** wirken v. a. auf die Erregungsüberleitung und werden deshalb auch hauptsächlich bei Herzrhythmusstörungen verwendet.

Bei der Kombination von Kalziumantagonisten und Digoxin wird die renale Clearance des Digoxins vermindert (**Cave:** Konzentrationserhöhung!).

Werden Kalziumantagonisten überdosiert, kann man die Auswirkungen mit **Kalziumglukonat** antagonisieren.

α_1-Rezeptorblocker

Beispiele Carvedilol, Urapidil, Doxazosin.

α_1-Rezeptoren befinden sich in Gefäßwänden und führen bei Aktivierung zur Konstriktion. Wird der Rezeptor geblockt, dann bleiben die Gefäße weit und der Blutdruck sinkt. Die meisten α_1-Rezeptorantagonisten binden unselektiv auch an andere Rezeptoren. Carvedilol beispielsweise wirkt zusätzlich als Betablocker und Urapidil stimuliert gleichzeitig den 5-HT$_{1A}$-Rezeptor. Er ist ein zentraler Serotoninrezeptor, der ebenfalls eine Blutdrucksenkung bewirkt. Urapidil wird bei hypertensiven Krisen alternativ zu Nitraten eingesetzt.

Doxazosin ist ein selektiver α_1-Blocker, der inzwischen nur noch selten zur Blutdrucksenkung eingesetzt wird. Es stellte sich heraus, dass bei der Anwendung vermehrt Herzinsuffizienzen auftraten.

Antisympathotonika

Beispiele Reserpin, α-Methyldopa, Clonidin, Moxonidin, Urapidil.

Diese umfangreiche Gruppe besteht aus vielen Wirkstoffen, die alle auch anderen Gruppen zugeordnet werden können. Sie senken den Sympathikotonus durch Inhibition der Synthese, Speicherung oder Freisetzung von Noradrenalin. Die verminderte NA-Konzentration bewirkt eine Abnahme des Herzzeitvolumens und des peripheren Gefäßwiderstands.

Die Einnahme von Antisympathotonika ist mit erheblichen Nebenwirkungen (orthostatische Dysregulationen, Müdigkeit, Sedierung, Depressionen) verbunden. Deshalb werden sie heute nur selten und in möglichst geringen Dosen verschrieben.

Therapie bei Begleiterkrankungen

Viele der Bluthochdruckpatienten haben gleichzeitig andere Erkrankungen. Je nach Begleiterkrankung ist eine bestimmte Therapie besonders zu empfehlen oder zu meiden (❚ Tab. 1).

Zusammenfassung

�֍ Man unterscheidet einen **primären** von einem **sekundären Bluthochdruck.**

✖ **Hypertonie** gehört zu den kardiovaskulären Risikofaktoren.

✖ Mittel der ersten Wahl zu Behandlung einer hypertensiven Krise ist **Nitroglycerin sublingual.**

✖ Die Behandlung beginnt immer mit einer Monotherapie, die bis hin zur 3er-Kombination ausgeweitet werden kann.

✖ Die volle Wirksamkeit wird erst nach einer vierwöchigen Aufdosierung erreicht.

✖ **Angiotensin II** führt zur Blutdruckerhöhung. **ACE-Hemmer** hemmen die Umwandlung von Angiotensin I in Angiotensin II.

✖ **Angiotensin-II-Rezeptorantagonisten** wirken als kompetitiver Antagonist zu Angiotensin II am Angiotensin-II-Rezeptor.

✖ **Betablocker** sind vielseitig einsetzbar: antihypertensive und antiarrhythmische Therapie, Angina-pectoris-Vorbeugung, Senkung des Augeninnendrucks etc.

✖ Von den Diuretika werden zur Bluthochdruckbehandlung werden **Thiazide** und **Schleifendiuretika** eingesetzt.

✖ **Kalzium-Antagonisten** blockieren spannungsabhängige Ionenkanäle und wirken negativ inotrop, dromotrop und chronotrop.

✖ **α_1-Rezeptorblocker** verhindern die Aktivierung von α_1-Rezeptoren und führen so zur Gefäßdilatation.

✖ **Antisympathotonika** finden wegen ihrer erheblichen Nebenwirkungen in der antihypertensiven Therapie kaum noch Anwendung.

Antikoagulantien

Heparine

Heparine werden zur Vorbeugung von Thrombosen und Embolien und zur Thrombolyse bei Myokardinfarkt oder Beinvenenthrombosen eingesetzt. Sie kommen physiologisch im Körper vor. Therapeutisch eingesetztes Heparin wird aus Schweinedarm und Rinderlunge gewonnen.

Heparine bestehen aus unterschiedlich langen Polysaccharidketten aus D-Glukosamin und D-Glukuronsäure. Die langen Ketten über 18 Monosaccharide können einen Komplex mit Antithrombin III und Thrombin bilden und verstärken dadurch die Wirkung von Antithrombin III um das 1000-fache. Die kürzeren Ketten bilden nur einen Komplex mit Antithrombin III und hemmen dadurch v. a. den aktivierten Faktor X (❚ Abb. 1). Anhand der Größe der Molekülketten unterscheidet man unfraktioniertes und niedermolekulares Heparin.

> Bei Antithrombin-III-Mangel können Heparine nicht wirken!

Unfraktioniertes Heparin

Unfraktioniertes Heparin ist ein Gemisch aus unterschiedlich langen Molekülketten zwischen 6000 und 30 000 MM (40–50 Saccharideinheiten). Mit seinen langen Molekülketten bewirkt es eine starke Thrombinhemmung. Außerdem unterdrückt es die Bildung von Fibrin aus Fibrinogen. Unfraktioniertes Heparin hat außerdem vielfältige andere Wirkungen im Körper. So verstärkt es u. a. die Synthese und Freisetzung von verschiedenen antikoagulatorisch und fibrinolytisch wirksamen Substanzen (Heparansulfat, t-PA). Es hemmt zudem die Plättchenaggregation und die Proliferation der Gefäßmuskelzellen.

Da die antikoagulatorische Wirkung von unfraktioniertem Heparin schlecht einzuschätzen ist, ist eine häufige Überprüfung der PTT erforderlich. Oral wird es nicht resorbiert, bei s. c.-Applikation nur zu 10–30 %. Am besten ist die intravenöse Gabe. Unfraktioniertes Heparin wird zur Vollheparinisierung bei thromboembolischen Erkrankungen (Lungenembolie, Beinvenenthrombose, akuter Myokardinfarkt) eingesetzt. Aber auch zur Thromboseprophylaxe.

Niedermolekulares Heparin

Niedermolekulares Heparin besteht aus Molekülen bis zu 6000 MM (bis 18 Saccharideinheiten). Es bildet mit Antithrombin einen Komplex, der v. a. die Inaktivierung von Faktor Xa bewirkt. Bei subkutaner Injektion ist es zu 90 % bioverfügbar. Das ist auch der häufigste Applikationsweg. Es wird v. a. zur Thromboseprophylaxe verwendet. Da niedermolekulares Heparin nur renal ausgeschieden wird, muss die Dosis bei Niereninsuffizienz reduziert werden. Die Nebenwirkungen von unfraktioniertem und niedermolekularem Heparin sind weitgehend die gleichen. Blutungen treten häufig auf, sind jedoch beim niedermolekularen Heparin seltener. Bei starken Blutungen kann Heparin mit Protamin antagonisiert werden. Die wichtigste Komplikation ist die heparininduzierte Thrombozytopenie (HIT 1 und HIT 2).

Bei der HIT 1 kommt es nur zu einem leichten Abfall der Thrombozyten 1–5 Tage nach Beginn der Therapie. Sie ist keine immunologische Reaktion, sondern beruht auf einer reversiblen Interaktion zwischen Heparin und Thrombozyten. Ein Abbruch der Therapie ist nicht erforderlich.

> HIT 2 ist eine lebensbedrohliche immunologische Reaktion, bei der es zu Thrombozytenaktivierung und -aggregation, akuten arteriellen Gefäßverschlüssen (White-clot-Syndrom) und Thrombozytopenie kommt. Die Letalität beträgt bis zu 30 %.

Bei Verdacht auf eine HIT 2 muss Heparin sofort abgesetzt werden. Eine weitere Antikoagulation mit Substanzen, mit denen die Antikörper nicht kreuzreagieren (z. B. Lepirudin, Danaparoid oder Argatroban), ist notwendig (s. u.).

Fondaparinux

Fondaparinux ist ein synthetisch hergestelltes **Heparin-Analogon** und hat deshalb eine feste Molekülgröße. Es hat dieselbe Wirkung wie niedermolekulares Heparin (Hemmung Faktor X). Eine Antagonisierung durch Protamin ist nicht möglich.

Danaparoid

Danaparoid ist eine Gemisch aus Heparan-, Dermatan- und Chondroitinsulfat. Es inaktiviert wie Heparin den Faktor X und hemmt die Bildung von Thrombin. Danaparoid wird zur **Antikoagulation bei HIT 2** eingesetzt und bei Heparinunverträglichkeit.

Hirudin und Hirudinderivate

Hirudin, ein direkter Thrombinhemmer, wird aus Blutegeln isoliert. In Deutschland werden jedoch nur die von Hefepilzen produzierten Hirudinderivate **Lepirudin, Desirudin** und **Bivalirudin** verwendet. Hirudinderivate sind direkte Thrombinhemmer, d. h. sie benötigen zur Wirkung kein Antithrombin III.

❚ Abb. 1: Wirkung von niedermolekularem und unfraktioniertem Heparin.

Argatroban

Argatroban ist ein synthetisch hergestelltes Arginin-Derivat. Es wirkt auch über eine direkte Hemmung von Thrombin und wird zur Antikoagulation bei HIT2 verwendet.

Orale Antikoagulantien

Cumarine

Beispiele Phenprocoumon, Warfarin.

Cumarine werden v. a. zur Langzeittherapie und Prophylaxe venöser Thrombembolien eingesetzt. Auch bei permanentem Vorhofflimmern und Herzinsuffizienz verhindern Cumarine embolische Ereignisse. Außerdem ist eine orale Antikoagulation bei mechanischen Herzklappen und bestimmten erworbenen Herzvitien indiziert. Phenprocoumon (Marcumar®, Falithrom®) und Warfarin (Coumadin®) sind indirekt wirkende Antikoagulantien. Sie hemmen die Synthese der Vitamin-K-abhängigen Gerinnungsfaktoren (II, VII, IX und X), indem sie die γ-Carboxylierung der Glutaminsäure verhindern. Die Carboxygruppe ist notwendig, um Kalziumionen zu binden (s. S. 20/21). Der volle antikoagulatorische Effekt setzt erst ein, wenn der Vorrat an Gerinnungsfaktoren im Plasma aufgebraucht ist. Das dauert zwischen 24 und 36 h. Setzt man die Cumarine ab, dauert es sogar bis zu 14 Tage, bis die normale Gerinnung wiederhergestellt ist.

Oral werden Cumarine sehr gut resorbiert. Phenprocoumon hat eine lange Halbwertszeit von 150 h, Warfarin von 40 h. Die Metabolisierung der Cumarine läuft über CYP2C9 und CYP3A4. Da diese große Aktivitätsunterschiede in der Bevölkerung aufweisen, schwankt die Eliminationsgeschwindigkeit sehr stark. Die Einstellung der Dosierung erfolgt deshalb individuell.

> Zur Überprüfung der Wirkung bestimmt man den Quick- und den INR (International normalized ratio)-Wert, wobei letzterer der standardisierte Vergleichswert ist.

Berechnung des INR

$$INR = \frac{Thromboplastinzeit\ Patient}{Thromboplastinzeit\ Kontrolle}$$

Auch der Quickwert wird aus dem Verhältnis der Geschwindigkeit der Gerinnung des Patientenplasmas zum Normalplasma bestimmt. Er wird in Prozent angegeben. Ein Quickwert von 100 % entspricht einer normalen Gerinnung und einem INR von 1. Jeder Wert unter 100 % bedeutet, dass die Gerinnung verzögert abläuft. Ein INR von 2,5 entspricht einem Quick von 30 %. Meist wird ein INR-Zielwert von 2,0 – 3,0 angestrebt.

Die häufigsten Nebenwirkungen sind Blutungen (z. B. Nasenbluten). Besonders gefürchtet sind Blutungen im Magen-Darm-Bereich, Urogenitaltrakt und ZNS. Haarausfall und verzögerte Knochenheilung sind weitere Nebenwirkungen. Selten treten Nekrosen der Haut und des subkutanen Fettgewebes auf. Der Grund hierfür liegt in der gleichzeitigen Synthesehemmung der Proteine C und S. Diese wirken antikoagulatorisch. Bei Vitamin-K-Antigonisierung sind sie vor den anderen Gerinnungsfaktoren aufgebraucht und führen zu einer vorübergehenden Hyperkoagulabilität. Dies bedingt Kapillarthrombosen und später Einblutung in das geschädigte Gewebe.

Antidot: Konakion® (Vitamin K₁) Konakion® wird bei schweren Cumarininduzierten Blutungen intravenös gegeben. Es neutralisiert die Wirkung von Cumarinen, jedoch erst nach einer Latenz von 6 – 12 h. Bei lebensgefährlichen Blutungen müssen Frischplasma oder Gerinnungsfaktoren transfundiert werden. Vitamin K wird auch gesunden Neugeborenen zur Prophylaxe von Vitamin-K-Mangel-Blutungen oral verabreicht.

Zusammenfassung

- ✖ **Heparine** bestehen aus einem Gemisch von unterschiedlich langen Disacchariden.
- ✖ Sie wirken über die Aktivierung von Antithrombin III und die Hemmung des Faktors Xa.
- ✖ **Unfraktioniertes Heparin** wird eher zu Therapie von thromboembolischen Gefäßverschlüssen i. v. gegeben, während **niedermolekulares Heparin** (s. c.) zur Prophylaxe von Venenthrombosen eingesetzt wird.
- ✖ Eine gefürchtete Komplikation der Heparintherapie ist die **heparininduzierte Thrombopenie.**
- ✖ Zur Langzeitantikoagulation werden **Cumarine** (Phenprocoumon und Warfarin) verwendet.
- ✖ Sie wirken durch eine Hemmung der Vitamin-K-abhängigen Carboxylierung von Gerinnungsfaktoren.
- ✖ Cumarine können mit **Vitamin K (Konakion®)** antagonisiert werden, jedoch erst nach einer Latenz von 6 – 12 h.

Weitere Pharmaka mit Wirkung auf die Gerinnung

Fibrinolytika

Beispiele Streptokinase, Alteplase, Reteplase, Tenecteplase.

Bei akuten Myokardinfarkten, anderen thromboembolischen Ereignissen (zerebrale Insulte, Lungenembolie) oder tiefen Bein- und Beckenthrombosen kann eine Thrombolyse des Gerinnsels in Erwägung gezogen werden. Hierfür steht eine Vielzahl von Thrombolytika zur Verfügung:

▶ Streptokinase: Da Streptokinase ein Produkt von β-hämolysierenden Streptokokken ist, bildet der Körper Antikörper dagegen. Eine Lyse mit Streptokinase sollte man nicht wiederholen, da es sonst zu allergischen Reaktionen kommen kann.
▶ Alteplase: rekombinant hergestellter Plasminogenaktivator
▶ Reteplase und Tenecteplase: Analoga von Alteplase
▶ Urokinase: aus menschlichem Urin gewonnen.

Sie wirken alle über eine direkte Aktivierung des Plasminogens zu Plasmin. Nur Streptokinase macht einen Umweg über die Bildung eines Aktivatorkomplexes (❚ Abb. 1). Plasmin spaltet Fibrin in lösliche Spaltprodukte und inaktiviert Fibrinogen und den Faktor V und VIII. Dadurch werden schon gebildete Gerinnsel aufgelöst und die Bildung neuer Gerinnsel unterdrückt. Auch die Spaltprodukte, die durch die Auflösung der Thromben entstehen, haben eine gerinnungsunterdrückende Wirkung.

> Durch die starke Hemmung der Gerinnung kann es zu Blutungskomplikationen kommen. Aus diesem Grund dürfen Fibrinolytika auch nicht nach einem hämorrhagischen Insult, einem Schädel-Hirn-Trauma, einer großen OP oder einer Magen-Darm-Blutung angewendet werden.

Thrombozytenaggregationshemmer

Arterielle Thromben entwickeln sich meist durch Thrombozytenadhäsion und -aggregation an arteriosklerotischem Endothel oder künstlichen Oberflächen (Stents). Mechanismen der Thrombozytenaktivierung werden auf den Seiten 20/21 beschrieben.

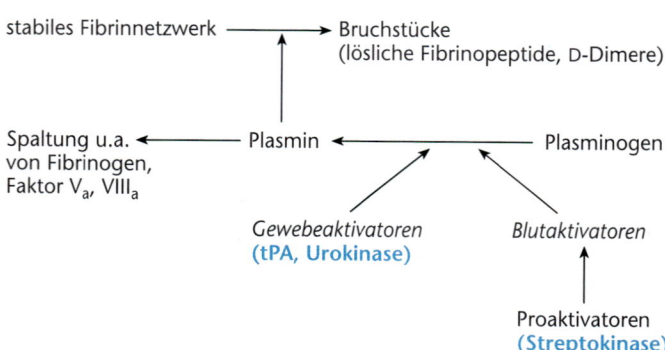

❚ Abb. 1: Wirkmechanismen der Fibrinolytika. [4]

Acetysalicylsäure

Acetysalicylsäure wirkt über die **irreversible Hemmung der Cyclooxigenase** (s. S. 48/49). Dadurch wird die Synthese von Thromboxan verhindert, ein potenter Thrombozytenaktivator. Die durch Thrombin und ADP bewirkte Plättchenaktivierung wird jedoch nicht gestört. Da es zu einer irreversiblen COX-Hemmung kommt, hält die Wirkung von ASS so lange an, bis neue Plättchen gebildet werden (7–10 Tage). ASS ist Mittel der Wahl zur Sekundärprophylaxe von Myokardinfarkten und ischämischen Insulten, aber auch beim akuten Koronarsyndrom und nach Stentimplantation. Zur Langzeittherapie reicht eine Dosis von 100 mg pro Tag.

ADP-Hemmstoffe

Beispiele Ticlopidin, Clopidogrel.

Ticlopidin und Clopidogrel (Plavix®, Iscover®) blockieren die **ADP-(P_2Y_1)-Rezeptoren** auf den Thrombozyten irreversibel und verhindern so deren Aktivierung durch ADP. Bis die volle Wirkung einsetzt, vergehen mindestens 5–7 Tage. Clopidogrel ist ein Prodrug, das erst durch Oxidation und Hydrolyse zum aktiven Metaboliten umgewandelt wird. Da Ticlopidin zu einer schweren Leukopenie führen kann, wurde es mittlerweile von Clopidogrel abgelöst. Indikationen für ADP-Hemmstoffe sind: KHK und pAVK bei ASS-Unverträglichkeit. Und in Kombination mit ASS beim akuten Koronarsyndrom und nach Stentimplantation.
Als Nebenwirkungen können Blutungen oder Veränderungen des Blutbilds auftreten.

Glykoprotein-IIb/IIIa-Antagonisten

Beispiele Abciximab, Eptifibatid, Tirofiban.

IIb/IIIa-Rezeptoren sitzen auf der Oberfläche von Thrombozyten und sind Ankerstelle für Fibrinogen, das zwischen aktivierten Plättchen Vernetzungen bildet und so den Plättchenthrombus stabilisiert. Durch eine Blockierung dieses Rezeptors durch GP-IIb/IIIa-Antagonisten wird die Thrombozytenaggregation unabhängig von Aktivierungsmediatoren sehr stark gehemmt (❚ Abb. 2). GP-Antagonisten haben sogar fibrinolytische Eigenschaften. Sie werden in Kombination mit Heparin und ASS beim akuten Koronarsyndrom und nach Stentimplantation bei Risikopatienten eingesetzt. Glykoprotein-IIb/IIIa-Antagonisten werden intravenös verabreicht. Blutungskomplikationen sind die häufigsten Nebenwirkungen. Selten kommt es zu Thrombopenie. Gegen Abciximab kann es allergische Reaktionen geben, da es ein chimärer monoklonaler Antikörper ist.

Dypiridamol

Dypiridamol wirkt über die Hemmung der thrombozytären Phosphodiesterase. Dadurch werden weniger Mediatoren

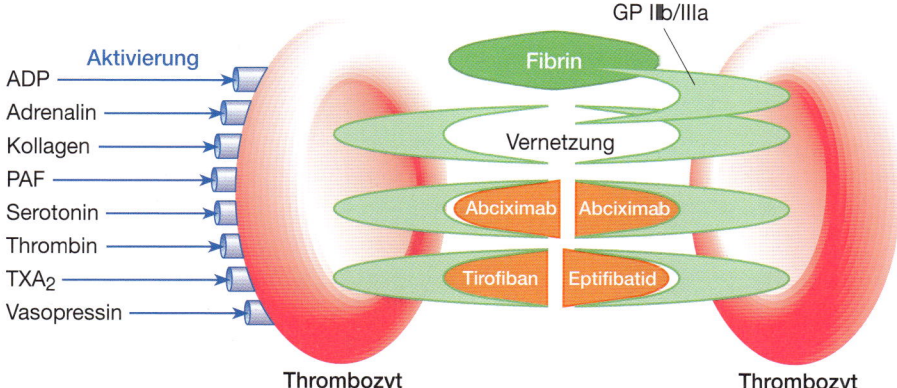

■ Abb. 2: Wirkmechanismus der GP-IIb/IIIa-Antagonisten. Durch die Blockierung der Fibrinogen-Rezeptoren kann der Plättchenthrombus nicht vernetzt und stabilisiert werden. [2]

freigesetzt, die andere Thrombozyten aktivieren. Dypiridamol wird zusammen mit ASS (Aggrenox®) als Sekundärprophylaxe bei ischämischen Insulten verabreicht.

Prostaglandin E₁ (Alprostadil)

Alprostadil entspricht dem körpereigenen Prostaglandin E₁. Es wirkt gefäßerweiternd und thrombozytenaggregationshemmend. Alprostadil wird intraarteriell oder intravenös über einen Perfusor appliziert. Besonders bei der peripheren arteriellen Verschlusskrankheit im Stadium 3 und 4 hat es sich bewährt.

> Durch die gefäßerweiternde Wirkung von Prostaglandin E₁ kann es zum Blutdruckabfall kommen. Deshalb ist eine ständige Kreislaufüberwachung notwendig.

Rheologica

Beispiele Naftidrofuryl, Pentoxifyllin.

Rheologica haben neben ihrer gefäßerweiternden Wirkung auch Einfluss auf die Viskosität des Blutes und die Thrombozytenaggregation. Insgesamt verbessern sie die Fließeigenschaften des Bluts

und werden deshalb bevorzugt bei Durchblutungsstörungen, wie pAVk eingesetzt.

Naftidrofuryl verbessert eine pAVK genauso wie zerebrale Durchblutungsstörungen. Es ist ein 5-HT₂-Rezeptor-Blocker und antagonisiert die plättchenaktivierende und vasokonstriktorische Wirkung von Serotonin.

Pentoxifyllin wird ebenfalls bei der pAVK eingesetzt. Der genaue Wirkmechanismus ist unbekannt. Es erniedrigt die Blutviskosität und verringert die Plättchenaktivierung.

Zusammenfassung

✖ **Fibrinolytika** werden zur Thrombolyse nach thromboembolischen Ereignissen (Myokardinfarkt, ischämischer Insult, Lungenembolie) eingesetzt.

✖ Durch **Thrombozytenaggregationshemmer** sollen arterielle Thrombosen verhindert werden.

✖ **ASS** ist der Thrombozytenaggregationshemmer der ersten Wahl. Es hemmt die Cyclooxogenase irreversibel und verhindert so die Synthese von Thrombexan.

✖ **Clopidogrel** blockiert den ADP-Rezeptor auf der Thrombozytenmembran. Bis zu seinem vollen Wirkungseintritt dauert es einige Tage.

✖ **Glykoprotein-IIa/IIIb-Rezeptoren-Blocker** sind die potente Aggregationshemmer. Sie verhindern die Bindung von Fibrin die Thrombozyten und ihre Quervernetzung.

Volumenersatzmittel

Der Flüssigkeitsanteil eines Erwachsenen beträgt 55–60 %. Eine ausgeglichene Bilanzierung des Wasser- und Elektrolythaushalts nennt man **Homöostase**.

Das **Renin-Angiotensin-Aldosteron-System** (RAAS), das **atriale natriuretische Peptid** (ANP) und **Vasopressin** (antidiuretisches Hormon = ADH) regeln den Blutdruck und sind für die Flüssigkeitsbilanz von Zufuhr und Ausscheidung zuständig.

Bei größeren Blutverlusten (ab 1 l, z. B. bei OPs), benötigt man einen schnellen Ersatz des fehlenden Volumens, um die Körperfunktionen aufrecht zu erhalten. Ohne ausreichendes Blutvolumen verlieren Organe ihre Funktion. Wird z. B. die Niere nicht ausreichend durchblutet (mind. 60 mmHg), kommt es zum akuten Nierenversagen mit Anurie.

> Als Flüssigkeitsersatz bezeichnet man den Ausgleich eines Wasserverlusts durch Atmung, Schweiß, Urin und Stuhl bis zu einem Erhaltungsbedarf von 30 ml/kg/Tag.

> Als Volumenersatz bezeichnet man die Beseitigung einer Hypovolämie durch intravasale Volumengabe.

Bei weniger dramatischen Blutverlusten bekommen Patienten kolloidale oder kristalline Elektrolytlösungen. Wurden mehr als 30 % des Blutvolumens verloren, werden Erythrozytenkonzentrate oder Blut infundiert. Vorher muss mit dem **Bedside-Test** die Blutgruppe von Empfänger und Spender überprüft werden (▌ Abb. 1).

Kolloidale Lösungen

Beispiele Hydroxyethylstärke (HAES), Gelatine.

Kolloidale Lösungen enthalten große Moleküle, welche die Gefäßmembran nicht durchdringen können.

> Man spricht von einem Plasmaexpander, wenn die verabreichte kolloidale Lösung den Plasmadruck von 25 mmHg überschreitet und somit Wasser von extra- nach intravasal zieht.

Bei der Anwendung von Volumenersatzmitteln wird das Blutgerinnungssystem beeinträchtigt. Neben der normalen Verdünnung der Gerinnungsfaktoren führen kolloidale Lösungen zusätzlich zu einer Umhüllung (Coating) der Blutzellen.

Bei Überempfindlichkeit, Herzinsuffizienz oder Gerinnungsstörungen sind kolloidale Ersatzmittel kontraindiziert. Dextrane wurden in Deutschland wegen der erheblichen Nebenwirkungen (anaphylaktische Reaktionen) aus dem Handel genommen.

Hydroxyethylstärke (HAES)

HAES enthält modifizierte Kartoffel- und Maisstärke, die einen schnellen Abbau durch die Serumamylase verhindern. Es gibt mehrere HAES-Produkte, die sich in ihrer HWZ und dem Volumeneffekt unterscheiden. Je nach Konzentration der Stärke kommt es zu einem entsprechenden Volumeneffekt: Bei 6 %iger HAES-Lösung beispielsweise ergibt sich ein kolloidosmotischer Druck von 30 mmHg.

HAES wirkt nephrotoxisch und wird überwiegend renal ausgeschieden, deshalb darf es nicht bei Niereninsuffizienten angewandt werden. Außerdem ist HAES bei zerebralen Durchblutungsstörungen kontraindiziert.

Gelatine

Gelatine hat nur eine kurze Verweildauer und einen weniger ausgeprägten Volumeneffekt als HAES. Es wird v. a. für Patienten mit HAES-Allergie oder Niereninsuffizienz verwendet. Da man Gelatine aus Rinderkollagen herstellt, gab es immer

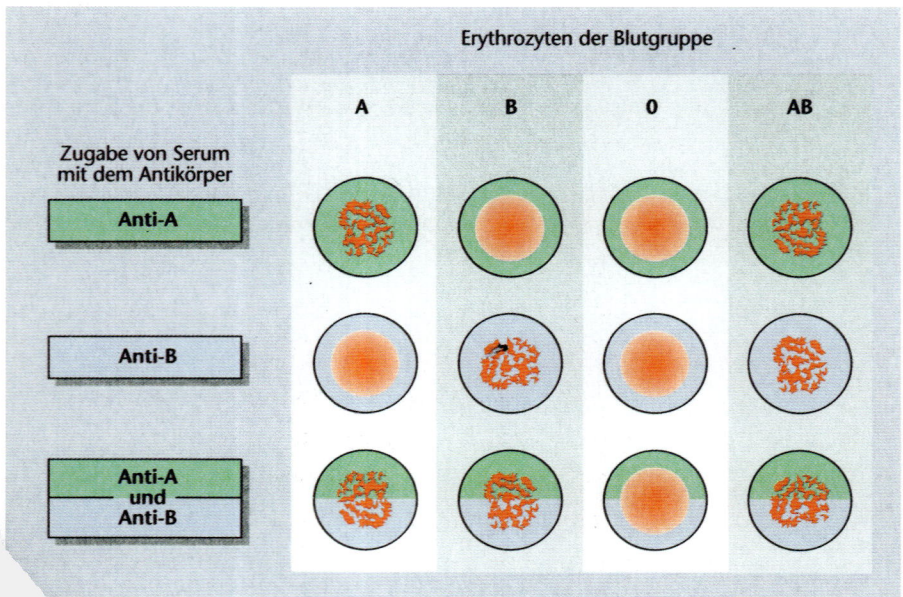

▌ Abb. 1: Bedside-Test. Die Testkarte besteht aus drei Antigen-beschichteten Kammern (links): Anti-A, Anti-B und Anti-A/B. Man gibt Patientenblut auf die Kammern. Befinden sich im Blut des Patienten Antikörper gegen das Serum, findet eine Agglutination statt. In diesem Beispiel findet man eine Aggregation bei A und AB. Das getestete Blut hat die Blutgruppe A. [5]

wieder Vorbehalte, dass sie BSE übertragen könnte. Bisher konnten diese Vermutungen allerdings nicht bestätigen werden.

Kristalline (kristalloide) Lösungen

Kristalline Lösungen werden sehr schnell in die interstitiellen Räume umverteilt. Deshalb wird die 4-fache Menge benötigt, um mit kristallinen Lösungen dasselbe Volumen wie mit kolloidalen Lösungen zu erreichen.
Kristalline Lösungen enthalten keine Makromoleküle, können frei durch Gefäßwände diffundieren und verteilen sich deshalb gleichmäßig auf den intravasalen und interstitiellen Raum. Sie können je nach Osmolarität iso-, hypo- oder hyperton zum Blut sein. Sie enthalten Glukose oder Elektrolyte (vorrangig NaCl).

Isotone kristalline Lösungen

Die größte Gruppe der isotonen kristallinen Lösungen ist die **Vollelektrolytlösung.** Daneben gibt es noch $^1/_3$-, $^1/_2$- und $^2/_3$-Elektrolytlösungen, die weniger Natrium und mehr Kalium enthalten und kaliumfreie Elektrolytlösungen (z. B. isotone 0,9 %ige Kochsalzlösung).

Vollelektrolytlösungen ähneln in ihrer Ionenzusammensetzung dem Plasma, enthalten aber mehr Chlorid. Durch Beimengung von Laktat kann der hohe Chloridanteil abgepuffert werden. Eine der häufigsten Vollelektrolytlösungen, ist die **Ringer-Lösung.** Vollelektrolytlösungen werden zur parenteralen Flüssigkeitsgabe, bei Blutverlusten (Größere Verluste müssen zur Behandlung mit kolloiden Lösungen kombiniert werden.) und isotoner Dehydrierung verwendet. Von einer Verwendung als Trägersubstanz zur Verdünnung von Medikamenten sollte man Abstand nehmen, da viele Pharmaka mit dem enthaltenen Kalzium reagieren. Dazu eignet sich die 0,9 %ige NaCl-Lösung besser, die auch zum „Spülen" oder bei Hyperkaliämie eingesetzt wird.

Hypo- und hypertone kristalline Lösungen

Sowohl hypotone als auch hypertone Lösungen kommen in der Klinik selten zum Einsatz. Hypotone 5 % Glukose-Lösungen oder 0,45 % Kochsalzlösungen werden bei Hypernatriämie (hypertone Dehydratation) verabreicht, und hypertone Kochsalzlösungen (NaCl 10 %) werden kurzfristig zur Behandlung von Hyponatriämie eingesetzt. Bei akuter Hypoglykämie behandelt man mit hypertoner Glukoselösungen (40 %).

Zusammenfassung

✖ **Homöostase** ist wichtig für die Aufrechterhaltung der Organfunktionen.

✖ Kleinere Blutverluste werden mit kristallinen Lösungen, größere mit kolloiden Lösungen und extrem große (> 30 % des Blutvolumens) mit Erythrozytenkonzentraten oder Vollblut ausgeglichen.

✖ **Flüssigkeitsersatz** ist die Flüssigkeit zur Deckung des Erhaltungsbedarfs (ca. 30 ml/kg/Tag).

✖ **Volumenersatz** bedeutet, Verabreichen von Volumen zur Beseitigung einer Hypovolämie.

✖ Viele **kolloidale Lösungen** ziehen mit ihren großen Molekülen Wasser vom Interstitium ins Gefäß und werden **Plasmaexpander** genannt.

✖ **Vollelektrolytlösungen** wie die Ringer-Lösung oder die 0,9 % NaCl-Lösung sind die wichtigsten isotonen kristallinen Lösungen zum Ausgleich kleinerer Volumenverluste.

Diuretika

Diuretika unterscheiden sich in Wirkmechanismus und Angriffspunkt am Nephron. Es gibt:

▶ osmotische Diuretika
▶ Carboanhydrasehemmer
▶ Schleifendiuretika
▶ Thiaziddiuretika
▶ kaliumsparende Diuretika
▶ Aldosteronantagonisten.

> Bis auf die osmotischen Diuretika führen alle zu einer erhöhten Ausschwemmung von Salzen (v. a. Natrium, Chlorid und HCO_3^-). Man fasst sie unter dem Begriff **Saluretika** zusammen.

Die wichtigsten Indikationen für die Diuretika-Therapie sind Blutdrucksenkung, Ausschwemmung von Ödemen, Giftelimination und Augeninnendrucksenkung. Harnpflichtige Substanzen werden durch Diuretika nicht vermehrt ausgeschieden.

Osmotische Diuretika

Beispiele Mannit, Sorbit, Glycerin.

Osmodiuretika sind hyperosmolar und ziehen dadurch Wasser aus dem Gewebe in den Blutkreislauf. Sie werden in der Niere glomerulär filtriert, aber nicht mehr aus dem Tubulus resorbiert. Der entstandene Harn ist isoton und enthält wenig Natrium. Osmotische Diuretika werden bei drohendem Nierenversagen, bei erhöhtem Hirndruck (zuvor Blutung ausschließen!) und zur Senkung des Augeninnendrucks beim Glaukomanfall eingesetzt.

> Kontraindikationen für osmotische Substanzen sind: kardiale Ödeme, intrakranielle Blutungen und komplette Anurie.

Carboanhydrasehemmer

Die Carboanhydrase (CA) ist ein wichtiges Enzym, das die Bildung von Kohlensäure (H_2CO_3) aus Wasser und CO_2 katalysiert. Auch am Bürstensaum der Tubulszelle kommt die Carboanhydrase vor. Ein Na^+/H^+-Antiporter pumpt Wasserstoffionen im Austausch gegen Natrium in das Tubuluslumen (▌ Abb. 1). Das eingeschleuste Wasserstoffion wird mit vorhandenem HCO_3^- zu H_2CO_3 verbunden (CA) und zerfällt sofort wieder in H_2O und CO_2. Entstandenes CO_2 kann in die Tubuluszelle diffundieren, wo es von der CA wieder mit H_2O zu H_2CO_3 zusammengesetzt wird. Die entstandene Verbindung dissoziiert in H^+ und HCO_3^-. Das HCO_3^- kann nun durch einen HCO_3^-/Na^+-Symporter ins Blut weiterdiffundieren und ein Wasserstoffion bleibt in der Zelle zurück. Jetzt beginnt der Kreislauf von neuem und Natrium wird weiterhin aus dem Tubuluslumen im Austausch gegen Wasserstoffionen resorbiert.

Wenn die Carboanhydrase von **Acetazolamid** gehemmt wird, führt das zu einer vermehrten Natrium-Ausscheidung, die auch dafür verantwortlich ist, dass im distalen Tubulus (durch einen Na^+/Ka^+-Antiport) vermehrt K^+ ausgeschieden wird. Insgesamt haben CA-Hemmer keine große therapeutische Bedeutung mehr. Sie werden noch beim akuten Glaukom, als Harnalkalisierer (HCO_3^--Ausscheidung ↑) bei Säurevergiftungen und, durch Ihre Wirkung auf die CA der Erythrozyten, zur Atemstimulation (Erhöhung des pCO_2) in der Pulmologie verwendet.

Thiaziddiuretika

Beispiele Chlorothiazid, Hydrochlorthiazid, Chlorthalidon.

Thiaziddiuretika werden zur schonenden Ausschwemmung von Ödemen verwendet. Man bezeichnet sie auch als **Sulfonamid-Derivate.** Die verschiedenen Substanzen unterscheiden sich in ihrer Wirkdauer, dabei hat Chlorthalidon mit bis zu 72 h die längste Wirkung. Alle Thiaziddiuretika weisen eine Dosis-Wirkungskurve mit flachem Verlauf und ausgeprägtem Plateau auf. Das macht sie zu so genannten **Low-ceiling-Diuretika.** Die Wirkung lässt sich ab einem bestimmten Punkt durch weitere Dosiserhöhung nicht mehr verstärken.

Thiazide werden zur Langzeiteinnahme verwendet. Sie hemmen reversibel den Na^+/Cl^--Carrier im Anfangsteil des distalen Tubulus. Dadurch wird weniger Natrium rückresorbiert, d. h. es wird vermehrt ausgeschieden und Wasser nachgezogen. Auch Kalium wird durch Thiazide vermehrt ausgeschieden, deshalb sollte eine Hypokaliämie zu Therapiebeginn ausgeschlossen werden. Mit dem vermehrten Natrium- und Kaliumverlust geht auch eine erhöhte Chlorid-Ausscheidung einher (**Cave:** hypochlorämische Alkalose!).

Kalzium und Harnsäure werden im selben Maße wie bisher ausgeschieden. Trotzdem kommt es durch die Verminderung der anderen Substanzen zu einer relativen Konzentrationszunahme (**Cave:** Gichtanfall!). Zudem ist der Glukosestoffwechsel betroffen: Thiazide beeinträchtigen die Insulinsekretion negativ und verschlechtern die periphere Glukoseutilisation.

> Thiazide sind weit verbreitete Medikamente zur Behandlung von Bluthochdruck (s. S. 58/59), Ödemen und renalem Diabetes insipidus (Polyurie ↓).

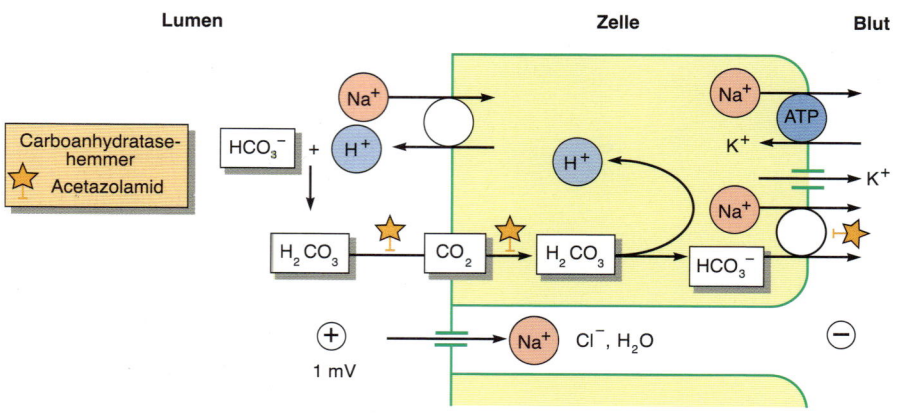

▌ Abb. 1: Wirkungsmechanismus von Acetazolamid. [2]

Bei stark eingeschränkter Nierenfunktion mit einer GFR von ≤ 30 ml/min (beim Gesunden 120 ml/min) sollte man auf die Anwendung von Thiaziden verzichten.

Schleifendiuretika

Beispiele Furosemid, Torasemid, Piretanid.

> Schleifendiuretika zeigen eine schnelle, kurze und starke Wirkung und sind damit optimal zur Akuttherapie geeignet. Sie werden verwendet, um Ödeme auszuschwemmen, zur Entlastung bei Herzinsuffizienz und Bluthochdruck, bei drohendem Nierenversagen, zur Hirndrucksenkung und Giftelimination.

Der Wirkungsmechanismus beruht auf einer reversiblen Hemmung des $Na^+/2Cl^-/K^+$-Transporters in der Henle-Schleife. Durch Schleifendiruetika können 30–40 % des Glomerulumfiltrats ausgeschieden werden. Die Nebenwirkungen sind bis auf die Kalzium-Ausscheidung dieselben wie bei den Thiaziddiuretika. Während die Thiaziddiuretika die Kalzium-Konzentration im Blut erhöhen, besteht bei Schleifendiuretika die Gefahr der Hypokalziämie. Zudem können bei Anwendung von Schleifendiuretika Hörschäden durch eine veränderte Kalium-Konzentration in der Endolymphe entstehen. Gastrointestinale und allergische Reaktionen sind häufig und es gibt viele Interaktionen mit anderen Pharmaka. Zusammen mit anderen Blutdrucksenkern addiert sich die Wirkung.
Patienten mit schweren Leberfunktions- und/oder Elektrolytstörungen dürfen nicht mit Schleifendiuretika behandelt werden.

Kaliumsparende Diuretika

Beispiele Amilorid, Triamteren.

Kaliumsparende Diuretika hemmen Natriumkanäle im späten distalen Tubulus und im Sammelrohr. Dadurch wird die Natrium-Rückresorption verhindert und, um die Ladungsbilanz auszugleichen, wird weniger K^+ ausgeschieden. Mit diesem Mechanismus wird eine Diurese von etwa 2–4 % des Glomerulumfiltrats erreicht. Kaliumsparende Diuretika werden v. a. zur Behandlung von Ödemen verwendet und in Kombination mit Diuretika, die zu einer vermehrten Kalium-Ausscheidung führen wie z. B. Thiaziddiuretika.

> Wegen der extremen Hyperkaliämiegefahr (Cave: Herzstillstand!) müssen ständige Elektrolytkontrollen erfolgen.

Außerdem darf man K^+-sparende Diuretika nicht bei schweren Leberfunktionsstörungen, Niereninsuffizienz oder vorbestehender Hyperkaliämie anwenden.

Aldosteronantagonisten

Beispiele Spironolacton, Eplerenon.

Aldosteronantagonisten oder auch Aldosteronrezeptorantagonisten hemmen kompetitiv die Bindung von Aldosteron an seinen Rezeptor im distalen Tubulus und im Sammelrohr. Dadurch kann der Rezeptor nicht aktiviert werden und zur Neusynthese von Natriumknälen, Na^+/H^+-Antiportern und Na^+/K^+-ATPasen führen. Es ergibt sich eine erhöhte Natrium- und verminderte Kaliumausscheidung. Aldosteronantagonisten sind nicht zur Akuttherapie geeignet. Bis sie ihre volle Wirkung entfalten, benötigen sie 3–5 Tage. Angewandt werden sie vorrangig beim Conn-Syndrom (primärer Hyperaldosteronismus), bei Leberinsuffizienz mit begleitendem Aszites und bei starker Herzinsuffizienz in Kombination mit einem Betablocker, ACE-Hemmer oder anderem Diuretikum.

Zusammenfassung

✖ **Diuretika** führen zu einer vermehrten Wasserausscheidung mit Elektrolytverschiebungen (Ausnahme: Osmodiuretika).

✖ **Osmodiuretika** werden v. a. zur Senkung des Augeninnendrucks und Hirndrucks (nach Blutungsausschluss) in akuten Fällen angewandt.

✖ **CA-Hemmer** haben keine große therapeutische Breite, sie hemmen das Enzym (die Carboanhydrase) zur Umwandlung von CO_2 und H_2O zu H_2CO_3, was zu einer vermehrten Natrium- und Kalium-Ausscheidung führt.

✖ **Thiazide** sind Low-ceiling-Medikamente und werden hauptsächlich zur Blutdrucksenkung, Ödemausschwemmung und bei renalem Diabetes insipidus benutzt.

✖ **Schleifendiuretika** sind äußerst wirksam und zur Akuttherapie in vielen Bereichen (Herzinsuffizienz, Ödeme, Bluthochdruck, Nierenversagen, Giftelimination etc.) geeignet.

✖ **Kaliumsparende Diuretika** werden gerne mit Kalium-verbrauchenden Medikamenten kombiniert. Ständige Elektrolytkontrollen sind erforderlich.

✖ **Aldosteronantagonisten** wirken langfristig, sie regulieren die Synthese neuer Kanäle im Tubulussystem.

Pharmaka mit Einfluss auf das Auge

Pharmaka zur Senkung des Augeninnendrucks

Der Augeninnendruck wird durch das Kammerwasser aufrechterhalten und sorgt für den richtigen Abstand zwischen Hornhaut, Linse und Netzhaut. Nur dadurch kann scharfes Sehen ermöglicht werden.

Das Kammerwasser wird in der hinteren Kammer vom Ziliarkörperepithel gebildet und fließt durch Pupille, zwischen Iris und der Linse, in die vordere Kammer. Dort läuft es über das Trabekelwerk und über Schlemm-Kanal, der im Kammerwinkel beginnt, in das episklerale Venensystem ab.

Ein **Glaukom** (grüner Star) entsteht, wenn der Augeninnendruck infolge eines gestörten Abflusses des Kammerwassers ansteigt. Der erhöhte Druck führt zu einer Schädigung der Sehnervs. Man unterscheidet zwischen einem Offenwinkelglaukom, bei dem der Abfluss durch das Trabekelwerk im Kammerwinkel oder im Schlemm-Kanal behindert wird und einem Winkelblockglaukom, bei dem es akut zu einer Verlegung des Kammerwinkels kommt. Über 90 % der Glaukompatienten sind vom chronischen Offenwinkelglaukom betroffen.

Pharmaka, die den Augeninnendruck senken, erleichtern entweder den Abfluss des Kammerwassers in der vorderen Augenkammer oder senken die Kammerwasserproduktion des Ziliarkörpers (▌ Abb. 1).

Pharmaka mit Einfluss auf die Kammerwasserproduktion

Betablocker
Beispiele Timolol, Pindolol.

Betablocker, die als Tropfen ins Auge gegeben werden, senken den Innendruck sehr effektiv und beeinflussen die Pupillenfunktion und die Akkomodation nicht.

Sie können aber trotzdem systemische Nebenwirkungen wie Bradykardie, AV- Überleitungsstörungen und Bronchokonstriktion auslösen.

> Bei Asthma bronchiale, bradykarden Herzrhythmusstörungen und AV-Überleitungsstörungen sollten Betablocker nicht gegeben werden.

α_2-Agonisten
Beispiele Clonidin, Brimonidin.

Auch α_2-Agonisten werden ins Auge getropft und verringern die Kammerwasserproduktion.

Sie haben systemische Nebenwirkung und können müde machen und in höheren Dosen den Blutdruck senken.

Carboanhydrasehemmer
Beispiele Dorzolamid (lokal), Acetazolamid (systemisch).

Das Enzym Carboanhydrase wird zur Herstellung des Kammerwassers benötigt. Es kommt im ganzen Körper vor, z.B. auch in den Nierentubulizellen. Dort sorgt es für die Rückresorption von Bikarbonat. Wird es im Auge gehemmt, verringert sich die Kammerwasserproduktion erheblich. Die lokale Applikation von Carboanhydrasehemmern ist der systemischen Gabe vorzuziehen. Systemisch werden Carboanhydrasehemmer nur beim **akuten Winkelblockglaukom** gegeben. Dann wirken sie diuretisch an der Niere, sorgen für eine erhöhte Kaliumausscheidung und können zu einer metabolischen Azidose führen.

Sekretion
• Betablocker
• Karboanhydrasehemmer
• Alpha-2-Agonisten
• Adrenergika

Abfluss
• Pilocarpin
• Prostaglandine

Osmodiuretika

▌ Abb. 1: Wirkungen der Glaukommedikamente. [9]

Pharmaka mit Einfluss auf den Kammerwasserabfluss

Prostaglandinderivate

Beispiele Latanoprost, Travoprost.

Prostaglandinderivate haben die höchste Effektivität bei der Senkung des Augeninnendrucks. Sie verbessern den Kammerabfluss durch Erweiterung des uveroskleralen Abflusswegs. Nach längerer Anwendung verändern sie die Farbe der Iris ins Dunkle und führen zu einem verstärkten Wimpernwachstum.

Parasympathomimetika
Beispiele Pilocarpin, Carbachol.

Parasympathomimetika steigern die Kontraktion des Ziliarmuskels und führen so zu einer Miosis und zugleich zur Erweiterung der Maschen des Trabekelwerks. Da sie eine relativ kurze Wirkdauer haben, müssen sie 3- bis 4-mal pro Tag getropft werden. Die Miosis kann zu Sehstörungen führen, daher sind Parasympathomietika nicht das Mittel der ersten Wahl.

Sympathomimetika
Dipivefrin wird im Auge zum Wirkstoff Adrenalin metabolisiert. Es wirkt durch den verbesserten Abfluss durch Stimulation der α- und β-Rezeptoren im Trabekelwerk, führt aber auch zur unangenehmen Rötung und Brennen der Bindehaut. Da es durch die leichte systemische Wirkung bronchienerweiternd wirkt, können es auch Asthmatiker verwenden.

Osmodiuretika

Beispiele Glycerol, Mannitol.

Bei einem akuten Winkelblockglaukom werden auch Osmodiuretika zur schnellen Senkung des Augeninnendrucks angewendet. Sie erhöhen die Serumosmolarität und entziehen dadurch dem ganzen Auge Wasser. Der Augeninnendruck wird dadurch gesenkt. Zudem verliert der Glaskörper an Volumen und gibt den Abflussweg frei.

Pupillenerweiternde Wirkstoffe (Mydriatika)

Um das Auge untersuchen zu können, wird die Pupille vom Augenarzt „weitgetropft". So kann er den Augenhintergrund und die Linse durch die Spaltlampe betrachten.
Auch um das Auge bei Entzündungen, die die Iris betreffen, ruhig zu stellen, werden Mydriatika verwendet.

Parasymphatolytika

Beispiele Tropicamid, Cyclopentolat, Atropin, Scopolamin.

Parasympatholytika hemmen den M. sphincter pupillae, der durch den Parasymphatikus innerviert wird (s. S. 14/15). Tropicamid und Cyclopentolat haben eine kurze Wirkdauer und sind geeignet für das Weittropfen zur Augenuntersuchung. Atropin und Scopolamin wirken für mehrere Tage. Deshalb werden sie bei Irisentzündungen angewendet.

α-Sympathomimetika

Der vom Sympathikus innervierte M. dilatator pupillae stellt bei Kontraktion die Pupille weit. α-Sympathomiatika führen zu einer dauerhaften Kontraktion des Muskels. **Phenylephrin** wird in der Kombination mit Tropicamid verwendet, um eine stärkere Pupillenerweiterung zu erreichen.

Zusammenfassung

* Pharmaka, die den Augeninnendruck senken, wirken entweder durch Verringerung der Kammerwasserproduktion oder durch Verbesserung des Abflusses und werden meist lokal als Augentropfen appliziert.
* Die **Kammerwasserproduktion** beeinflussen: Betablocker (Timolol, Pindolol), α_2-Agonisten (Clonidin) und Carboanhydrasehemmer (Dorzolamid, Acetazolamid).
* Den **Abfluss** verbessern Prostaglaninderivate (Latanoprost, Travoprost), Adrenergika (Dipivefrin) und Parasympathomimetika (Pilocarpin, Carbachol).
* Um den **Augenhintergrund** untersuchen zu können, wird die Pupille mit Mydriatika „weitgetropft". Auch bei Entzündungen der Iris stellt man so das Auge ruhig. Dazu verwendet man Parasympatholytika (Tropicamid, Scopolamin) und Symphatomimetika (Phenylephrin).

Pharmaka mit Einfluss auf die Magen-Darm-Funktion

Behandlung peptischer Erkrankungen

Zu den peptischen Erkrankungen zählt man die gastroösophageale Refluxkrankheit (GERD), die Typ B und C Gastritis und die gastralen und duodenalen Ulzera. Sie entstehen durch eine zu starke Säureproduktion im Magen, einen zu geringen Schleimhautschutz, durch NSAID oder Helicobacter-pylori-Infektion. Peptische Erkrankungen werden mit Medikamenten, die die Säureproduktion im Magen unterdrücken oder den körpereigenen Schleimhautschutz (Schleim- und Bikarbonat-Sekretion) verstärken, behandelt. Bei der Typ B Gastritis wird gleichzeitig auch der verantwortliche Erreger Helicobacter pylori eliminiert.

Protonenpumpenhemmer

Beispiele Omeprazol, Pantozol, Esomeprazol, Lansoprazol.

> Protonenpumpenhemmer hemmen den ATP-abhängigen H^+/K^+-Antiport in den Belegzellen der Magenschleimhaut. Dadurch gelangen weniger Protonen in den Magensaft und der pH steigt an.

Diese Präparate sind Prodrugs, die im sauren Milieu der Belegzelle in ihre aktiven Metaboliten umgewandelt werden. Sie wirken jedoch nicht lokal, sondern werden im Dünndarm aufgenommen und gelangen über den Blutkreislauf an ihren Zielort. Da die H^+/K^+-ATPase irreversibel gehemmt wird, hält ihre Wirkung bis zu 24 h an. Sie haben kaum Nebenwirkungen und eignen sich so auch zur langfristigen Therapie, z. B. bei gastroösophagealem Reflux.

H_2-Rezeptor-Antagonisten

Beispiele Ranitidin, Famotidin, Nizatidin, Cimetidin (heute obsolet).

Durch die Histaminsekretion werden die Belegzellen zur Säuresekretion angeregt. Eine Blockierung des Histaminrezeptors bewirkt in der Belegzelle also das Gegenteil. Der pH im Magensaft steigt an.

Da Cimetidin viele Nebenwirkungen hat und als potenter Inhibitor mehrere CYP-Isoenzyme hemmt, sollte es heutzutage nicht mehr verschrieben werden. Die anderen neueren Wirkstoffe haben die gleiche Wirkung, aber weniger Nebenwirkungen und Interaktionspotential. Trotzdem können Nebenwirkungen wie Magen-Darm-Beschwerden, ZNS-Störungen und Transaminasenerhöhung auftreten.

Prostaglandin E

> Prostaglandine, v. a. das Prostaglandin E_1, fördern die Sekretion von schleimhautschützendem Schleim und Bikarbonat.

Außerdem hemmt **Misoprostol** ebenfalls die Säuresekretion. Prostaglandine erhöhen den Uterustonus, deshalb sollten sie in der Schwangerschaft nicht eingenommen werden. Durch ihre motilitätssteigernde Wirkung können sie zu Durchfällen führen.

Antazida

Beispiele Aluminiumhydroxid, Magnesiumhydroxid, Magnesiumtrisilikat.

Antazida neutralisieren die Magensäure, indem sie sie binden. Wahrscheinlich fördern sie auch die Schleim- und Bikarbonatsekretion. Antazida helfen gut bei akutem Sodbrennen, werden aber zur Ulkustherapie weniger eingesetzt. Da sie bei gleichzeitiger Einnahme von anderen Medikamenten deren Resorption vermindern können, sollten sie immer in einem Zeitabstand von einigen Stunden eingenommen werden.

Sucralfat

Sucralfat ist eine Aluminiumverbindung, die mit Proteinen einen Komplex bildet und sich dann als Schutzfilm über die Magenschleimhaut legt. Dadurch schützt es sie vor Gallensäuren, Salzsäure und Pepsin. Außerdem fördert es die Sekretion der schützenden Faktoren durch Stimulierung der Prostaglandinsynthese. Auch Sucralfat kann zur Resorptionsstörungen einiger Medikamente führen.

Behandlung der Diarrhö

Loperamid

Dieses **Opioid** hemmt im Darm die Peristaltik. Es ist Mittel der Wahl bei Reisediarrhö. Wenn der Durchfall blutig ist oder von Fieber begleitet, darf Loperamid nicht eingenommen werden. Dann muss die Ursache des Durchfalls (z. B. Bakterieninfektion) behandelt werden.

> Eine zentrale Wirkung hat Loperamid nicht, da es von Transportproteinen sofort wieder aus dem ZNS entfernt wird. Es wirkt weder sedierend noch analgetisch.

Behandlung der Obstipation

Quellstoffe

Beispiele Leinsamen, Flohsamen.

Die nicht verdaubaren Polysaccharide quellen bei Einnahme mit genügend Wasser im Darm auf und regen die Peristaltik an. Wenn zuwenig Flüssigkeit dazu aufgenommen wird, kann es durch Verkleben zum Darmverschluss kommen.

Salinische und osmotisch wirksame Laxantien

Salinische Laxantien (z. B. Natriumsulfat, Magnesiumsulfat, Natriumhydrogenphosphat als Klysma) erhöhen die Osmolarität des Stuhls und halten so das Wasser im Darmlumen. Dadurch wird der Stuhl dünnflüssiger. Sie werden nur noch zur kurzfristigen Darmentleerung vor Endoskopien oder nach Vergiftungen eingesetzt.
Osmotische Laxantien (z. B. Lactulose, Sorbit, Polyethylenglykole) binden Wasser im Darmlumen und regen die Peristaltik an. Da sie von Bakterien im Dickdarm abgebaut werden, führen sie häufig zu Meteorismus und Diarrhö.

Hydragog wirkende Laxantien

Diphenol
Beispiele Bisacodyl, Natriumpicosulfat.

Beide Wirkstoffe werden im Dickdarm durch die Bakterien in ihren aktiven

Metaboliten Diphenol umgewandelt. Diphenol wirkt über eine Hemmung der Natriumrückresorption im Dickdarm. Dadurch wird Wasser ins Darmlumen gezogen und der Stuhl verdünnt.

Behandlung von Übelkeit und Erbrechen

Übelkeit und Erbrechen können verschiedene Ursachen haben. Sie treten als Symptom bei den unterschiedlichsten Erkrankungen auf und wird durch Reisen (Kinetosen) oder Intoxikationen ausgelöst. Wenn man die eigentliche Ursache behandeln kann, sollte man dies tun. Durch **Antiemetika** wird das Erbrechen nur unterdrückt.

> Die wichtigsten Transmitter, die am Auslösen von Erbrechen beteiligt sind, sind Histamin, Dopamin, Serotonin und Neurokinin.

Sie blockieren die Rezeptoren der am Erbrechen beteiligten Transmitter. Bei Übelkeit ist eine Beschleunigung der Magenentleerung durch Verkürzung der Magenpassage oft hilfreich. **Prokinetika** fördern die Magen-Darm-Motilität durch Freisetzung von **Acetylcholin.**

Antiemetika

Antihistaminika
Beispiele Dimenhydrinat, Diphenhydramin.

Beide Wirkstoffe werden erfolgreich zur Behandlung und Prophylaxe von Kinetosen eingesetzt. Sie blockieren den H_1-Rezeptor. Allerdings machen sie auch müde.

Neuroleptika
Beispiele Promethazin, Sulpirid.

Einige Neuroleptika, die eigentlich zur Behandlung der Schizophrenie eingesetzt werden, wirken auch antiemetisch. Sie sind Antagonisten am Dopamin-Rezeptor. Da sie aber relativ viele Nebenwirkungen haben, sind sie nicht Mittel der Wahl.

$5-HT_3$-Rezeptor-Antagonisten
Beispiele Ondansetron, Tropisetron.

„Setrone" wirken antagonistisch am $5-HT_3$-Rezeptor (Serotonin-Rezeptor). Sie haben die stärkste antiemetische Wirkung und werden v. a. beim zytostatika-induzierten Erbrechen eingesetzt.

Glukokortikoid
Auch das Glukokortikoid **Dexamethason** hat eine starke antiemetische Wirkung und wird häufig in Kombination mit $5-HT_3$-Rezeptor-Antagonisten verwendet.

Scopolamin
Scopolamin wirkt zentral am Brechzentrum, wo es Muscarin-Rezeptoren blockiert. Es wird als **Pflaster** auf die Haut aufgeklebt und gibt seinen Wirkstoff langsam ab. Dadurch ist es gut geeignet zur Prophylaxe von Kinetosen z. B. bei Schifffahrten.

Neurokinin-1-Rezeptor-Antagonist
Das neue Medikament **Aprepitant** hat eine gute Wirkung bei zytostatika-induziertem Erbrechen. Es wird immer mit Dexamethason und $5-HT_3$-Rezeptor-Antagonisten kombiniert.

Prokinetika

Metoclopramid (MCP)
MCP ist einerseits ein Antagonist am Dopamin-(D_2-)Rezeptor und unterdrückt damit Erbrechen. Andererseits ist es ein Agonist am Serotonin-Rezeptor $5-HT_4$. Durch die Aktivierung dieses Rezeptors wird Acetylcholin freigesetzt und die Magen- und Darmperistaltik angeregt. MCP wirkt peripher und zentral, da es die Blut-Hirn-Schranke überwinden kann und auch an zentrale Dopamin-Rezeptoren bindet. Die Unterdrückung der Dopaminwirkung kann Müdigkeit, Schwindel oder extrapyramidale Bewegungsstörungen auslösen, wie sie auch bei Einnahme von Neuroleptika (s. S. 46/47) auftreten.

Domperidon
Domperidon wirkt wie MCP antagonistisch am Dopamin-Rezeptor. Es kann jedoch die Blut-Hirn-Schranke nicht überwinden und wirkt demnach nur auf periphere Dopamin-Rezeptoren. Dadurch hat es auch weniger Nebenwirkungen.

Zusammenfassung

- ✖ **Peptische Erkrankungen** behandelt man mit Medikamenten, die die Säureproduktion im Magen hemmen oder den körpereigenen Schleimhautschutz unterstützen.
- ✖ Die wichtigsten Säureblocker sind die **Protonenpumpenhemmer.** Sie blockieren die H^+/K^+-ATPase irreversibel.
- ✖ **H_2-Rezeptor-Antagonisten** blockieren die säureproduktionsfördernde Wirkung von Histamin.
- ✖ **Prostaglandin E** regt die Bildung von Schleim und Bikarbonat an.
- ✖ Gegen (Reise-)Diarrhö wird das peripher wirkende Opioid **Loperamid** eingenommen.
- ✖ **Laxantien** wirken entweder durch das Binden von Wasser im Darmlumen stuhlverdünnend (Lactulose), oder durch das Aufquellen von Bestandteilen volumensteigernd (Leinsamen).
- ✖ Gegen Übelkeit und Erbrechen helfen u. a. Histamin-, Serotonin- oder Dopamin-Rezeptor-Antagonisten. Auch Medikamente, die die Darmmotilität fördern, sind bei Übelkeit hilfreich.

Pharmaka mit Einfluss auf das respiratorische System

Bronchodilatatoren

Obstruktive Ventilationsstörungen

Zu den obstruktiven Ventilationsstörungen gehören das **Asthma bronchiale** und die **COPD** (Chronic obstructive pulmonary disease). Die meisten COPD-Patienten sind ehemalige starke Raucher. Ihre Erkrankung entwickelt sich aus einer chronischen Bronchitis und endet mit einer irreversiblen Obstruktion mit Lungenemphysem. Beim Asthma bronchiale ist die Obstruktion reversibel. Es ist eine chronische Entzündung der unteren Atemwege mit bronchialer Hyperreagibilität. Durch exogene Allergene oder Trigger werden Mediatoren freigesetzt, die drei Reaktionen auslösen:

▶ Kontraktion der Bronchialmuskulatur
▶ Schleimhautödem durch eine erhöhte Gefäßpermeabilität
▶ verstärkte Sekretion von Schleim.

Das führt zu einem typischen Asthmaanfall mit Atemnot, expiratorischem Stridor und Husten. In ▪ Tabelle 1 ist das Stufenschema zur Behandlung des Asthma bronchiale aufgeführt.

β$_2$-Sympathomimetika
Beispiele Fenoterol, Salbutamol, Terbutalin, Formoterol, Salmeterol.

> β$_2$-Sympathomimetika haben die stärkste bronchodilatatorische Wirkung der Asthmamedikamente.

Auf die Entzündungsreaktion und Hyperreagibilität haben β$_2$-Sympathomimetika jedoch keinen Einfluss. Sie wirken bronchospasmolytisch durch Aktivierung der Adenylatcyclase und Erhöhung der cAMP-Konzentration. Sie stimulieren aber auch das Flimmerepithel und stabilisieren die Mastzellen. Man unterscheidet lang- und kurzwirksame β$_2$-Sympathomimetika (▪ Tab. 2). Kurzwirksame haben eine Wirkdauer von ein paar Stunden, langwirksame bis zu 1 Tag. Bei intermittierendem Asthma sind die kurzwirksamen Sympathomimatika Mittel der ersten Wahl. Sie werden auch beim akuten Asthmaanfall inhaliert, da ihre Wirkung schnell einsetzt. Auch das langwirksame Formoterol kann beim Asthmaanfall eingesetzt werden, da seine Wirkung schnell eintritt. Langwirksame Sympathomimetika werden beim schwereren Asthma zur Prophylaxe eingesetzt. Alle werden vorzugsweise inhaliert. So genannte Spacer vereinfachen die Inhalation des Wirkstoffs. Nur wenn der Asthmanfall durch inhalative Therapie nicht in den Griff zu bekommen ist, können sie auch oral oder i. v. gegeben werden. Dann haben sie systemische Nebenwirkungen wie Tremor, Tachykardien, Blutdrucksteigerung. Bei einer inhalativen Therapie treten diese Nebenwirkungen für gewöhnlich nicht auf. Betablocker verringern die Wirkung der β$_2$-Sympathomimetika. Bei COPD werden β$_2$-Sympathomimetika in Kombination mit Anticholinergika (s. u.) gegeben.

Theophyllin
Theophyllin, das wie Koffein zu den Methylxanthinen gehört, wirkt über die Hemmung der Phosphodiesterase in den glatten Muskelzellen der Bronchien. Dadurch kommt es zum cAMP-Anstieg und zur Relaxation. Außerdem blockiert es Aderosin-Rezeptoren, was die Bronchokonstriktion und Mastzellendegranulation unterdrücken soll. Der exakte Wirkmechanismus von Theophyllin ist aber noch ungeklärt. Es hat auch Wirkung auf andere Organe. Früher wurde es z. B. als Diuretikum bei Herzinsuffizienz eingesetzt. Heute wird es nur bei obstruktiven Atemwegserkrankungen und beim Apnoesyndrom bei Frühgeborenen verwendet, da es das Atemzentrum aktiviert.

> Theophyllin hat eine relativ enge therapeutische Breite und weist große individuelle Schwankungen in der Halbwertszeit auf. Deshalb muss der Plasmaspiegel regelmäßig überprüft werde (Drug monitoring).

Theophyllin wird oral eingenommen. Bei schweren Asthmaanfällen oder Status asthmaticus wird es auch i. v. gespritzt. Bei nächtlichem Asthma kann es als Retardpräparat gegeben werden, da dadurch die Wirkung länger anhält. Es wird auch bei COPD eingesetzt.
Die Nebenwirkungen reichen von Schlafstörungen, Kopfschmerzen und Unruhe über Tachykardien zu gastrointestinalen Beschwerden. Wegen seines Metabolismus über die CYP-Isoenzyme wird der Plasmaspiegel bei gleichzeitiger Einnahme von Makrolid-Antibiotika, Cimetidin und Gyrasehemmern erhöht. Carbamazepin und Johannsikraut können durch Enzyminduktion zu Spiegelerniedrigungen führen.

Anticholinergika (Muskarinrezeptor-Antagonisten)
Beispiele Ipratropiumbromid, Tiotropiumbromid.

Durch die Blockade des Acetylcholin-Rezeptors wird die Bronchokonstriktion nach Inhalation innerhalb von Minuten aufgehoben. Ipratropiumbromid wird beim Asthma eingesetzt, Tiotropumbromid bei der COPD. Da ihre Wirkung alleine zu schwach ist, verwendet man sie in Kombination mit β$_2$-Sympathomimetika.

Entzündungshemmung beim Asthma bronchiale

Glukokortikoide

Beispiele Beclometason, Budsonid (inhalativ), Dexamethason, Prednisolon (oral oder i. v.).

Glukokortikoide hemmen die Anschwellung der Bronchialschleimhaut und die übermäßige Schleimproduktion beim Asthma bronchiale. In höheren Dosen wirken sie auch bronchospasmolytisch. Bei der COPD sind Glukokortikoide wenig hilfreich (s. S. 82/83).

Stufe	Klinik	Therapie
Stufe 1 Intermittierendes Asthma	Symptome selten FEV$_1 \geq 80\%$	Schnellwirksames β$_2$-Sympathomimetikum bei Bedarf
Stufe 2 Persistierendes leichtes Asthma	Symptome > 1-mal/Woche FEV$_1 \geq 80\%$	Inhalative Glukokortikoide Schnellwirksames β$_2$-Sympathomimetikum bei Bedarf
Stufe 3 Persistierendes mittelschweres Asthma	Symptome täglich FEV$_1$ 60–80%	Inhalative Glukokortikoide Langwirksames β$_2$-Sympathomimetikum Evtl. Theophyllin, Montelukast
Stufe 4 Persistierendes schweres Asthma	Symptome ständig FEV$_1 \leq 60\%$	Inhalative Glukokortikoide Langwirksames β$_2$-Sympathomimetikum Evtl. Theophyllin Orale Glukokortikoide

▪ Tab. 1: Stufenschema der Asthmatherapie.

	Wirkstoff	Wirkeintritt	Wirkdauer
Kurzwirksame β₂-Sympathomimetika	Fenoterol	Sekunden bis Minuten	4 – 8 h
	Salbutamol	Sekunden bis Minuten	4 – 6 h
	Terbutalin	Sekunden bis Minuten	4 – 6 h
Langwirksame β₂-Sympathomimetika	Formoterol	Sekunden bis Minuten	12 h
	Salmeterol	10 – 20 min	12 h

■ Tab. 2: β₂-Sympathomimetika und ihr Wirkeintritt/Wirkdauer.

Eine inhalative Kortikosteroidbehandlung gehört zur Basistherapie des persistierenden Asthmas. Systemisch werden Glukokotikoide nur beim schweren Asthma und beim akuten schweren Asthmaanfall gegeben.

Leukotrien-Rezeptor-Antagonisten

Leukotrien-Rezeptor-Antagonisten binden an den Leukotrienrezeptor und unterdrücken so die Wirkung des für Anschwellung, Schleimbildung und Bronchokonstriktion verantwortlichen Mediators beim Asthma. Durch ihren Einsatz kann man die Wirksamkeit von β₂-Mimetika verbessern und die Glukokortikoiddosis reduzieren. **Montelukast** wird oral eingenommen.

Mastzellenstabilisatoren

Beispiele Cromoglicinsäure, Nedocromil.

Mastzellenstabilisatoren verhindern die Degranulation der Mastzellen, also die Freisetzung der Mediatoren (v. a. Histamin). Sie haben aber keine Wirkung auf die Bronchokonstriktion. Bis sie ihre volle Wirkung entfalten, dauert es mehrere Wochen. Man kann sie beim allergischen Asthma und bei der allergischen Rhinitis einsetzen.

Entzündungshemmung bei allergischen Reaktionen

Antihistaminika

Beispiele Clemastin, Dimenhydrinat, Diphenhydramin, Terfenadin, Cetirizin.

Antihistaminika werden nicht zur Therapie des Asthma bronchiale eingesetzt, sondern bei allergischen Reaktionen, die zu Urtikaria, Quincke-Ödem und anaphylaktischem Schock führen. Sie hemmen den Histamin₁-Rezeptor kompetitiv. Ältere Antihistaminika haben durch ihre ZNS-Gängigkeit einen sedierenden Effekt.

Dimenhydrinat wird auch als Antiemetikum, Diphenhydramin als Sedativum verwendet.

Am Bronchus haben Antihistaminika folgende Wirkung: Hemmung der Bronchokonstriktion, Stabilisierung der Gefäßpermeabilität und Hemmung der Vasodilatation. Sie haben viele Nebenwirkungen: Neben der Sedierung wirken sie **anticholinerg** (Mundtrockenheit, Miktionsstörungen, Akkomodationsstörungen, Mydriasis). Durch Terfenadin in hohen Dosen können **lebensbedrohliche Herzrhythmusstörungen** ausgelöst werden (Torsade-de pointes-Tachykardien).

Antitussiva

Beispiele Codein, Dihydrocodein, Hydrocodein.

Antitussiva dämpfen den Hustenreiz und den Hustenreflex. Sie wirken am Hirnstamm, wo der Hustenreflex verschaltet wird. Sie sollten nur bei trockenem Reizhusten verschrieben werden, da sonst anfallendes Sekret nicht abgehustet wird. Antitussiva gehören zur Gruppe der Opioide. Sie wirken auch leicht zentral dämpfend und analgetisch.

Expektorantien

Beispiele N-Acetylcystein, Mesna, Bromhexin.

Expektorantien verflüssigen den Bronchialschleim und erleichtern das Abhusten. N-Acetylcystein (ACC) und Mesna vermindern die Viskosität des Schleims durch Spaltung von Disulfidbrücken der Glykoproteine. ACC wird auch zum Schutz der Niere bei Kontrastmittelgabe und als Antidot bei Paracetamol-Intoxikation gegeben. Mesna ist ein bewährtes Mittel zur Prophylaxe der hämorrhagischen Zystitis bei Cyclophosphamidtherapie (s. S. 94/95). Bromhexin bzw. sein aktiver Metabolit Ambroxol regt die Drüsen des Bronchialsystems an, dünnflüssigen Schleim zu produzieren. Dadurch wird die Viskosität des Schleims vermindert. Expektorantien wirken nur, wenn gleichzeitig viel Flüssigkeit (Wasser) aufgenommen wird.

Zusammenfassung

✖ Die Therapie der obstruktiven Ventilationsstörungen umfasst Bronchodilatatoren und Mittel zur Unterdrückung der Entzündungsreaktion.

✖ **β₂-Sympathomimetika** sind die stärksten Bronchospasmolytika.

✖ Zur Basistherapie des Asthma bronchiale gehören **inhalative Glukokortikoide.**

✖ **Antihistaminika** werden nicht zur Therapie des Asthmas verwendet. Sie setzt man zur Unterdrückung allergischer Reaktionen wie Urtikaria, Quincke-Ödem und anaphylaktischem Schock ein.

✖ **Antitussiva** sind Opioidderivate und haben auch einen zentral dämpfenden Effekt.

✖ **Expektorantien** verflüssigen den Schleim durch Spaltung von Disulfidbrücken oder durch Stimulation der Sekretion von dünnflüssigem Sekret.

Antidiabetika

Diabetes mellitus beruht auf einem absoluten (Typ-1) oder relativen (Typ-2) Insulinmangel. Die dadurch erhöhten Blutzuckerwerte führen nach längerer Krankheitsdauer zu Schäden an Blutgefäßen und Nerven. Der Typ-1-Diabetes tritt meist schon in jungen Jahren auf und entsteht durch die Zerstörung der insulinproduzierenden B-Zellen im Pankreas durch immunologische Prozesse. Die Volkskrankheit Typ-2-Diabetes, die meist ältere, übergewichtige Patienten betrifft, resultiert aus einer Insulinresistenz der Fett-, Muskel- und Leberzellen und einem relativen Insulinmangel. Durch Erschöpfung der B-Zellen kann es später zum absoluten Insulimangel kommen.

Orale Antidiabetika

Diese setzt man beim Typ-2-Diabetes ein, wenn diätetische Maßnahmen nicht eingehalten werden oder nicht ausreichen (∎ Abb. 1). Viele führen aber auch zu Gewichtszunahme, was der Therapie nicht zuträglich ist.

> Bei fast allen oralen Antidiabetika (Sulfonylharnstoffe, Metformin, Glinide, Glitazone) muss die körpereigene Insulinproduktion zumindest noch teilweise erhalten sein, da sie die Insulinausschüttung im Pankreas oder die Insulinwirkung in der Peripherie erhöhen.

Sulfonylharnstoffe

Beispiele Glibenclamid, Glimepirid, Tolbutamid.

Sie setzen aus den B-Zellen im Pankreas Insulin frei, indem sie die Kaliumkanäle in den B-Zellen blockieren. Dadurch strömt Kalzium durch spannungsabhängige Kanäle ein und führt zur Insulinausschüttung. Ähnlich wirkt die körpereigene Insulinausschüttung durch Glukose. Dabei läuft das Schließen der Kaliumkanäle jedoch über die Bildung von ATP.

> Da Sulfonylharnstoffe die Kaliumkanäle auch öffnen, wenn eine normo- oder hypoglykämische Stoffwechsellage vorliegt, kann es zu gefährlichen Hypoglykämien kommen.

Meist lässt nach dreijähriger Therapie die Wirkung von Sulfonylharnstoffen nach. Das liegt an der verringerten Insulinsensitivität in der Peripherie und an der Erschöpfung der B-Zellen im Pankreas. Sulfonylharnstoffe sind Substrate von CYP2C9. Daher kann es zu Wechselwirkungen mit anderen Medikamenten kommen.

Glinide

Beispiele Repaglinid, Nateglinid.

Sie haben denselben Wirkmechanismus wie Sulfonylharnstoffe, aber eine vorteilhaftere Pharmakokinetik. Sie werden schneller resorbiert und ausgeschieden. So können sie kurz vor dem Essen eingenommen werden, senken den postprandialen Blutzucker wirkungsvoll ab, haben aber kaum Einfluss auf den Nüchternblutzucker. Die Gefahr von Hypoglykämien ist so geringer.

Biguanide

Von den ursprünglich drei Biguaniden wird heute nur noch **Metformin** eingesetzt. Die anderen wurden wegen des erhöhten Risikos von Laktatazidosen aus dem Handel genommen. Metformin wirkt durch Hemmung der Glukoneogenese in der Leber und der verbesserten Glukoseaufnahme in der Peripherie. Es hat auch Einfluss auf den Fettstoffwechsel. Es erniedrigt das VLDL und erhöht das HDL-Cholesterin im Blut. Metformin wird über die Niere eliminiert.

> Selten, und v. a. bei Überdosierung oder Niereninsuffizienz kann es zur Entwicklung einer Laktatazidose kommen. Röntgenkontrastmittel kann die Ausscheidung von Metformin stören und so die Gefahr einer Laktatazidose erhöhen.

Glitazone (Insulin-Sensitizer)

Beispiele Pioglitazon, Rosiglitazon.

Sie führen zur verbesserten Aufnahme von Glukose in peripheren Körperzellen, v. a. Fettzellen, aber auch Muskel- und Leberzellen durch Stimulation des PPARγ (Peroxisome proliferator-activated receptor). Durch Aktivierung des Rezeptors kommt es zur veränderten Genexpression und Proteinsynthese. So können die Fettzellen mehr Triglyceride speichern und geben weniger hyperglykämiefördernde Stoffe ab. Bis die volle Wirkung einsetzt, dauert es mehrere Wochen. Glitazone haben auch einen positiven Einfluss auf den Fettstoffwechsel.

α-Glukosidasehemmer

Beispiele Acarbose, Miglitol.

Die α-Glukosidase im Bürstensaum des Dünndarms spaltet Polysaccharide und Disaccharide in Monosaccharide auf, die dann von den Enterozyten aufgenommen werden können. Wird das Enzym gehemmt, wird die Aufnahme von Kohlenhydraten verzögert und vermindert. So werden v. a. postprandiale Blutzuckerspitzen verhindert. Auf den Nüchternblutzucker und den HbA1c-Wert haben α-Glukosidasehemmer kaum Einfluss. Sie verursachen durch den vermehrten bakteriellen Abbau der nichtaufgenommenen Kohlenhydrate fast immer Verdauungsbeschwerden mit Meteorismus und Durchfall, was die Compliance beeinträchtigt. Zur Hypoglykämie können Glukosidasehemmer nicht führen.

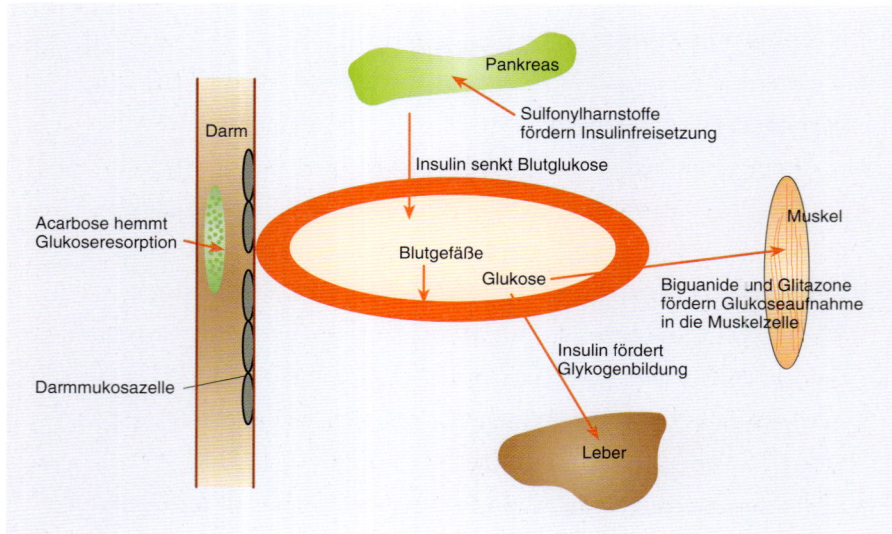

∎ Abb. 1: Wirkung von oralen Antidiabetika und Insulin. [2]

Insulin

Insulin senkt den Blutzuckerspiegel, indem es den Transport von Glukose in Muskel- und Fettzellen fördert. Zudem aktiviert Insulin anabole Prozesse wie die Glykogen, Protein- und Lipidsynthese. Therapeutisch wird bei Diabetes mellitus Typ 1, bei Diabetes mellitus Typ 2, wenn orale Antitdiabetika nicht mehr ausreichen und in der Schwangerschaft eingesetzt. Die therapeutisch verwendeten Insuline sind gentechnologisches hergestellte Humaninsuline und modifizierte Insulin-Analoga. Das früher aus Schweine- oder Rinderpankreas isolierte Insulin wird heute kaum noch benutzt. Die verschiedenen Insulinpräparate unterscheiden sich v. a. in der Wirkdauer.

Insulinpräparate

Normalinsulin (Altinsulin)

Dieses ist ein kurzwirksames Insulin, das eine Plasmahalbwertszeit von etwa 10 min hat. Seine Wirkung setzt nach 15 min ein und hat ihr Maximum nach 3 h. Um zum richtigen Zeitpunkt zu wirken, sollte ein Spritz-Ess-Abstand von mind. 30 min eingehalten werden.
Es kann als einziges Insulin auch intravenös verabreicht werden. Daher wird es bei Stoffwechselentgleisungen (Ketoazidose) und während Operationen gegeben.

Verzögerungsinsulin

Verzögerungsinsulin ist Normalinsulin, das an eine schwer lösliche Substanz gebunden ist, z. B. an **Protamin** (intermediär wirksames Insulin), NPH (Neutral-Protamin-Hagedorn-Insulin) oder **Zink** (langwirksames Insulin, Insulin lente). Durch die Kristallbildung wird das Insulin nach s. c.- Injektion erst nach Stunden freigesetzt.

Insulin-Analoga

Beispiele Insulinlispro, Insulinaspart, Insulinglargin, Insulindetemir.

Die besonders **schnell wirksamen Insulin-Analoga** Insulinlispro und Insulinaspart wirken schon nach 25 min. Daher muss kein Spritz-Ess-Abstand eingehalten werden. Sie haben eine Wirkdauer von etwa 4 h.
Langwirksame Insulin-Analoga sind Insulinglargin und Insulindetemir. Sie haben ein gleichmäßigeres Wirkprofil als die Verzögerungsinsuline. Ihre Wirkdauer beträgt bis zu 40 h.

Insulinmischungen

Insulinmischungen sind Mischungen aus NPH-Insulin und Altinsulin. Der Anteil von Altinsulin reicht zu 10 – 50 %. Der Rest ist NPH-Insulin.

Inhalatives Insulin

Das inhalative Insulin Exubera® wurde 2007 nach nur 1 Jahr aus dem Handel genommen, da es zu wenig Akzeptanz unter Ärzten und Patienten fand.

Hypoglykämie

Die häufigste und gefährlichste Nebenwirkung ist die Hypoglykämie durch Insulinüberdosierung. Die Gefahr besteht v. a. bei Typ-1-Diabetikern, aber grundsätzlich bei jeder Insulintherapie. Das Risiko steigt bei ungenügender Nahrungsaufnahme, Alkoholgenuss und körperlicher Anstrengung.

> Bei gleichzeitiger Einnahme von Betablockern oder bei Neuropathie können die Frühsymptome einer Unterzuckerung (Zittern, Tachykardie, Unruhe) nicht bemerkt werden, und es kann sich eine schwere Hypogkykämie entwickeln.

Formen der Insulintherapie

Konventionelle Insulintherapie

Bei der konventionellen Insulintherapie spritzt der Patient jeden Tag die gleiche Menge an Insulin und passt seine Mahlzeiten daran an. Für eine gute Einstellung sind mindestens zwei Injektionen erforderlich. Dabei wird der größte Teil des Insulins (meist eine Insulinmischung aus Intermediär- und Normalinsulin) vor dem Frühstück und der Rest vor dem Abendessen gespritzt. Nachteil der konventionellen Insulintherapie ist die geringe Flexibilität. Der Patient muss sich an starre Ess- und Spritzregelungen halten.

Intensivierte Insulintherapie

Die intensivierte Insulintherapie ist vorteilhafter für Patienten, die mehr Flexibilität in der Insulintherapie benötigen. Sie beruht auf dem Basis-/Boluskonzept. Dabei wird mindestens zweimal am Tag ein intermediär wirkendes Insulin und zu den Mahlzeiten jeweils Normalinsulin gespritzt. Die Menge richtet sich nach den Broteinheiten der Mahlzeiten, dem präprandialen Blutzuckerwert, der geplanten körperlichen Belastung und der Tageszeit. Da bei der intensivierten Insulintherapie ein hohes Maß an Selbstverantwortung und Verständnis benötigt wird, ist sie nicht für alle Patienten geeignet.

Insulinpumpentherapie

Über eine subkutan liegende Sonde wird kontinuierlich Normalinsulin abgegeben. Zu den Mahlzeiten kann sich der Patient zusätzliche Bolusinjektionen verabreichen. Der Blutzuckerspiegel muss aber bisher immer noch vom Patienten selbst gemessen werden.

Zusammenfassung

✖ **Orale Antidiabetika** werden beim Typ-2-Diabetes eingesetzt, wenn diätetische Maßnahmen nicht mehr ausreichen. Sie setzen fast alle voraus, dass die körpereigene Insulinproduktion zumindest teilweise erhalten ist.

✖ **Insulin** wird bei Typ-1-Diabetes, bei Typ-2-Diabetes, wenn orale Antidiabetika nicht mehr ausreichen und in der Schwangerschaft angewendet.

✖ Die Präparate unterscheiden sich in der Wirkdauer.

✖ Wichtigste Nebenwirkung der Insulintherapie ist die Hypoglykämie.

✖ Bei der **konventionellen Insulintherapie** spritzt der Patient jeden Tag die gleiche Menge Insulin und passt seine Mahlzeiten daran an.

✖ Die **intensivierte Insulintherapie** beruht auf dem Basis/Boluskonzept. Sie ist flexibler als die konventionelle Insulintherapie.

✖ Bei der **Insulinpumpentherapie** wird über eine subkutan liegende Sonde kontinuierlich Insulin abgegeben.

Lipidsenker

Hohe Cholesterinwerte sind mitverantwortlich für die Entstehung von Atherosklerose und damit für kardiovaskuläre Erkrankungen. Etwa 40 % der erwachsenen Bevölkerung haben zu hohe Cholesterinwerte und bei 15 % liegen die Triglyceridwerte über dem Normalwert.

Physiologischer Fettstoffwechsel

Exogener Fettstoffwechsel

Tryglyceride werden mit der Nahrung aufgenommen. Die Pankreaslipase spaltet sie im Dünndarm in Fettsäuren und Glycerine auf. Nach der Resorption durch die Enterozyten in so genannten Mizellen werden sie wieder zu Triglyceriden zusammengebaut und in **Chylomikronen** verpackt, die über die Lymphe abtransportiert werden. In der Peripherie werden die Triglyceride wieder durch die **endothelständige Lipoproteinlipase** in Fettsäuren aufgespalten und an Muskel- und Fettzellen abgegeben. Die dann übriggebliebenen **Remnants** werden zur Leber transportiert und dort aufgenommen. Auch Cholesterin wird über die Nahrung und den enterohepatischen Kreislauf aus dem Darm aufgenommen und mit den Chylomikronen abtransportiert. Über die Chylomikronen-Remnants gelangt das Cholesterin und Cholesterin-Ester in die Leber.

Endogener Fettstoffwechsel

Lipide werden im Blut in Form von kugelförmigen Lipoproteinen transportiert, deren Außenschicht aus Phopholipiden und Cholesterin besteht und das Innere aus stark hydrophoben Triacylglycerinen und Cholesterinestern. Struktur geben den Lipoproteinen die Apolipoproteine, die von der Leber synthetisiert werden. **VLDL** (Very low density lipoproteins) transportieren Cholesterin und Triyglyceride von der Leber in die Peripherie und werden im Blut durch die Lipoproteinlipase über **IDL** (Intermediate density lipoproteins) zu **LDL** (Low densitiy lipoproteins) gespalten. Das Cholesterin der LDL kann von Zellen mit LDL-Rezeptoren aufgenommen und zum Einbau in Membranen verwendet werden. LDL lagern sich aber auch in Gefäßwänden ein und werden dort oxidiert. Oxidierte LDL werden von Makrophagen aufgenommen, die sich als Schaumzellen im Endothel einnisten. Diese verursachen eine Entzündungsreaktion, die zur einer Intimaverdickung führt. So entsteht Arteriosklerose. Das ebenfalls im Blut zirkulierende **HDL** nimmt überflüssiges Cholesterin aus extrahepatischen Zellen und im Blut auf und transportiert es zurück in die Leber. Deshalb wirkt HDL antiatheriosklerotisch. In ■ Tabelle 1 sind die Aufgaben der Lipoproteine zusammengefasst.

Endogene Cholesterinsynthese

Cholesterin ist nicht nur Bestandteil der Zellmembranen, sondern auch Grundbaustein für die Steroidsynthese. Der Cholesterinverlust über die Galle wird durch die körpereigene Cholesterinsynthese und die Wiederaufnahme aus dem Darm kompensiert.
Fast jede Körperzelle ist in der Lage, Cholesterin zu bilden. Der Hauptsyntheseort ist jedoch die Leber und die Darmschleimhaut. Dort wird aus Acetyl-CoA mithilfe des Enzyms Hydroxy-methyl-glutaryl-CoA-Reduktase **(HMG-CoA-Reduktase)** Mevalonat und in mehreren weiteren Schritten Cholesterin synthetisiert. Ist eine bestimmte Konzentration an Cholesterin in der Leber erreicht, wird die Cholesterinsynthese und die Aufnahme aus dem Darm eingestellt. Ein Teil des hepatischen Cholesterins wird in Gallensäuren umgewandelt oder als freies Cholesterin in die Galle abgegeben. So erreicht es den Dünndarm, wo es über den **enterohepatischen Kreislauf** wiederaufgenommen wird.

Hyperlipidämien

Einige Lipidstoffwechselstörungen sind erblich bedingt. Manche betreffen dabei den Cholesterinstoffwechsel (z. B. familiäre Hypercholesterinämie), andere den Apolipoprotein- oder Triglyceridstoffwechsel. Sehr viel häufiger sind die **sekundär-symptomatischen Formen.** Sie werden durch falsche Ernährung, Alkoholabusus, Erkrankungen (Diabetes mellitus, metabolisches Syndrom, Adipostitas) oder Medikamenteneinnahme (Kontrazeptiva, Kortison) ausgelöst. Obwohl Gewichtsreduzierung und cholesterinarmer Ernährung auf jeden Fall angestrebt werden sollten, ist die pharmakologische Therapie der Hyperlipidämie die wirkungsvollste (■ Abb. 1).

Therapie der Hyperlipidämie

Statine (HMG-CoA-Reduktasehemmer)

Beispiele Simvastatin, Lovastatin, Atorvastatin, Pravastatin.

HMG-CoA-Reduktasehemmer werden auch CSE-Hemmer genannt (Cholesterin-Synthese-Enzym-Hemmer).

> Da das meiste Cholesterin aus der endogenen Synthese stammt, ist eine Hemmung der Cholesterinbiosynthese am effektivsten.

Sinkt die Cholesterinkonzentration in der Leber, werden mehr LDL-Rezeptoren exprimiert und Cholesterin wird vermehrt aus dem Blut aufgenommen. Die LDL-Konzentration sinkt um bis zu 50 %. Auch die Triglyceridkonzentration nimmt ab. Dafür steigt HDL an.

Lipoproteine	Funktion
Chylomikronen	Transportieren exogene Triglyceride vom Darm in Peripherie
Remnants	Werden in Leber aufgenommen
VLDL	Transportieren endogene Triglyceride und Cholesterin von Leber in Peripherie
IDL	Werden zu 50 % in LDL umgewandelt, 50 % werden von der Leber wiederaufgenommen
LDL	Transportieren Cholesterin und Cholesterinester zur Leber und Peripherie
HDL	Nehmen Cholesterin aus extrahepatischen Zellen und Blut auf und transportieren es zurück in die Leber

■ Tab. 1: Funktion der einzelnen Lipoproteine.

Statine unterliegen einem ausgeprägten First-pass-Effekt.

> Statine können eine schwerwiegende Mypopathie bis hin zur Rhabdomayolyse auslösen. Bei erhöhten CK-Werten und Muskelschmerzen sollten sie abgesetzt werden.

Im schlimmsten Fall kann es zur Rhabdomyolyse mit akutem Nierenversagen kommen. Besonders in der Kombination mit Fibraten besteht dieses Risiko. Inhibitoren des CYP3A4 können zu einer verlangsamten Ausscheidung von Statinen führen und das Rhabdomyolyserisiko erhöhen.

Cholesterinabsorptionshemmer

Ezetimib blockiert ein Protein, das als Rezeptor für Cholesterin im Dünndarm fungiert. Dadurch wird die enterale Cholesterinaufnahme vermindert. Trotz ansteigender endogener Cholesterinsynthese, wird die Cholesterinkonzentration im Serum um 15–20 % gesenkt.

Anionenaustauschharze

Colestyramin ist ein so genannter Anionenaustauschharz. Es wird im Darm selbst nicht resorbiert, bindet aber an Gallensäuren und verhindert so deren Rückresorption. Sie werden über den Stuhl ausgeschieden. Dadurch sinkt die Cholesterinkonzentration in der Leber, und sie nimmt vermehrt LDL aus dem Blut auf. Sehr viele Patienten klagen während der Einnahme von Colestyramin über gastrointestinale Beschwerden wie Obstipation und Blähungen.

> Anionenaustauschharze können die Resorption anderer Medikamente stören.

Fibrinsäurederivate (Fibrate)

Beispiele Bezafibrat, Fenofibrat, Gemfibrozil.

Fibrate steigern die Aktivität der gefäßständigen Lipoproteinlipase. Sie indizieren auch eine veränderte Genexpression durch Stimulierung des PPARα in Hepa-

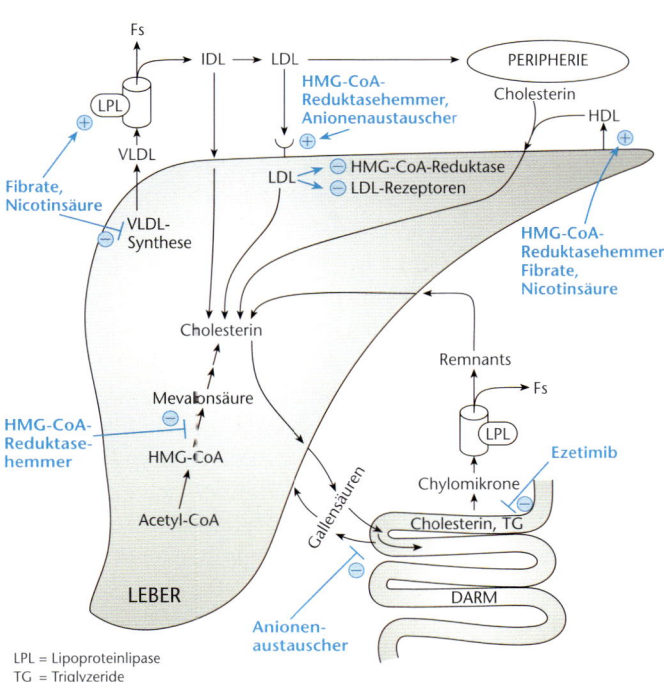

■ Abb. 1: Wirkorte der Lipidsenker. [4]

LPL = Lipoproteinlipase
TG = Triglyzeride
Fs = Fettsäuren
Y = LDL-Rezeptor

tozyten. Im Einzelnen ist der Wirkmechanismus von Fibraten noch nicht geklärt. Fibrate senken v. a. die Triglyceridkonzentration im Serum. VLDL wird weniger gebildet und vermehrt zu LDL abgebaut. HDL steigt an. Fibrate können wie Statine Muskelschmerzen mit CK-Anstieg verursachen. Außerdem entstehen vermehrt Gallensteine. Die Wirkung von oralen Antikoagulantien (Cumarinen) ist unter Fibrattherapie erhöht. Das Gleiche gilt für orale Antidiabetika und Insulin.

Nikotinsäure

Nikotinsäure hemmt die Aktivität der Triglyceridlipase und damit die Lipolyse in den Fettzellen. Außerdem wird in der Leber weniger VLDL synthetisiert. LDL sinkt nach mehreren Tagen leicht ab, während LDL sehr stark ansteigt. Nikotinsäure wird trotz einschleichender Dosierung schlecht vertragen. Nebenwirkungen sind Flush-Syndrom, Urtikaria, Juckreiz und Magen-Darm-Beschwerden.

Zusammenfassung

✖ Die effektivste Methode, um Cholesterin zu senken, ist, dessen Synthese zu hemmen.

✖ **HMG-CoA-Reduktasehemmer** senken den Cholesterinspiegel um bis zu 50 %.

✖ Bei Muskelschmerzen und CK-Anstieg sollte man sie unbedingt absetzen, denn es droht eine Rhabdomyolyse.

✖ **Cholesterinabsorptionshemmer** (Ezetimib) und **Anionenaustauschharze** (Colestyramin) verringern die Rückaufnahme von Cholesterin aus dem Darm.

✖ **Fibrate** senken den Cholesterinspiegel durch Aktivierung der Lipoproteinlipase, Hemmung der VLDL-Synthese und Veränderung der Gentranskription.

✖ **Nikotinsäure** hemmt die Lipolyse im Fettgewebe und die Synthese von VLDL in der Leber.

Schilddrüsenmedikamente

Die Hauptaufgabe der Schilddrüse ist die Produktion der Schilddrüsenhormone (Abb. 1):

▶ **Trijodthyronin** (T_3)
▶ **L-Thyroxin** (T_4 oder Levythyroxin).

Zusätzlich wird in den C-Zellen der Schilddrüse **Calcitonin** hergestellt, das für den Knochenstoffwechsel benötigt wird.
20 % des Jodgehalts im Körper (Tagesbedarf: 160 µg Jodid) befinden sich in der Schilddrüse und dienen der Hormonproduktion (Abb. 1).
Die Produktion der Schilddrüsenhormone T_3 und T_4 läuft in vier Schritten ab:

1. **Jodination:** Jodid wird aus dem Magen-Darm-Trakt resorbiert und über das Blut zur Schilddrüse transportiert, wo es durch den Na^+-Jodid-Symporter (NIS) in die Thyreozyten aufgenommen wird. Der Transport in die Zelle wird durch TSH stimuliert und kann durch die Gabe von Perchlorat und Thiocyanat unterbunden werden.
2. **Jodisation (Oxidation):** Jodid wird von der Peroxidase zu Jod (I_2) oxidiert und dann in Tyrosinreste eingebaut,

welche an Thyreoglobulin gebunden sind. Aus dieser Verbindung entstehen Monojodtyrosin (MIT) und Dijodtyrosin (DIT).
3. **Kopplungsreaktion:** Die Peroxidase verbindet zwei Moleküle DIT (unter Verbrauch von H_2O_2) zu Thyroxin (T_4). Aus einem MIT und einem DIT entsteht Trijod-L-Thyronin (T_3). Auch auf diese Reaktion wirken Perchlorat und Thiocyanat inhibierend.
4. **Speicherung:** T_3 und T_4 werden nun an Thyreoglobulin gebunden und als Kolloid gespeichert. Mehr als 99 % des Thyroxins liegen so gebunden vor und sind damit inaktiv. Nur freies T_3 und T_4 sind biologisch aktiv (Tab. 1).

Die Freisetzung der Hormone T_3 und T_4 aus der Schilddrüse erfolgt durch proteolytische Enzyme. Lithium und Jodid (in hohen Dosen) inhibieren diese Freisetzung. Zum Transport werden die Schilddrüsenhormone (T_3 und T_4) an thyroxinbindendes Globulin (TBG), Albumin oder Präalbumin gebunden. Das Verhältnis von T_3 zu T_4 in der Blutbahn entspricht etwa 1 : 9. An der Zielzelle wird T_4 in T_3 umgewandelt

(dejodiert), um seine volle Wirkung entfalten zu können.

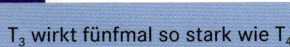
T_3 wirkt fünfmal so stark wie T_4.

Wirkung von T_3 und T_4 auf die Zielzelle

Aufgrund der Lipophilität von T_3 und T_4 ist die Zellmembran der Zielzelle kein Hindernis. Zudem enthält die Membran eine Vielzahl von aktiven Transportern, damit der Hormonspiegel in der Zelle höher als im Blutplasma werden kann. Im Zellkern binden T_3 und T_4 an spezielle Rezeptoren und beeinflussen so die Synthese von RNA und damit von Proteinen und Enzymen. T_3 und T_4 steigern:

▶ Grundumsatz (Wärmebildung und O_2-Verbrauch)
▶ Cholesterinsynthese
▶ Lipolyse, Liposynthese
▶ Glykogenolyse
▶ Glukose- und Galaktoseresorption
▶ Glukagonwirkung
▶ Katecholaminempfindlichkeit
▶ Ca^{2+}- und Phosphatstoffwechsel
▶ Nervenerregbarkeit
▶ Muskelkontraktion
▶ Muskel- und Knochenwachstum.

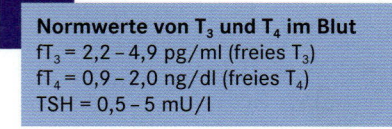
Normwerte von T_3 und T_4 im Blut
fT_3 = 2,2 – 4,9 pg/ml (freies T_3)
fT_4 = 0,9 – 2,0 ng/dl (freies T_4)
TSH = 0,5 – 5 mU/l

Schilddrüsenhormone

Beispiele L-Thyroxin (Euthyrox®), Kombinationen T_3 + T_4.

Zur Therapie der Schilddrüsenunterfunktion werden meist T_4-Präparate eingesetzt. Sie werden oral gut resorbiert. Wichtiges Indiz für die korrekte Dosierung ist das subjektive Wohlbefinden des Patienten. Zur Kontrolle wird der TSH-Wert anfangs alle 4 – 6 Wochen, später alle 6 Monate beurteilt und auf klinische Symptome geachtet. In Jodmangelgebieten wie in Deutschland

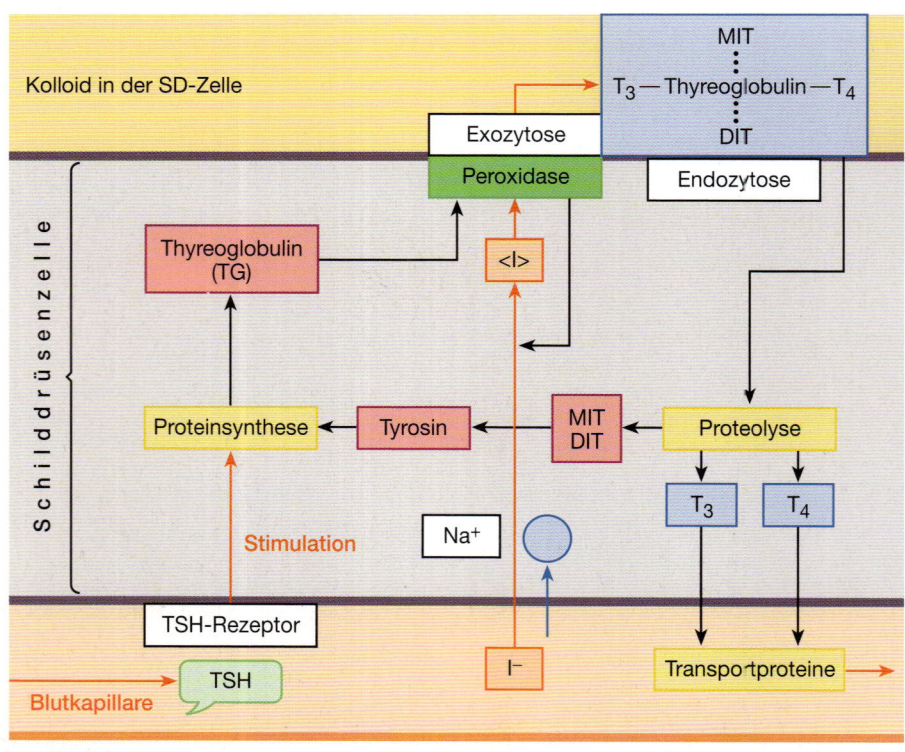

 Abb. 1: Schilddrüsenhormonproduktion. MIT = Monojodtyrosin, DIT = Dijodtyrosin, TSH = Thyroideastimulierendes Hormon. [2]

	T_3	T_4
Wirkungseintritt	2 – 4 h	3 – 5 d
Plasma-HWZ	15 – 20 h	6 – 7 d
Plasma-Eiweißbindung	99,7 %	99,97 %
Biologischer Abbau	Glukuronierung der OH-Gruppe	Glukuronierung der OH-Gruppe

■ Tab. 1: Pharmakologische Kenngrößen von T_3 und T_4. [nach 2]

(über 30 % der Bevölkerung) ist es üblich, Kombinationspräparate aus L-Thyroxin und Jod zu verwenden. Nebenwirkungen sind: Tremor, Tachykardie, Nervosität. Bei Überdosierung kann es zu Durchfällen, Gewichtsabnahme und vermehrtem Schwitzen kommen.

Schilddrüsenhormone werden oft missbraucht, um das Gewicht zu reduzieren. Eine durch Überdosierung der SD-Hormone verursachte Hyperthyreose nennt man **Thyreotoxicosis factitia.**

Thyreostatika

Beispiele Carbimazol, Thiomazol, Propylthiouracil, Perchlorat.

Man unterscheidet Thyreostatika, die die Synthese der Schilddrüsenhormone hemmen von solchen, die die Freisetzung von Schilddrüsenhormonen verhindern.

Carbimazol, Thiomazol und Propylthiouracil sind schwefelhaltige Verbindungen und zählen zu den Thioharnstoffen. Sie hemmen die Peroxidase-katalysierten Reaktionen. Propylthiouracil hemmt zudem die Umwandlung von T_4 zu T_3 in der Peripherie. Da die Wirkung auf einer Hemmung der Neusynthese von Hormonen basiert, setzt der Effekt erst nach Tagen ein, wenn die aktuellen Hormonspeicher entleert sind.

Die schwerwiegendste Nebenwirkung der genannten Thyreostatika ist eine reversible Knochenmarksdepression bis zur Agranulozytose.

Perchlorat hemmt kompetitiv den Jodtransport (durch den Na^+-Jodid-Symporter) in die Schilddrüse. Es wird v. a. wegen seines unmittelbaren Wirkungseintritts angewandt: Patienten mit manifester Hyperthyreose oder solche mit Jodmangel-Struma, die eine Untersuchung mit jodhaltigem Kontrastmittel

benötigen, bekommen prophylaktisch Perchlorat zu Hemmung der Jodaufnahme in die Schilddrüse verabreicht.

Hyper- und Hypothyreose

Der häufigste Grund für eine Schilddrüsenunterfunktion ist die **Hashimoto-Thyreoiditis** (entzündliche Autoimmunerkrankung der Schilddrüse). Sie verläuft oft subklinisch. Symtome sind: Leistungsabfall, Kälteempfindlichkeit, Gewichtszunahme, Obstipation.

Schilddrüsenunterfunktionen werden mit einer Schilddrüsenhormonsubstitution behandelt.

Eine Schilddrüsenüberfunktion entsteht am häufigsten durch **M. Basedow** (Autoimmunaktivierung der TSH-Rezeptoren) oder eine Schilddrüsenautonomie, die sich oft aus einem Jodmangelstruma entwickelt. Die autonome Stelle reagiert nicht auf die übergeordneten Hormone (TSH), sondern produziert

ohne Anreiz T_3 und T_4. Wird dem Betroffenen Jod verabreicht (z. B. im Rahmen einer Kontrastmitteluntersuchung), können lebensbedrohliche **thyreotoxische Krisen** entstehen. Typische Symptome einer Hyperthyreose sind: Unruhe, Exophtalmus (selten), Herzrasen, Tremor, Gewichtsverlust

Thyreotoxische Krise

Es handelt sich um eine akut lebensbedrohliche Hyperthyreose mit einer Letalität von über 30 %.

> Patienten, die eine thyreotoxische Krise erleiden, gehören immer auf die Intesivstation!

Therapie

Man verwendet das Thyreostatikum Thiamazol i. v. und Glukokortikoide, die eine Hemmung der SD-Hormone unterstützen. Propanolol und Tranquilizer helfen gegen die Begleitsymptomatik. Sollte die Krise Folge einer Jodexposition gewesen sein, werden zur Therapie auch Lithiumsalze und Natriumperchlorat eingesetzt. Eine Krise, die in 48 h medikamentös nicht in den Griff zu bekommen ist, wird mit einer SD-Operation behandelt.

Zusammenfassung

✖ Die Schilddrüse stellt in vier Schritten die Wachstumshormone T_3 und T_4 mithilfe von Jodid her.

✖ Die C-Zellen der Schilddrüse produzieren **Calcitonin,** das beim Knochenstoffwechsel eine bedeutende Rolle spielt.

✖ Das Verhältnis von T_3 zu T_4 in der Blutbahn entspricht etwa 1:9. T_4 wird an der Zielzelle in T_3 umgewandelt.

✖ Die **Hashimoto-Tyhreoditis** ist die häufigste Ursache einer Hypothyreose.

✖ **M. Basedow** ist die häufigste Ursache für eine Hyperthyreose.

✖ In Deutschland leiden 30 % der Bevölkerung an einem **Jodmangelstruma.**

✖ **Thyreostatika** hemmen die Schilddrüsenhormonsynthese oder deren Freisetzung.

✖ Kontrastmittel ist jodhaltig und kann bei Patienten mit vorbestehenden autonomen Schilddrüsengebieten eine thyreotoxische Krise auslösen.

✖ **Thyreotoxische Krisen** weisen eine Letalität von über 30 % auf.

Gichtmedikamente

Gicht entsteht, wenn mehr Harnsäure produziert als ausgeschieden wird, und der Harnsäurespiegel im Blut über 6,4 mg/dl liegt.

Harnsäure bzw. Urat entsteht beim Abbau der Purinbasen AMP (Adenosinmonophosphat) und GMP (Guanosinmonophosphat).

Bei Gichtpatienten bilden sich Uratkristalle aus, die eine Entzündungsreaktion entfachen. Dies geschieht v. a. in Geweben mit langsamem Stoffwechsel (bradytroph) wie dem Knorpel. Uratkristalle fallen zuerst in der Gelenkflüssigkeit aus und werden dann von neutrophilen Granulozyten und Makrophagen aufgenommen, was sich in einer Entzündungsreaktion äußert. Typisches Symptom ist die schmerzhafte Entzündung eines Gelenks (Monoarthritis).
In den meisten Fällen ist das Großzehengrundgelenk betroffen. Dieses Symptom nennt man **Podagra**.
Nach mehreren abgelaufenen Anfällen entwickelt sich eine **Arthritis urica**.

Gichttherapeutika

Ein akuter Gichtanfall heilt innerhalb von Tagen bis Wochen von alleine aus. Aufgrund der Schmerzen und, um die Degeneration zu verhindern, werden meistens **NSAID, Colchicin** oder **Glukokortikoide** verabreicht.

Akuter Gichtanfall

NSAID
NSAID in hohen Dosen helfen durch ihre entzündungshemmende und analgetische Wirkung. **Indometacin** ist der Wirkstoff der ersten Wahl. ASS darf nicht angewandt werden, da es zusammen mit der Harnsäure um denselben Transporter konkurrieren würde. NSAID darf man nur nierengesunden Patienten verabreichen.

Colchicin
Colchicin ist das Gift der Herbstzeitlose. Man nimmt an, dass es die Einwanderung von Entzündungszellen ins Gewebe hemmt. Es ist weder analgetisch wirksam, noch hat es einen Effekt auf den Harnsäurespiegel. Trotzdem ist das Medikament so wirksam, dass man bei Betroffenen mit Colchicin testen kann, ob es sich bei der vorliegenden Erkrankung wirklich um Gicht handelt (Patienten werden schmerzfrei). Colchicin darf nicht bei Nieren- oder Leberinsuffizienz angewandt werden und ruft bei chronischer Anwendung eine Agranulozytose hervor.

Glukokortikoide
Glukokortikoide kommen zur Anwendung, wenn die Therapie mit NSAID oder Colchicin nicht ausreicht oder der Patient zusätzlich an Niereninsuffizienz leidet (Kontraindikation für NSAID und Colchicin). Sie wirken entzündungshemmend und können direkt ins Gelenk gespritzt werden. Deshalb werden sie vorrangig bei Patienten mit nur ein bis zwei betroffenen Gelenken eingesetzt.

Langzeittherapie

Ein Gichtpatient sollte auch in den anfallsfreien Zeiten behandelt werden.
Diätetische Maßnahmen können den Stoffwechsel eines Gichtpatienten positiv beeinflussen:

▶ Gewichtsnormalisierung (Patienten sind meist übergewichtig.)
▶ purinarme Ernährung (keine Innereien, fleischarme Diät)
▶ vermehrte Flüssigkeitszufuhr.

Zusätzlich kann man den Harn durch **Natriumhydrogencarbonat** und **Kalium-Natrium-Hydrogencitrat** alkalisieren (Zielwert: pH von 6,5 – 7,0). Das erschwert die Ausfällung von Uratsteinen.
Ab einem Harnsäurespiegel von > 8,5 mg/dl sollte auch ohne Klinik medikamentös eingegriffen werden, da die Gefahr für einen akuten Gichtanfall deutlich erhöht ist.

Für eine Langzeittherapie bei Gicht stehen zur Verfügung:
▶ Urikostatika: hemmen Harnsäurebildung
▶ Urikosurika: fördern Harnsäureausscheidung.

Urikostatika

Allopurinol ist das Mittel der Wahl zur Langzeitbehandlung eines Gichtpatienten, solange er sich nicht im akuten Anfall befindet. Die Harnsäureproduktion wird durch kompetitive Hemmung der Xanthinoxidase bedeutend gemindert. Die Xanthinoxidase katalysiert eine für den Purinabbau notwendige Reaktion. Durch die Hemmung der Xanthinoxidase entsteht weniger Harnsäure, dafür fällt mehr von den Substraten Hypoxanthin und Xanthin an. Da diese beiden Stoffe aber wasserlöslicher sind als Harnsäure, können sie besser über die Nieren ausgeschieden werden. Zudem reduziert Allopurinol die De-novo-Synthese von Purinen.
Allopurinol wird oral eingenommen und ist gut verträglich. Zu Beginn der Behandlung besteht die Gefahr, dass Allopurinol selbst einen Gichtanfall (durch die vermehrte Bildung von Alloharnsäure) auslöst. Selten kommt es bei der Anwendung zu allergischen Reaktionen wie Fieber und Vaskulitis. In der Schwangerschaft darf Allopurinol nicht verabreicht werden.
Allopurinol wird auch bei Patienten, die Zytostatika (vermehrte Purinentstehung) einnehmen, zur Gicht-Prophylaxe verwendet. Dabei ist zu beachten, dass Allopurinol den Abbau der Zytostatika Azathioprin und Mercaptopurin verzögert, weshalb man deren Dosis um bis zu 75 % reduzieren muss.

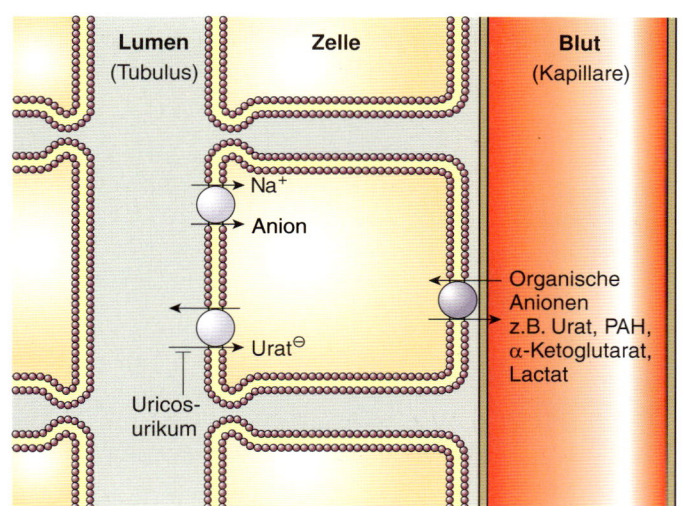

Urikosurika

Beispiele Benzbromaron, Probenecid.

Urikosurika hemmen kompetitiv den Harnsäuretransport an der Bürstensaummembran der Tubuluszelle (■ Abb. 1). Dadurch wird eine Rückresorption der Harnsäure verhindert und diese vermehrt ausgeschieden.
In geringer Dosierung hemmen Urikosurika (v. a. Probenecid) mit der Rückresorption auch die Sekretion von Harnsäure, wodurch die Harnsäure-Konzentration im Blut ansteigt (unerwünscht!). Die Wirkung ist also abhängig von der Dosierung der Medikamente. Da dieser negative Effekt bei Benzbromaron nicht so ausgeprägt ist, wird es in der Praxis am häufigsten eingesetzt. Urikosurika werden nur verwendet, wenn eine Allopurinol-Unverträglichkeit besteht, da sie die Ausbildung von Steinen begünstigen. Im akuten Gichtanfall ist Benzbromaron unwirksam.

Zusammenfassung

✖ **Gicht** bedeutet die Auskristallisierung von Harnsäure, welche beim Abbau von Purinen entsteht.

✖ Normaler Harnsäurewert im Blut < 6,4 mg/dl, ab einem Wert > 8,5 mg/dl behandelt man medikamentös.

✖ Einen **akuten Gichtanfall (Monoarthritis)** behandelt man mit NSAID, Colchicin und/oder Glukokortikoiden.

✖ Zur **Langzeittherapie** werden Diät, Urostatika und Urikosurika eingesetzt.

Pharmaka mit Einfluss auf das Immunsystem und Antirheumatika

Glukokortikoide

Beispiele Hydrokortison, Kortison, Prednison, Prednisolon, Betamethason, Dexamethason.

Glukokortikoide besitzen vielfältige Wirkungen: Sie wirken u. a. antiphlogistisch, immunsuppressiv und antiproliferativ. Sie haben jedoch auch viele dosisabhängige Nebenwirkungen, die ihren Einsatz limitieren. Glukokortikoide werden bei allen Erkrankungen, die durch eine Fehlsteuerung oder Überreaktion des Immunsystems entstehen, eingesetzt, darunter allergischen Reaktionen, rheumatischen Erkrankungen, Hauterkrankungen, Asthma bronchiale und entzündlichen Darmerkrankungen. Auch zur Verhinderung der Transplantatabstoßung und bei bestimmten malignen Erkrankungen (Lymphome) gibt man Glukokortikoide. Kortison ist das Präparat mit der geringsten Wirkstärke. Prednison und Prednisolon wirken viermal stärker. Betamethason und Dexamethason wirken über 30-mal stärker. Kortison, Hydrokortison, Prednison und Prednisolon haben auch mineralkortikoide Potenz (verstärkte Natriumretention, Kaliumausscheidung, Blutdrucksteigerung). Glukokortikoide wirken immunsuppressiv durch Reduktion der peripheren Lymphozytenanzahl und Hemmung der B-Lymphozytenfunktion. Sie unterdrücken auch die Freisetzung von Interleukinen aus Makrophagen und Lymphozyten und hemmen so die Aktivierung von Entzündungszellen.

> Die Dosis, ab der nach längerer Gabe sicher mit Nebenwirkungen zu rechnen ist, nennt man Cushing-Schwelle. Sie ist individuell verschieden. Bei Männern liegt sie bei ca. 30 mg Kortisol/Tag und bei Frauen bei ca. 25 mg/Tag.

Als Cushing-Syndrom bezeichnet man jede Art von Hyperkortisolismus, der exogen (durch Kortisontherapie) oder endogen (z. B. durch Hypophysenadenom) entsteht. Zum Cushing-Syndrom gehören folgende Symptome:

▶ Steroiddiabetes durch Veränderung des Glukosestoffwechsels
▶ Hautatrophien mit Striae rubrae, Hautverdünnung, Steroidakne, Wundheilungsstörungen
▶ Osteoporose und Muskelschwund
▶ Hyperlipidämie und Umverteilung des Depotfetts: Mondgesicht, Stiernacken, Stammfettsucht

▶ Hypertonie und Wassereinlagerungen durch Natriumretention
▶ bei Frauen: verstärkte Behaarung (Hirsutismus), Zyklusstörungen.

> Wenn über einen längeren Zeitraum Steroide in hohen Dosen gegeben werden, atrophiert die Nebenrinde und ist nicht in der Lage, bei abruptem Absetzen, genügend Kortisol zu produzieren. Deshalb muss man die Kortisontherapie langsam ausschleichen.

Um den natürlichen zirkadianen Rhythmus nachzuahmen, empfiehlt sich die Gabe bzw. Einnahme von Glukokortikoiden am Morgen.

Immunsuppressiva

Um nach Organtransplantation die Abstoßungsreaktion des Körpers zu verhindern, setzt man neben Glukokortikoiden, Cyclophosphamid (s. S. 94/95), Methotrexat, Ciclosporin A, Tacrolimus, Azathioprin und Lymphozytenantikörper ein. Eine Therapie mit Immunsuppressiva bringt immer Nebenwirkungen mit sich: Das Risiko für Malignome und Infektionen ist stark erhöht.

Ciclosporin A

> Ciclosporin A unterdrückt v. a. die zelluläre Immunantwort durch Hemmung der Produktion und Freisetzung von Interleukin-2 aus T-Helferzellen. Dadurch wird die Funktion aller T-Lymphozyten gehemmt.

Da es **nephrotoxisch** ist, sollte es nicht zusammen mit anderen nephrotoxischen Substanzen gegeben werden. Die Nierenschädigung ist nach Dosisreduktion jedoch meist reversibel. Eine Abstoßungsreaktion einer transplantierten Niere kann ähnlich aussehen, sollte aber natürlich anders behandelt werden. Da es über das Isoenzym CYP3A4 metabolisiert wird, gibt es Interaktionen mit Induktoren und Inhibitoren des Enzyms (s. S. 32/33).

Tacrolimus

Tacrolimus hat einen ähnlichen Wirkmechanismus wie Ciclosporin A. Es unterdrückt ebenfalls die Zytokinfreisetzung aus T-Helferzellen. Seine immunsuppressive Wirkung ist stärker als von Ciclosporin.

Azathioprin

Azathioprin wird im Körper zu **6-Mercaptopurin** metabolisiert. 6-Mercaptopurin wirkt als Purinanalogon und wird als falscher Baustein in die DNA eingebaut. Dadurch wirkt es proliferationshemmend auf Entzündungszellen.
Es wird zur Unterdrückung von Transplantatabstoßungen und bei Autoimmunerkrankungen, wie rheumatoide Arthritis, gegeben.

Lymphozyten-Antikörper

Beispiele Muromonab-CD3, Basiliximab, Daclizumab.

Die monoklonalen Antikörper wirken gegen die T-Lymphozyten selbst (Muromonab) oder gegen den Interleukin-2-Rezeptor auf den T-Lymphozyten (Basiliximab, Daclizumab). Durch beide Wirkungen wird die T-Zell-Aktivierung unterdrückt. Bei Gabe von Lymphozyten-Antikörpern können allergische Reaktionen auftreten. Außerdem ist das Malignom- und Infektionsrisiko erhöht.

Antirheumatika

Autoimmunerkrankungen des rheumatischen Formenkreises

Autoimmunerkrankungen entstehen durch Fehlsteuerung des Immunsystems. Sie können jedes Organ betreffen. In diesem Kapitel soll v. a. auf die Behandlung von Erkrankungen des **rheumatischen Formenkreises** eingegangen werden.
Zu ihnen gehören u. a. die rheumatoide Arthritis, die Spondylitis ankylosans (M. Bechterew), die Psoriasis-Arthritis, Kollagenosen (z. B. Lupus erythematodes) und Vaskulitiden (z. B. Wegener-Granulomatose).
Alle diese Erkrankungen können durch autoimmunologische Prozesse zu Entzündungen von Gelenken und dem umgebenden Weichteilgewebe führen. Im schlimmsten Falle kann es zur Zerstörung und Funktionsverlust des Gelenks kommen. Um die Schmerzen in den Griff zu bekommen, setzt man NSAID (s. S. 48/49) ein. Antirheumatika haben selbst keinen analgetischen Effekt.

> Antirheumatika versuchen, die Entzündung im Gelenk zu unterdrücken und die Zerstörung des Gelenks zu verhindern bzw. hinauszuzögern. Man nennt sie DMARD (Disease modifying antirheumatic drugs) oder auch Basistherapeutika.

Basistherapeutika

Methotrexat

Der Folsäureantagonist ist das DMARD der ersten Wahl. Es unterdrückt die Proliferation von Lymphozyten durch Reduktion der Zytokinsynthese. Die Wirkung stellt sich erst nach mehreren Wochen ein. Obwohl die Dosierung viel niedriger gewählt wird als bei der Tumortherapie, können Nebenwirkungen auftreten (s. S. 94/95).

Leflunomid

Leflunomid hemmt die **De-novo-Pyrimidinsynthese.** Dadurch werden Lymphozyten in ihrer Proliferation gehemmt, da sie dazu extrem viel Pyrimidin brauchen.

Goldverbindungen

Goldverbindungen werden heutzutage nur noch selten eingesetzt, da sie starke Nebenwirkungen haben. Sie hemmen die Abhaftung von Leukozyten an der Gefäßwand und verhindern so deren Einwanderung ins entzündete Gewebe. Die Nebenwirkungen reichen von Dermatitis über Blutbildveränderungen zu Nieren- und Leberfunktionsstörungen.

Chloroquin, Hydrochloroquin

Die Antimalariamittel gehören zur Basistherapie der rheumatoiden Arthritis. Im Gegensatz zur Malariabehandlung ist aber eine höhere Dosierung erforderlich. Erst nach Monaten tritt ihre volle Wirkung ein. Da sie zu Augenschädigungen (Korneatrübungen, Retinopathien) führen können, ist ein regelmäßiger Augenarztbesuch empfehlenswert. Sie wirken auch neurotoxisch und photosensibilisierend.

Sulfasalazin

Der Wirkmechanismus von Sulfasalazin ist unklar. Es hat aber eine gute entzündungshemmende Wirkung bei milden Nebenwirkungen. Sulfasalazin wird auch bei entzündlichen Darmerkrankungen wie M. Crohn eingesetzt.

D-Penicillamin

D-Penicillinamin zerstört Rheumafaktoren und unterdrückt die Bildung von Bindegewebe.
Da es schwere Nebenwirkungen haben kann, wird es nur selten eingesetzt. Bei Schwermetallvergiftungen und der Kupferspeicherkrankheit (M. Wilson) wird es als Chelatbildner verwendet, um die Metalle zu binden. Nebenwirkungen können sein: Blutbildveränderungen, Neuropathien, Nephropathien.

Biologicals

Biologicals sind biotechnologisch hergestellte Proteine, die sich gegen die entzündungsfördernden Zytokine richten. Da ihre Herstellung sehr teuer ist, werden sie nur bei Therapieversagen aller anderen Möglichkeiten eingesetzt.

TNF-Inhibitoren

Beispiele Etanercept, Adalimumab, Infliximab.

TNF ist ein proinflammatorisches Zytokin, das bei verschiedenen Autoimmunerkrankungen wie rheumatoide Arthritis, Psoriasis und M. Crohn beteiligt ist.
Etanercept ist ein Fusionsprotein, das sich mit zwei Tumornekrosefaktoren verbindet und sie somit inaktiviert. Adalimumab und Infliximab sind monoklonale Antikörper gegen TNF-α. Da TNF-Inhibitoren das Immunsystem unterdrücken, können schwere Infektionen auftreten.

Anakinra

Anakinra ist ein rekombinant hergestellter Interleukin-Rezeptor-Antagonist. Interleukin ist wie TNF ein wichtiges entzündungsförderndes Zytokin. Anakinra wird in Kombination mit Methotrexat zur Behandlung der therapierefraktären rheumatoiden Arthritis eingesetzt.

Rituximab

Rituximab ist ein Antikörper, der gegen CD20-positive Lymphozyten gerichtet ist und sie zerstört. Er wird auch zur Behandlung des Non-Hodgkin-Lymphoms eingesetzt.

Zusammenfassung

✖ **Glukokortikoide** werden bei einer Vielzahl von Erkrankungen eingesetzt, die aufgrund einer Fehlsteuerung oder Überreaktion des Immunsystems entstehen.

✖ Sie haben eine sehr gute immunsuppressive Wirkung, aber auch starke Nebenwirkungen, wenn sie über einen längeren Zeitraum eingenommen werden.

✖ Das **Cushing-Syndrom** umfasst Stoffwechselstörungen, Hautatrophien, Störung des Elektrolythaushalts, Störungen der Blutdruckregulation und Osteoporose.

✖ Zur Prophylaxe der Abstoßungsreaktion nach Organtransplantation werden Ciclosporin A, Tacrolimus, Azathioprin u. a. eingesetzt.

✖ **Antirheumatika** versuchen die Gelenkdestruktion bei rheumatischen Erkrankungen durch Hemmung der Entzündungsreaktion zu verhindern bzw. hinauszuzögern.

✖ Zur Basistherapie gehören Methotrexat, Chloroquin, Hydrochloroquin, D-Penicillamin, Sulfasalazin und Leflunomid.

✖ **Biologicals** sind eine teure neue Alternative.

Antibiotika: Grundlagen

Wirkmechanismen

Das Prinzip der Antibiotikatherapie ist das der **selektiven Toxizität**. Das bedeutet, dass der antibiotische Wirkstoff für den entsprechenden Mikroorganismus toxisch oder tödlich ist, jedoch dem Wirtsorganismus nichts anhaben kann. Das Antibiotikum greift Zellbestandteile, Enzyme oder Mechanismen an, die in der menschlichen Zelle nicht vorkommen. Bakterien haben als **Prokaryonten** einen anderen Zellaufbau als die Eukaryontenzellen des Menschen: Ihre DNA liegt frei im Zytoplasma, sie haben statt 80-S-Ribosomen kleinere 70-S-Ribosomen und die Zellmembran enthält u. a. Murein, was kein Bestandteil der eukaryontischen Zellmembran ist.

> Die wichtigsten Mechanismen der Antibiotikawirkung sind:
> ▶ Hemmung der Zellwand (Murein)-synthese
> ▶ Störung der Permeabilität der Zellmembranen
> ▶ Hemmung der Proteinsynthese
> ▶ Unterdrückung der Nukleinsäuresynthese und Replikation.

Wirktypen von Antibiotika

Man unterscheidet zwei Wirktypen von Antibiotika:

▶ **bakteriostatische** Antibiotika: unterdrücken die Vermehrung der Bakterien (meist durch Hemmung der Protein- und Nukleinsäuresynthese)
▶ **bakterizide** Antibiotika: töten die Bakterien (meist durch Störung der Zellwandsynthese und -permeabilität) ab (■ Tab. 1). Die bakterizid wirkenden Substanzen differenziert man weiter in:
– **konzentrationsabhängige** Antibiotika (Aminoglykoside und Fluorchinolone): wirken am besten, wenn kurzzeitig sehr hohe Konzentrationsspiegel erreicht werden
– **zeitabhängige** Antibiotika (β-Lactamantibiotika und Makrolide): benötigen eine gleich bleibende mittelhohe Konzentration über einen längeren Zeitraum, um den besten Therapieeffekt zu erzielen.

Bakteriostatika	Bakterizide
Tetracycline	β-Lactamantibiotika
Makrolide	Aminoglykoside
Sulfonamide	Fluorchinolone
Chloramphenicol	Glykopeptidantibiotika
Lincosamide	Rifampicin

■ Tab. 1: Wirkungstypen einiger Antibiotika.

> Bakteriostatische Antibiotika sollten nicht mit bakteriziden Antibiotika kombiniert werden, da sonst den bakteriostatischen Antibiotika der Angriffspunkt (Zellteilung) genommen wird.

Wirkstärke

Die Wirkstärke eines Antibiotikums wird in der minimalen Hemmkonzentration (MHK) bzw. der minimalen bakteriziden Konzentration (MBK) angegeben. Das ist die benötigte Mindest-Konzentration, in denen in vitro 99,9 % der Mikroorganismen abgetötet bzw. gehemmt werden. Meist ist die MHK niedriger als die MBK.

Resistenz

Eine Resistenz liegt vor, wenn die benötigte Konzentration der antimikrobiellen Substanz höher ist, als sie in vivo erreicht werden kann. Man spricht von natürlicher, primärer und sekundärer Resistenz. Eine **natürliche Resistenz** liegt vor, wenn der Erregerstamm schon immer gegen das Antibiotikum resistent war (er liegt außerhalb des Wirkungsspektrums). Bei einer **primären Resistenz** wird ein Teil des Erregerstamms ohne Kontakt zum Antibiotikum durch Mutation resistent. Von **sekundärer Resistenz** spricht man, wenn ein Erreger während einer antibiotischen Therapie durch Mutationen eine Resistenz erwirbt und sich dann aufgrund des hohen Selektionsdrucks vermehren kann.

Konjugation und Transduktion

Bakterien können Resistenzfaktoren mithilfe von Plasmiden (ringförmige DNA-Moleküle) auf andere Bakterien durch Konjugation oder Transduktion übertragen (■ Abb. 1). Gramnegative Keime benutzen dafür die Konjugation, bei der die Plasmide über Proteinröhrchen (Fertilitätspili) auf das andere Bakterium übertragen werden. Das kann auch zwischen unterschiedlichen Bakterienarten geschehen. **Transposons** (kleine DNA-Stücke), die auch „springende Gene" genannt werden, vereinfachen diese Übertragung, da sie innerhalb einer Zelle leicht von einem Chromosom auf ein Plasmid oder von einem Plasmid auf ein anderes wandern können.

Stapylokokken übertragen ihre Plasmide durch Transduktion. Dabei wird das Resistenzgen in ein Phagengenom eingebaut. **Phagen** sind eine Gruppe von Viren, die Bakterien als Wirtszelle benutzen. Befällt der Phage ein anderes Bakterium, wird das DNA-Stück übertragen. Da Phagen aber nur eine Spezies von Bakterien befallen, kann die Transduktion nur innerhalb der Spezies ablaufen.

> **Resistent werden die Bakterien v. a. durch vier Mechanismen:**
> 1. Durch die neuen Gene können Enzyme gebildet werden, die das Antibiotikum in der Zelle inaktivieren.
> 2. Die Zellwand lässt Antibiotika nicht mehr passieren.
> 3. Die Zelle kann Transporter herstellen, die die Substanz wieder aus der Zelle herausbefördern.
> 4. Die Zielstruktur (z. B. ein Enzym) hat sich so verändert, dass das Antibiotikum nicht mehr daran binden kann.

Als **Kreuzresistenz** bezeichnet man die Resistenz eines Stamms gegen alle Antibiotika mit gleichem Wirkmechanismus. Man unterscheidet zwischen einer schnellen und einer langsamen Resistenzentwicklung. Für die schnelle Resistenzentwicklung ist nur eine Mutation

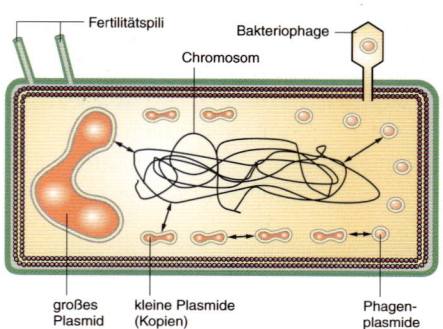

■ Abb. 1: Mechanismen der Resistenzübertragung. [1]

notwendig. Sie entsteht schon kurz nach Therapiebeginn. Man nennt sie auch **Einstufenresistenz vom Streptomycintyp.** Für die langsame **Resistenzentwicklung vom Penicillintyp** sind mehrere Stufen bzw. Mutationen notwendig.

Vermeidung von Resistenzentwicklungen

Antibiotika sollten nur bei eindeutiger Indikation eingesetzt werden. Dabei gilt das Prinzip: „So schmal wie möglich, aber so breit wie nötig." Besonders bei schwerwiegenden Infektionen ist die Erstellung eines Antibiogramms des Erregers empfehlenswert. Die Therapie sollte solange durchgeführt werden, wie empfohlen, auch wenn keine Symptome mehr vorhanden sind.
Eine **kalkulierte Antibiotikatherapie** bedeutet einen sofortigen Einsatz von Antibiotikum ohne genaue Kenntnis des Erregers. Dabei wird das Erregerspektrum der Infektion eingeschätzt und dann der geeignete Wirkstoff oder die geeignete Kombination von Wirkstoffen ausgewählt. Bevor die Therapie begonnen wird, sollte man alle benötigten Proben (Blut, Urin, Stuhl, Liquor etc.) abgenommen haben. Ist dann der Erreger und sein Empfindlichkeitsprofil bekannt, muss die Antibiotikatherapie gegebenenfalls umgestellt werden.

Persistenz

Kann ein eigentlich empfindlicher Keim eine Antibiotikatherapie überstehen, nennt man das Persistenz. Befindet sich der Keim z. B. in einer **Ruhephase** und teilt sich nicht, hat ein bakteriostatisch wirkendes Antibiotikum keinen Angriffspunkt. Auch wenn die Keime an einem Ort sitzen, wohin das Antibiotika nicht gelangt (z. B. in einem Abszess, in weniger gut durchbluteten Organen oder unter einem Biofilm an Kathetern) können die Keime dort persistieren.

Postantibiotischer Effekt

Als postantibiotischen Effekt bezeichnet man das Phänomen, dass trotz nicht mehr messbaren Antibiotikakonzentrationen, die antibiotische Wirkung anhält (z. B. bei Aminoglykosiden). Das liegt u. a. daran, dass die Bakterien nach einer Antibiotikatherapie leichter von Makrophagen phagozytiert werden können als vorher. Nicht alle Antibiotika haben den postantibiotischen Effekt, bei β-Laktamantibiotika kann man ihn beispielsweise nicht nachweisen.

Prophylaktische Gabe von Antibiotika

Eine prophylaktische Gabe von Antibiotika ist selten notwendig. Die einzigen Indikationen sind: Endokarditis-Prophylaxe vor zahnärztlichen oder operativen Eingriffen bei Patienten mit vorgeschädigten Herzklappen, Prophylaxe der Meningokokken-Meningitis bei Kontaktpersonen von Erkrankten, A-Streptokokken-Prophylaxe bei rheumatischem Fieber und perioperative Antibiotikagabe bei bestimmten Kolon- und Uterusoperationen.

Jarisch-Herxheimer-Reaktion

Die Jarisch-Herxheimer-Reaktion ist eine Reaktion des Körpers auf Endotoxine, die beim Zerfall von großen Mengen Bakterien freigesetzt werden. Sie tritt v. a. bei der Therapie der Syphillis, Borreliose und abdominellen Typhus auf. Dabei kommt es zu plötzlichem Fieberanstieg, Schüttelfrost und Gliederschmerzen. Die Herxheimer-Reaktion ist ein Zeichen der Wirksamkeit der Antibiotikatherapie, deshalb sollte sie nicht abgebrochen werden.

Antibiotika-assoziierte Enterokolitis

Wird durch eine Antibiotikatherapie die physiologische Darmflora zerstört, können sich fakultativ pathogene Keime ausbreiten. Die **pseudomembranöse Enterokolitis** durch **Clostridium dificile** ist die schwerwiegendste Form. Sie wird häufig durch die Gabe von Clindamycin, Ampicillin oder Cephalosporinen ausgelöst. Es kommt zu blutigen Durchfällen, die zu Wasser und Elektolytverlusten, im schlimmsten Falle zu Kreislaufversagen und Tod führen. In diesem Fall muss die Antibiotikatherapie abgesetzt und die Clostridien mit Metronidazol oder Vancomycin (oral) behandelt werden.

Zusammenfassung

- ✱ **Antibiotika** wirken selektiv toxisch, da sich die Bakterienzelle in den Strukturen von der menschlichen Zelle unterscheidet.
- ✱ Es gibt **bakteriostatisch** und **bakterizid** wirkende Antibiotika.
- ✱ Die Wirkstärke wird in der minimalen Hemmkonzentration (MHK) bzw. in der minimalen bakteriziden Konzentration (MBK) angegeben
- ✱ Ein großes Problem der Antibiotikatherapie ist die **Resistenzentwicklung.**
- ✱ Man unterscheidet zwischen natürlicher, primärer und sekundärer Resistenz.
- ✱ **Resistenzgene** könne über Konjugation (Übertragung von Plasmiden) oder Transduktion (Übertragung mithilfe von Phagen) weitergegeben werden.
- ✱ Prophylaktisch gibt man Antibiotika nur als Endokarditis- und Meningitis-Prophylaxe sowie bei rheumatischem Fieber und bei bestimmten Operationen.
- ✱ Die **Herxheimer-Reaktion** durch Endotoxine äußert sich in grippalen Symptomen und ist ein Zeichen für die Abtötung einer großen Menge Bakterien.
- ✱ Die gefährliche **pseudomembranöse Enterokolitis** durch Antibiotikatherapie wird vom Clostridium difficile verursacht und wird mit Metronidazol oder Vancomycin behandelt.

Antibiotika mit Wirkung auf die Zellwand

β-Lactamantibiotika

Dazu gehören **Penicilline, Cephalosporine, Carbapeneme** und **Monobactame.**

Die Wirkung beruht auf der Hemmung der Mureinsynthese der Bakterienzellwand. Ihr Angriffspunkt sind Enzyme (so genannte PBP: Penicillin-bindende Proteine), die eigentlich für die Quervernetzung der Mureinpeptidoglykanstränge zuständig sind. Durch Wirkung des Antibiotikums kommt es zu Lücken in der Zellwand und zur Autolyse der Zelle. β-Lactamantibiotika wirken bakterizid auf proliferierende Keime (❚ Abb. 1).

> Gegen β-Lactamantibiotika resistent sind Keime, die β-Lactamasen (Penicillinase, Cephalosporinasen) bilden. Das Enzym spaltet den β-Lactamring des Antibiotikums. Besonders Staphylokokken sind oft unempfindlich gegen β-Lactamantibiotika.

Penicilline

Aufgrund der geringen Toxizität und großer therapeutischer Breite sind Penicilline bei vielen Infektionen das Mittel der ersten Wahl.
Die häufigsten Nebenwirkungen sind Allergien (Hautausschlag bis zum anaphylaktischen Schock). Sie treten v. a. bei lokaler Anwendung auf. Daher ist diese heute obsolet. Andere Nebenwirkungen sind Magen-Darm-Beschwerden und bei sehr hohen Dosen Neurotoxizität, die sich in Krämpfen und Koma äußern kann.

Penicillin G (Benzylpenicilline)

Das Wirkspektrum von Penicillin G liegt im grampositiven Bereich, v. a. Streptokokken sind empfindlich, zudem Meningokokken, Gonokokken, Borrelien und viele andere Erreger. Gegen Staphylokokken ist Penicillin G oft nicht wirksam, da sie zu 80 % Penicillinasen bilden.
Da Penicillin G nicht säurestabil ist und im Magen inaktiviert würde, wird es parenteral (i. v. oder i. m.) gegeben. Soll es über einen längeren Zeitraum wirken, kann man es als Depotpenicillin i. m. injizieren. Dabei wird es durch Salzbildung mit organischen Basen (z. B. Procain) schwerer wasserlöslich gemacht. Da aber so die Pharmakokinetik des Penicillins schlecht abzuschätzen ist, ist dieser Applikationsweg nicht Mittel der Wahl.

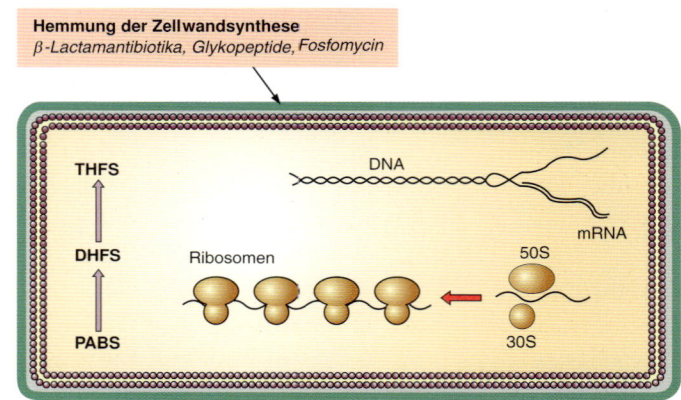

Hemmung der Zellwandsynthese
β-Lactamantibiotika, Glykopeptide, Fosfomycin

❚ Abb. 1: Angriffspunkte der Antibiotika. [nach 1]

Penicillin V (Phenoxymethylpenicilline)

Da Penicillin V säurefest ist, kann es oral verabreicht werden. Es hat das gleiche Wirkspektrum wie Penicillin G und wird bei ambulant erworbenen Infektionen wie eitriger Tonsillitis, Scharlach und Erysipel eingesetzt.

Aminopenicilline

Beispiele Ampicillin, Amoxicillin.

Aminopenicilline haben das gleiche Wirkspektrum wie Penicillin G, aber sind zusätzlich gegen Haemophilus und Enterokokken wirksam. Jedoch sind auch sie nicht penicillinasefest. Amoxicillin wird oral besser resorbiert, während Ampicillin bevorzugt parenteral gegeben wird, da es oral gegeben schlecht verträglich und eine Störung der Darmflora bis hin zur pseudomembranösen Enterokolitis verursachen kann.

> Bei Mononukleose ist die Gabe von Aminopenicillinen kontraindiziert, da sie dann ein so genanntes makulöses Exanthem auslösen können.

Acylaminopenicilline (Breitspektrumpenicilline)

Beispiele Mezlocillin, Piperacilin.

Acylaminopenicilline sind die Penicilline mit dem breitesten Wirkspektrum. Auch gegen Problemkeime wie Pseudomonas und Enterobakterien sind sie wirksam. Aber auch sie sind nicht penicillinasefest. Bei schweren nosokomialen Infektionen werden sie in Kombination mit Aminoglykosiden und/oder Cephalosporinen eingesetzt.

Penicillinasefeste Penicilline

Beispiele Oxacillin, Dicloxacillin, Flucloxacillin.

Penicillinasefeste Penicilline werden auch Staphylokokkenpenicilline genannt, da sie gegen penicillinasebildende Staphylokokken wirksam sind. Sie sind schlecht gewebegängig und werden nur bei leichten Infektionen mit Staphylokokken benutzt. Gegen gramnegative Keine sind sie gar nicht wirksam.

β-Lactamase-Hemmer

Beispiele Sulbactam, Clavulansäure, Tazobactam.

Sie können durch ihren Einsatz das Wirkspektrum von Penicillinen erweitern, indem sie die β-Lactamasen irreversibel hemmen. So werden die Penicilline auch wirksam gegen penicillinasebildende Bakterien (z. B. Staphylokokken). Allein eingesetzt haben sie keine antibiotische Wirkung. β-Lactamase-Hemmer sind jedoch dreimal so teuer wie Antibiotika!
Wichtige Kombinationen sind:

▶ Amoxicillin + Clavulansäure (Augmentan®)
▶ Piperacillin + Tazobactam (Tazobac®)
▶ Ampicillin + Sulbactam (Unasyn®).

Cephalosporine

Cephalosporine hemmen wie Penicilline die Zellwandsynthese und wirken **bakterizid** auf proliferierende Keime. Sie sind penicillinase-, aber nicht cephalosporinasefest. Da sie unverändert renal ausgeschieden werden, ist die Konzentration im Urin hoch. Daher wirken sie gut bei Harnwegsinfektionen. Häufigste Nebenwirkungen sind allergische Reaktionen und gastrointestinale Beschwerden. Es kann aber auch zu Gerinnungsstörungen aufgrund einer Hemmung des Vitamin-K-Stoffwechsels kommen. In hohen Dosen wirken sie nephro- und neurotoxisch.

Klassifikation

Cephalosporine werden oft in Generationen (1 – 4) eingeteilt, abhängig vom Zeitpunkt der Entwicklung. Diese Einteilung ist aber nicht einheitlich definiert. Die Paul-Ehrlich-Gesellschaft für Chemotherapie empfiehlt die Einteilung in Gruppen entsprechend dem Wirkspektrums. (Die Gruppen entsprechen weitgehend den Generationen.) Zusätzlich unterscheidet man parenterale und orale Cephalosporine. Cephalosporine der Gruppe 1 sind v. a. gegen Staphylokokken und Streptokokken wirksam. Je höher die Gruppenzahl, desto besser die Wirkung gegen gramnegative und desto schlechter gegen grampositive Bakterien.

Gruppe 1

Beispiele Parenteral: Cefazolin. Oral: Cefaclor.

Cefazolin und Cefaclor sind besonders gut wirksam gegen Staphylokokken und Enterobakterien (E. coli, Klebsiellen). Sie werden oft zur perioperativen Prophylaxe und bei leichten Harnwegs- und Atemwegsinfekten eingesetzt.

Gruppe 2

Beispiele Parenteral: Cefuroxim, Cefotiam. Oral: Cefuroximaxetil.

Cefuroxim, Cefotiam und Cefuroximaxetil haben eine gute Wirkung gegen Staphylokokken und Streptokokken, aber eine bessere Wirkung gegen gramnegative Stäbchen (Haemophilus und Neisserien). Sie werden häufig bei Infektionen des Respirationstrakts (Pneumonie) und HNO-Infektionen (Otitis, Sinusitis, Pharyngitis) angewendet.

Gruppe 3

Beispiele Parenteral: Cefotaxim, Ceftriaxon, Ceftazidim, Cefepim. Oral: Cefpodoxim-Proxetil, Cefixim.

Cephalosporine der Gruppe **3a** (Cefotaxim und Ceftriaxon) werden bei schweren Infektionen mit gramnegativen Keimen eingesetzt. Dazu werden sie oft mit Aminoglykosiden kombiniert.
Die Gruppe **3b** (Ceftazidim, Cefepim) hat das breiteste Spektrum aller Cephalosporine und ist auch gegen den Problemkeim **Pseudomonas aeruginosa** wirksam.

Carbapeneme

Beispiele Imipinem, Meropenem, Ertapenem.

Carbapeneme sind eigentlich **Reserveantibiotika,** werden aber immer häufiger als Ersttherapie bei gefährlichen Krankenhausinfektionen eingesetzt. Sie haben ein breites Wirkprofil im grampositiven wie gramnegativen Bereich und sind gegen Anaerobier wirksam.
Imipenem wird in der Niere von dem Enzym Dehydropeptidase metabolisiert und damit unwirksam gemacht. Aus diesem Grund wird es in Kombination mit dem **Dehydropeptidase-Inhibitor Cilastin** gegeben. So wird die Wirksamkeit verlängert.
Carbapeneme können neurotoxisch wirken und Krampfanfälle auslösen.

Monobactame

Aztreonam ist nur gegen gramnegative Stäbchen (auch Serratia und Peudomonas) wirksam. Auch Aztreonam ist ein **Reserveantibiotikum.** Kombiniert mit Metronidazol und Clindamycin wird es bei schweren Harnwegsinfektionen und Pneumonien eingesetzt.

Glykopeptide

Beispiele Vancomycin, Teicoplanin.

Glykopeptidantibiotika hemmen wie β-Lactamantibiotika die **Quervernetzung des Mureins** in der bakteriellen Zellwand von grampositiven Bakterien (■ Abb. 1). Gegen gramnegative Bakterien sind sie nicht wirksam, da sie ihre Zellwand nicht durchdringen können. Obwohl sie lange als wirksam gegen Methicillin-resistente Staphylokokken galten, werden nun immer mehr Resistenzen beobachtet. Glykopeptide werden vorwiegend gegen Staphylokokken, Enterokokken und Clostridium difficile eingesetzt. Glykopeptide müssen parenteral verabreicht werden, da sie im Darm nicht resorbiert werden.

> Zur Behandlung der pseudomembranösen Enterokolitis wird Vancomycin oral gegeben.

Neben allergischen Reaktionen durch Histaminfreisetzung (Red-neck-Syndrom) ist die Ototoxizität die gefährlichste Nebenwirkung. Zudem sind Glykopeptidantibiotika nephrotoxisch.

Fosfomycin

Fosfomycin wirkt bakterizid auf proliferierende Bakterien durch Hemmung der Pyruvyltransferase, ein Enzym, das ebenfalls zur Zellwandsynthese beiträgt (■ Abb. 1). Es dient als **Reserveantibiotikum** bei Staphylokokkus-aureus-Infektionen.

Zusammenfassung

✗ Zu den β-**Lactamantibiotika** gehören Penicilline, Cephalosporine, Carbapeneme und Monobactame.

✗ Sie hemmen die Zellwandsynthese von Bakterien, indem sie die Quervernetzung des Mureinpeptidoglykane verhindern.

✗ Sie werden von β-**Lactamasen** gespalten, die von vielen Staphylokokken gebildet werden. Daher werden sie mit Lactamase-Hemmern (Clavulansäure, Tazobactam) kombiniert.

✗ **Penicilline** wirken sehr gut gegen grampositive Erreger.

✗ **Cephalosporine** wirken zusätzlich gegen gramnegative Erreger.

✗ Die Reserveantibiotika **Carbapeneme** werden bei schweren Krankenhausinfektionen eingesetzt.

✗ **Glykopeptidantibiotika** sind nur gegen grampositive Erreger wirksam.

Antibiotika mit Wirkung auf die Protein- und DNA-Synthese

■ Abbildung 1 fasst die Wirkmechanismen dieser Antibiotika zusammen.

Antibiotika mit Wirkung auf die Proteinsythese

Aminoglykoside

Beispiele Gentamycin, Tobramycin, Streptomycin, Neomycin, Spectinomycin.

Aminoglykoside wirken **bakterizid,** auch auf ruhende Keime. Sie binden an die **30-S-Untereinheit** der Ribosomen und führen zu einer Störung der Translation von Proteinen. Dadurch entstehen zellwand-schädigende „Nonsense"-Produkte. Gentamycin und Tobramycin haben ein breites Wirkspektrum und werden in der Klinik in Kombination mit β-Lactamantibio-tika bei gefährlichen Infektionen (Sepsis, Meningitis, Endokarditis, Atemwegsinfek-tionen) gebraucht. Sie sind gut wirksam ge-gen gramnegative Stäbchen (auch **Pseudo-monas!**) und Staphylokokken.
Streptomycin wird nur zur Tuberkulose-therapie eingesetzt (s. S. 90/91).
Neomycin wird lokal bei Haut- und Schleim-hautinfektionen angewandt und Spectino-mycin bei Gonorrhö, wenn eine Penicillin-allergie oder -resistenz vorliegt.
Aminoglykoside reichern sich sowohl in der Endolymphe des Innenohrs als auch in den Tubuluszellen der Niere an. Dadurch wirken sie stark oto- und nephrotoxisch. Sie sollten auf keinen Fall mit anderen nierenschädigen-den Medikamenten gegeben werden. Bei Niereninsuffizienz sollte die Dosis reduziert und der Plasmaspiegel überwacht werden.

> Weniger toxisch sind Aminoglykoside, wenn die gesamte Tagesdosis auf einmal gegeben wird.

Tetracycline

Beispiele Doxycyclin, Tetracyclin, Minocyclin.

Tetracycline binden ebenfalls an die **30-S-Untereinheit** der Ribosomen, verhindern aber die Bindung der t-RNA an das Ribosom und führen so zu einer Hemmung der Pro-teinsynthese. Dadurch wirken sie bakterio-statisch.
Tetracycline sind **Breitbandantibiotika,** die sowohl auf viele gramnegative Keime, Streptokokken, Spirochäten (Borrelien, Treponemen) sowie intrazelluläre Erreger (Chlamydien, Mykoplasmen, Legionellen)

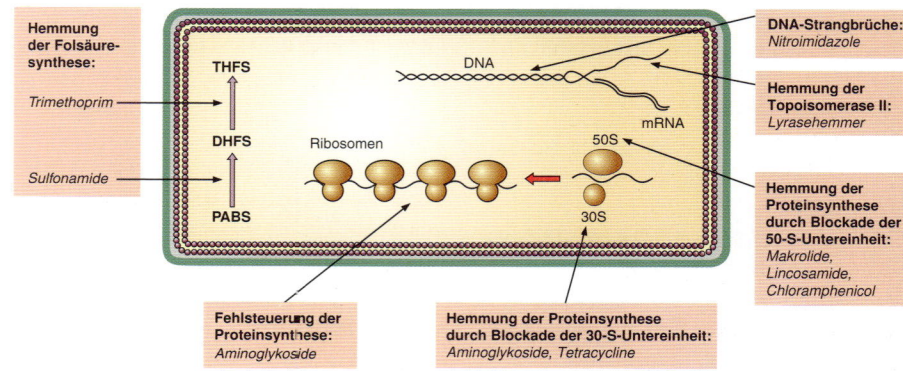

■ Abb. 1: Angriffsorte der Antibiotika. [nach 1]

wirken. Mittlerweile sind jedoch schon viele Resistenzen aufgetreten. Deshalb werden Tetracycline nur noch bei bestimmten Infek-tionen angewendet: Doxycyclin und Tetra-cyclin bei Infektionen des Urogenitaltrakts, bei Lyme-Borreliose und atypischen Pneu-monien und Minocyclin bei Acne vulgaris.
Da Tetracycline Chelatbildner sind, sollten sie nicht zusammen mit Milch, Antazida oder Eisenpräperaten eingenommen wer-den. Dadurch würde sich ihre Resorption verringern.

> Tetracycline haben eine hohe Affinität zu Kalzium und lagern sich in Knochen und Zähnen ein. Dadurch kann es zu Wachs-tumsstörungen und Zahnverfärbungen kommen. Daher dürfen sie in der Schwan-gerschaft und bei Kindern bis zum Ende der Zahnentwicklung (8 – 10 Jahre) nicht gegeben werden.

Makrolide

Beispiele Erythromycin, Clarithromycin, Roxithromycin, Azithromycin.

Makrolide sind eine Gruppe sehr gut ver-träglicher Antibiotika, die auch in der Schwangerschaft zugelassen sind. Auch sie greifen in die Proteinsynthese der Bakterien ein, indem sie die **50-S-Untereinheit** blockieren. Makrolide haben ein ähnliches Wirkspektrum wie Penicillin und können deshalb bei Penicillinunverträglichkeit ein-gesetzt werden.
Makrolide wirken gegen grampositive und gramnegative Erreger und gegen intrazel-luläre Keime (Mykoplasmen, Chlamydien) und werden daher v. a. bei Infektionen der Atemwege eingesetzt. Clarythromycin ist fester Bestandteil der Triple-Therapie gegen Helicobacter pylori.
In seltenen Fällen können Makrolide zu einer QT-Zeit-Verlängerung im EKG führen,

was das Risiko für lebensbedrohliche Tachy-kardien erhöht.
Alle Makrolide wirken inhibitorisch auf CYP3A4. Somit kommt es zu Interaktionen mit zahlreichen Medikamenten (s. S. 32/33).

> Makrolide werden biliär ausgeschieden. Deshalb ist keine Dosisanpassung bei Niereninsuffizienz notwendig.

Lincosamide

Beispiele Clindamycin, Lincomycin.

Lincosamide hemmen ebenfalls die Protein-synthese durch Blockade der **50-S-Unter-einheit.**
Da Lincosamide einen ähnlichen Wirk-mechanismus haben wie Makrolide, schwä-chen sie sich gegenseitig in ihrer Wirkung ab. Deshalb macht es keinen Sinn, sie zu kombinieren. Lincosamide werden v. a. bei schwierig behandelbare Staphylokokken (z. B. bei Osteomyelitis) und gegen Anaero-bier eingesetzt.

Chloramphenicol

Das Breitbandantibiotikum Chloramphenicol wirkt ähnlich wie Licosamide. Es wird nur als **Reserveantibiotikum** nach strenger Indikationsstellung verabreicht, da es eine gefährliche irreversible Knochenmarksschä-digung auslösen kann. Bei Neugeborenen kann unter Chloramphenicolgabe ein Grey-Sydrom (Zyanose, Kreislaufversagen) auftre-ten, da die unreife Leber die Substanz nicht genügend metabolisieren kann. Deshalb ist Chloramphenicol bei Neugeborenen obsolet. Wichtigste Indikation ist eine schwere Sal-monelleninfektion (z. B. Salmonellensepsis).

Fusidinsäure

Fusidinsäure steht mittlerweile nur noch als Lokalantibiotikum zu Verfügung und wird bei Infektionen der Haut und der Augen mit Staphylokokken verwendet.

Antibiotika mit Wirkung auf die DNA-Synthese

Gyrasehemmer (Fluochinolone)

▶ Gruppe 1: Norfloxacin
▶ Gruppe 2: Ofloxacin, Ciprofloxacin
▶ Gruppe 3: Levofloxacin, (Sparfloxacin: wegen Nebenwirkungen außer Handel)
▶ Gruppe 4: Gatifloxacin, Moxifloxacin.

Wie der Name schon sagt, hemmen die Gyrasehemmer die bakterielle DNA-Gyrase **(Topoisomerase II).** Diese ist zuständig für die Verdrillung und kompakte Verpackung der DNA in der Zelle.
Gyrasehemmer sind **fluorierte Verbindungen** und werden demnach auch Fluochinolone genannt.
Die Gyrasehemmer der 1. Gruppe werden v. a. bei unkomplizierten Harnwegsinfektionen eingesetzt, da sie gut gegen Enterobakterien inklusive Pseudomonaden wirken. Ciprofloxacin und Ofloxacin sind zusätzlich bei Salmonellen- und Hämophilus-influenza-Infektionen einsetzbar. Besser wirksam gegen grampositive und atypische Erreger (Chlamydien, Legionellen, Mykoplasmen) sind die Gyrasehemmer der 3. Gruppe. Die 4. Gruppe ist auch gegen Anaerobier wirksam.
Gyrasehemmer wirken neurotoxisch. Sie können Schwindel, Kopfschmerzen, Psychosen und Krampfanfälle auslösen.

Nitroimidazole

Beispiele Metronidazol, Tinidazol.

Nitroimidazole führen zu Strangbrüchen in der DNA von Bakterien und Protozoen durch Bildung von reaktiven Metaboliten in der Zelle.
Wichtige Indikationen für Nitroimidazole sind Vaginalinfektionen mit Protozoen oder Anaerobiern und in Kombination mit Protonenpumpenhemmern und Clarithromycin bei der Helicobacter-pylori-Infektion. Nitroimidazole können neurotoxisch wirken. Außerdem berichten Patienten über einen Metallgeschmack im Mund.

Sulfonamide

Beispiele Sulfadiazin, Sulfamethoxazol.

Sulfonamide wirken als Antimetabolite bei der Dihydrofolsäuresynthese der Bakterien. Di- bzw. Tetrahydrofolat wird für die Synthese von DNA und RNA benötigt. Die Wirkung setzt erst ein, wenn die Tetrahydrofolsäure-Speicher in den Mikroorganismen aufgebraucht sind.
Sie sind wirksam gegen Neisserien, Enterobakterien, Streptokokken und Staphylokokken, ebenso gegen Pneumocystis carinii, Toxoplasmen und Plasmodien (Malaria). Sulfonamide können schwere allergische Reaktionen auslösen wie das Steven-Johnson- oder das Lyell-Syndrom (s. S. 36/37). Eine Auskristallisierung der Metaboliten in der Niere kann zu Nierenschäden führen.

Diaminopyrimidine

Beispiele Trimethoprim, Pyrimethamin.

Trimethoprim und Pyrimethamin hemmen die Umwandlung von Dihydrofolsäure zu Tetrahydrofolsäure. Sie wirken synergistisch zu den Sulfonamiden und werden deshalb in Kombination mit ihnen gegeben.
Co-trimoxazol ist die Kombination aus Sulfamethoxazol und Trimethoprim, **Co-trimazin** die Kombination aus Sulfadiazin und Trimethoprim. Beide Präparate werden bei Harnwegsinfektionen, Gastroenteritiden und Typhus eingesetzt. Co-trimoxazol ist Mittel der Wahl bei Pneumocystis-carinii-Pneumonien, die häufig bei HIV-Patienten vorkommen.

Zusammenfassung

✘ Die **Proteinsynthese** hemmen: Aminoglykoside, Tetracycline, Makrolide, Lincosamide, Chloramphenicol und Fusidinsäure.

✘ Die **DNA-Synthese** hemmen: Gyrasehemmer, Nitroimidazole, Sulfonamide und Diaminopyrimidine.

✘ **Aminoglykoside** reichern sich in der Endolymphe des Innenohrs und in den Tubuluszellen der Niere an. Dadurch wirken sie oto- und nephrotoxisch.

✘ **Tetracycline** sind ursprünglich Breitbandantibiotika, gegen die jedoch immer mehr Resistenzen aufgetreten sind.

✘ **Makrolide** werden als Ersatz für Penicillin bei Penicillinunverträglichkeit gegeben und können wegen ihrer guten Verträglichkeit sogar in der Schwangerschaft eingenommen werden.

✘ **Chloramphenicol** ist ein Reserveantibiotikum, das eine irreversible Knochenmarksschädigung hervorrufen kann.

✘ **Gyrasehemmer** werden v. a. bei unkomplizierten Harnwegsinfektionen eingesetzt.

✘ **Nitroimidazole** wirken u. a. gegen Anaerobier und Protozoen.

✘ **Sulfonamide** und **Diaminopyrimidine** wirken synergistisch und werden oft in Kombination angewendet.

Antituberkulotika und Antimykotika

Antituberkulotika

Die Tuberkulose wird von säurefesten Stäbchen, den **Mykobakterien** verursacht. Lange galt sie in Europa als ausgerottet, jedoch treten in den letzten Jahren wieder vermehrt Fälle v. a. bei Einwanderern aus Osteuropa und Russland auf. Die Therapie ist langwierig: Eine Kombination von mehreren Antibiotika muss über einige Monate hinweg eingenommen werden. Bei einer Monotherapie würden sich schnell Resistenzen entwickeln.
Die wichtigsten Antituberkulotika sind:

▶ Isoniazid
▶ Rifampicin
▶ Ethambutol
▶ Pyrazinamid
▶ Streptomycin.

Die Standardtherapie einer Lungen-Tbc ist: 2 (oder 3) Monate 3-fach-Kombination aus Isoniazid, Rifampicin und Pyrazinamid oder als 4-fach-Kombination ergänzt mit Ethambutol oder Streptomycin. Zur Stabilisierung gibt man weiterhin 4 Monate eine 2-fach-Kombination aus Isoniazid und Rifampicin.
Eine Besonderheit in der Zellwand der Mykobakterien sind spezifische Lipide, die man **Mykolsäure** nennt und die Erreger säurefest machen. Einige Antituberkulotika hemmen die Synthese der Mykolsäure. Alle Antituberkulotika außer Ethambutol wirken bakterizid.

Isoniazid

Die Wirkung von Isoniazid beruht auf einer Hemmung des Mykolsäurestoffwechsels und einer Störung der Nukleinsäuresynthese. Da es gut gewebe- und liquorgängig ist, wirkt es auch gegen die tuberkulöse Meningitis. In der Leber wird es durch die Acetyltransferasen inaktiviert. Da die Acetylierungsgeschwindigkeit aufgrund genetischer Unterschiede stark schwankt (Schnell-/Langsam-Acetylierer, s. S. 30/31), variiert seine Halbwertszeit zwischen 1 und 3 h.

Isoniazid wirkt durch einen funktionellen Vitamin-B_6-Antagonismus neurotoxisch. Das kann jedoch durch die prophylaktische Gabe von Vitamin B_6 verhindert werden.

Pyrazinamid

Auch Pyrazinamid stört die Mykolsäuresynthese der Mykobakterien. Es wirkt besonders gut bei niedrigem pH (wie er in verkäsenden Nekrosen vorherrscht), da es dann die Zellmembran der Mykobakterien besser überwinden kann. Allerdings macht Pyrazinamid die Haut extrem sonnenempfindlich und steigert die Harnsäurekonzentration im Blut.

Ethambutol

Ethambutol hemmt ebenfalls Enzyme, die zur Mykolsynthese benötigt werden. Es kann auch eine Hyperurikämie auslösen und wirkt neurotoxisch. Besonders betroffen ist dabei der Nervus opticus. Um eine **Neuritis nervi optici** rechtzeitig zu erkennen, sind unter Ethambutol-Therapie regelmäßige augenärztliche Kontrollen zu empfehlen.

Rifampicin

Rifampicin ist ein hochwirksames Antibiotikum, das neben dem Tuberkelbakterium auch gegen die anderen Mykobakterien wirksam ist. Es hemmt die bakterielle RNA-Polymerase. Rifampicin wird in der Leber durch Acetylierung metabolisiert; der Metabolit ist aber weiterhin wirksam. Es wird renal und biliär ausgeschieden. Interessanterweise färbt es alle Körpersekrete orange. Als Nebenwirkung kann Rifampicin zu Leberfunktionsstörungen führen.

Rifampicin induziert CYP2C9 und CYP3A4! Dadurch werden viele Medikamente (z. B. Penicilline, Glukokortikoide, orale Antikoagulantien und viele weitere) schneller abgebaut und haben so eine verminderte Wirkung!

Streptomycin

Das Aminoglykosid Streptomycin bindet an die 30-S-Untereinheit von Ribosomen und wirkt so auf die Proteinsynthese. Es kann nur parenteral gegeben werden und ist schlecht liquor- und gewebegängig. Wie die anderen Aminoglykoside wirkt Streptomycin oto- und nephrotoxisch.

Antimykotika

Antimykotika sind Wirkstoffe zur Therapie von Pilzinfektionen. Pilze sind Eukaryonten, d. h. sie besitzen einen umschlossenen Zellkern. Die Pilze, die im menschlichen Organismus zu Infektionen führen können, teilt man in vier Gruppen ein:

▶ Fadenpilze (Dermatophyten): verursachen Haut-, Haar- und Nagelinfektionen
▶ Hefepilze (Candida und Cryptococcus)
▶ Schimmelpilze (Aspergillus)
▶ dimorphe Pilze.

Antimykotika haben systemisch gegeben starke Nebenwirkungen (gastrointestinale Beschwerden, Transaminasenerhöhung, Blutbildveränderungen, allergische Reaktionen, Nierenfunktionsstörungen). Bei Hautmykosen werden sie topisch (als Salbe etc.) angewendet. Dabei kommt es häufig zu lokalen Reaktionen. Da sie v. a. durch CYP-Isoenzyme metabolisiert werden, kommt es Wechselwirkungen mit zahlreichen Medikamenten.

Polyene

Amphotericin B

Amphotericin B gehört zu den Polyenen und ist ein **Breitspektrum-Antimykotikum.** Es bindet an **Ergosterol,** ein Bestandteil der Pilzzellmembran. Dadurch kommt es zur Porenbildung in der Membran und Ionenaustrom. Da Amphotericin B jedoch auch an das Cholesterin in der menschlichen Zellmembran bindet und dort zu Permeabilitätsstörungen führt, kann es schwere Nebenwirkungen nach sich ziehen.

Insgesamt ist Amphotericin B sehr schlecht verträglich. Deshalb sollte man die systemische Gabe nur nach strenger Indikationsstellung und bei lebensbedrohlichen Systemmykosen beginnen. Der Vorteil von Amphotericin B ist, dass bislang keine Resistenzen bekannt sind und alle wichtigen Erreger von Organmykosen dagegen empfindlich sind. Oral wird Amphotericin nicht resorbiert, es muss parenteral gegeben werden. Bei Mykosen des Verdauungstrakts kann es oral gegeben werden und wirkt dann lokal. Eine neue Verabreichungsform (liposomales Amphotericin) soll weniger Nebenwirkungen verursachen. Da Amphotericin sehr toxisch wirkt, wird es zuerst in kleinen Dosen gegeben und dann in der Dosis gesteigert. Häufig kommt es trotzdem zu Fieber, Schüttelfrost, Magen-Darm-Beschwerden und Kopfschmerzen. Die starke Nephrotoxizität versucht man durch Gabe von Kochsalzlösung oder der Kombination mit Flucytosin (s. u.) zu reduzieren. Außerdem ist Amphotericin hepatotoxisch und neurotoxisch und kann zu Blutbild- und Elektrolytveränderungen führen.

Nystatin
Nystatin ist wie Amphotericin ein Polyen. Es wird bei **Candidamykosen** der Haut- und Schleimhäute eingesetzt. Da es oral nicht resorbiert wird, ist auch eine lokale Behandlung von Magen-Darm-Mykosen möglich. Im Gegensatz zu Amphotericin B ist es nebenwirkungsarm.

Flucytosin
Da sich bei einer alleinigen Gabe von Flucytosin schnell Resistenzen bilden, wird es nur in Kombination mit Amphotericin B eingesetzt. Da sie sich gegenseitig in ihrer Wirkung verstärken, ist eine Reduzierung der Dosis möglich. Dadurch treten auch weniger Nebenwirkungen auf. Nachdem es in die Pilzzelle eingeschleust wurde, wird es in 5-Fluorouracil umgewandelt. Diese auch als Chemotherapeutikum eingesetzte Substanz hemmt die DNA- und Proteinsynthese in der Zelle.

Azole

Alle Azole wirken über die Hemmung der **Ergosterolsynthese** auf die Funktion der Zellmembran. Ihr Wirkspektrum umfasst alle vier Pilzarten. Sie werden bei lokalen und systemischen Infektionen eingesetzt. Man unterteilt die Azole in Imidazole und Triazole.
Zu den **Imidazolen** gehören:

▶ Clotrimazol
▶ Miconazol
▶ Ketoconazol.

Sie werden nur noch lokal eingesetzt. Bei den systemischen Mykosen bevorzugt man die **Triazole:**

▶ Itraconazol
▶ Fluconazol
▶ Posaconazol
▶ Voriconazol.

> Bei lebensbedrohlichen Systemmykosen ist Voriconazol Mittel der Wahl.

Da die Azole von den Cytochrom-P_{450}-Enzymen metabolisiert werden und eine starke Affinität zu ihnen haben, kommt es zu zahlreichen Interaktionen mit anderen Medikamenten (v. a. CYP3A4-Substrate).

Echocandine: Caspofungin

Caspofungin ist bislang der einzige Vertreter einer neuen Gruppe von Antimykotika, der Echocandine. Es hemmt die Synthese von Glucan, einem wichtigen Bestandteil der Pilzzellmembran. Caspofungin wirkt gegen Candida- und Aspergillus-Stämme. Es kann nur parenteral gegeben werden, da es oral nicht resorbiert wird. Bei gleichzeitiger Gabe von Cyclosporin wird Caspofungin vermindert abgebaut.

Griseofulvin

Griseofulvin ist nur gegen Dermatophyten wirksam. Es stört die Funktion der Mikrotubuli in der Pilzzelle, hemmt die Mitose und die Zellwandsynthese. Es wird zur oralen Langzeittherapie bei Nagel-, Haar- und Hautmykosen eingesetzt. Griseofulvin wird besser resorbiert, wenn es mit fettreicher Nahrung zusammen eingenommen wird.

Squalenexposidasehemmer: Terbenafin

Terbenafin hemmt die **Ergosterolsynthese** von Dermatophyten. Es wird es bei schweren Hautmykosen systemisch und bei leichteren Mykosen lokal als Salbe verwendet.
Da es ein CYP2D6-Induktor ist, hat es Wechselwirkungen mit vielen anderen Medikamenten.

Zusammenfassung

✖ Die Behandlung einer Tuberkulose besteht aus einer mehrmonatigen Antibiotika-Kombinationstherapie.

✖ Die wichtigsten **Antituberkulotika** sind Isoniazid, Rifampicin, Ethambutol, Pyrazinamid und Streptomycin.

✖ Der Hauptmechanismus der Antituberkulotika ist die Hemmung der Mykolsynthese, einem Zellwandbestandteil der Mykobakterien.

✖ **Antimykotika** wirken größtenteils über die Hemmung der Ergosterolsynthese (ebenfalls ein Membranbestandteil).

✖ Sie haben viele Nebenwirkungen (v. a. Amphotericin) und ein großes Interaktionspotential.

Virustatika

Meist ist bei Virusinfektionen keine medikamentöse Therapie notwendig. Sie heilen von selbst aus. Bei lebensbedrohlichen Infektionen versucht man jedoch, durch Virustatika die Vermehrung der Viren zu stoppen. Eine Elimination der Viren durch Medikamente zu erreichen, gelingt praktisch nie.

Wirkmechanismen von Virustatika

Da Viren keinen eigenen Stoffwechsel haben, benutzen sie den Stoffwechsel der Wirtszelle für ihre Replikation. Sie selbst bestehen nur aus DNA- oder RNA-Molekülen und einem Kapsid. Manche enthalten auch eigene Enzyme für die Replikation. Andere benutzen Wirtsenzyme. Nachdem sie an bestimmten Rezeptoren der Wirtszelle angedockt haben und durch Endozytose in die Zelle aufgenommen wurden, erfolgt die Freisetzung ihrer Nukleinsäuren. Anschließend wird diese in mRNA umgeschrieben und die Enzyme und Proteine, die der Virus für seine Replikation benötigt, gebildet. Auch die Nukleinsäuren werden repliziert. Retroviren wie das HI-Virus schreiben ihre RNA mit einem eigenen Enzym, der reversen Transkriptase, in DNA um und bauen sie mithilfe ihrer Integrase ins Wirtsgenom ein. Am Schluss werden die Proteine und Nukleinsäuren zum neuen Viruspartikel zusammen-

gefügt und durch Lyse der Wirtszelle freigesetzt.
Virustatika setzen an verschiedenen Punkten der Virusreplikation ein (▌Abb. 1).

Antivirale Therapie

Therapie bei Herpes- und Varizella-zoster-Viren

Aciclovir, Valaciclovir
Aciclovir wird in der Wirtszelle von der viralen Thymidinkinase phosphoryliert und damit aktiviert. In nicht-infizierten Zellen fehlt dieses Enzym und Aciclovir wird kaum phosphoryliert. Es ist ein **Strukturanalogon** zum Guanosin-Triphosphat. Bei Einbau des Analogons kommt es zum Kettenabbruch der Virus-DNA. Außerdem hemmt es die virale DNA-Polymerase. Wie die anderen Nukleosidanaloga kann Aciclovir nur bei Replikation des Virus wirken. Bei einer latenten Infektion ohne Virusvermehrung hat es keinen Angriffspunkt. Valaciclovir ist das Prodrug von Aciclovir. Es wird oral viel besser resorbiert als Aciclovir.
Bei Niereninsuffizienz kann sich Aciclovir in den Tubuli auskristallisieren und die Niere schädigen. Deshalb sollte es nicht mit anderen nephrotoxischen Wirkstoffen verabreicht werden.

Brivudin
Brivudin wird v. a. bei Herpes zoster eingesetzt. Der Wirkmechanismus ist praktisch derselbe wie bei Aciclovir.

Penciclovir, Famciclovir
Das Prodrug Famciclovir wird besser resorbiert als Penciclovir. Es wirkt ebenfalls wie Aciclovir über einen Kettenabbruch und Hemmung der DNA-Polymerase.

Therapie bei Zytomegalie-Virus

Ganciclovir
Ganciclovir wird in virusbefallenen Zellen ebenfalls phophoryliert. Es hemmt die DNA-Polymerase der Viren, jedoch in geringem Maße auch die menschliche Polymerase. Es führt häufig zu Blutbildveränderungen mit Neutro- und Thrombopenie, sowie Anämie. Außerdem kommen ZNS- und gastrointestinale Störungen vor.

> Da es häufig schwerwiegende Nebenwirkungen mit sich bringt, wird Ganciclovir nur bei lebens- oder augenlichtbedrohlichen CMV-Infektionen verabreicht.

Foscarnet
Foscarnet hemmt die virale **DNA-Polymerase,** indem es die Bindung von Pyrophosphat reversibel blockiert. Es wird bei schweren CMV-Infektionen eingesetzt. Nephrotoxizität, gastrointestinale Störungen und Blutbildveränderungen gehören zu den Nebenwirkungen.

Therapie bei Influenza A und B

Neuraminidase-Inhibitoren
Oseltamivir und **Zanamivir** hemmen die Neuraminidase. Dieses Enzym in der Hülle der Viren trägt entscheidend zur Freisetzung der neugebildeten Viruspartikel und zur Ausbreitung der Influenza-A- und -B-Viren im Respirationstrakt bei.

> Die Wirkstoffe haben jedoch nur einen Effekt, wenn man sie noch im Anfangsstadium der Grippe, das heißt 1 – 2 Tage nach Symptombeginn einnimmt.

Amantadin
Amantadin wird v. a. in der Anti-Parkinson-Therapie eingesetzt. Man kann es aber auch zur Prophylaxe und frühzeitigen Therapie der Influenza A bei ungeimpften Risikopatien-

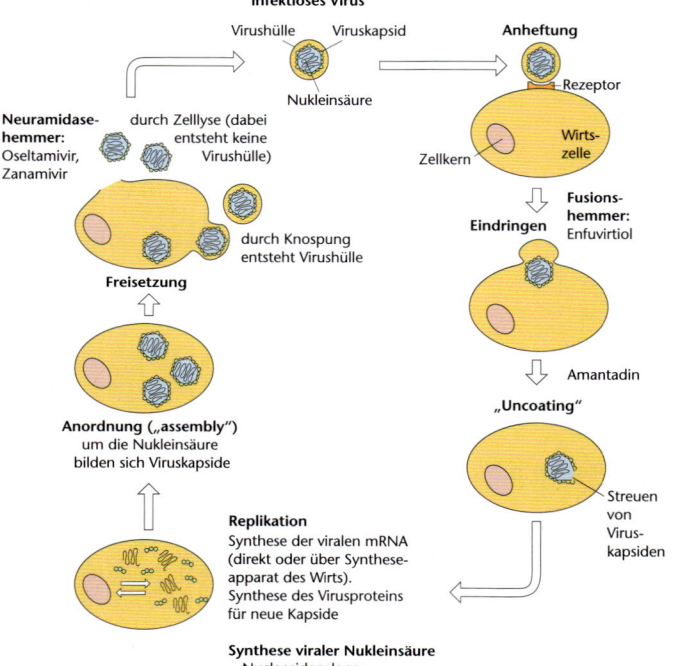

infektiöses Virus
Virushülle Viruskapsid
Nukleinsäure

Neuramidase-hemmer: Oseltamivir, Zanamivir

durch Zelllyse (dabei entsteht keine Virushülle)

durch Knospung entsteht Virushülle

Freisetzung

Anordnung ("assembly") um die Nukleinsäure bilden sich Viruskapside

Replikation
Synthese der viralen mRNA (direkt oder über Syntheseapparat des Wirts). Synthese des Virusproteins für neue Kapside

Synthese viraler Nukleinsäure
– Nucleosidanaloga: Aciclovir, Brivudin, Penciclovir
– Hemmung der DNA-Polymerase: Ganciclovir, Foscarnet
– Hemmung Proteinsynthese: Interferon α, Indinavir, Ritonavir
– Reverse-Transkriptase-Hemmer: Efanrenz

Anheftung
Rezeptor
Wirtszelle
Zellkern

Eindringen
Fusionshemmer: Enfuvirtiol

Amantadin

"Uncoating"

Streuen von Viruskapsiden

▌ Abb. 1: Stadien der Virusreplikation und Angriffspunkte einiger Virustatika. [7]

ten anwenden. Es verhindert das Uncoating der Viruspartikel, indem es mit dem M_2-Protein interferiert, das einen Ionenkanal im Kapsid des Virus bildet.

Amantadin kann ZNS-Störungen bis hin zu Krampfanfällen auslösen. Außerdem verstärkt es die Wirkung von Anticholinergika.

Therapie bei Hepatitis B und C

Ribavirin

Ribavirin wird in der Kombination mit Interferon-α bei chronischer Hepatitis C eingesetzt. Es hemmt die Bildung von Guanosin-Nukleotiden und damit die RNA-Synthese. Es lagert sich in Erythrozyten ein und wird langsam abgegeben. Deshalb hat Ribavirin eine Halbwertszeit von bis zu 300 h. Während der Kombinationsbehandlung mit Interferon-α kann eine dosisabhängige Anämie auftreten.

Interferon

Die auch natürlicherweise im Organismus vorkommenden Zytokine werden rekombinant produziert. Es gibt INF-α, INF-β und INF-γ. Ihr Wirkmechanismus ist noch zum Teil unbekannt.

Sie haben vielfältige Wirkungen: antiviral, immunmodulierend und antiproliferativ. Die antivirale Wirkung beruht auf einer Hemmung der viralen Proteinsynthese und einer Induktion zum Abbau der Nukleinsäuren. Gleichzeitig aktivieren Interferone zytotoxische Lymphozyten und fördern die Antigenpräsentation über die Aktivierung der MHC-Molekülsynthese.

Für die Behandlung der chronischen Hepatitis B und C wird INF-α eingesetzt. Wird es i. v. gegeben, kommt es zu starken Schwankungen im Plasmaspiegel. Besser ist deswegen die intramuskuläre oder subkutane Gabe. Pegylierte Interferone haben eine längere Halbwertszeit als nicht-pegylierte Interferone. Sie müssen nur einmal pro Woche gespritzt werden.

Die häufigsten Nebenwirkungen von Interferon sind grippeähnliche Beschwerden: Fieber, Gelenk- und Muskelschmerzen, Schüttelfrost und Abgeschlagenheit. Diese klingen aber nach einiger Zeit der Therapie ab. Schwerwiegender ist die Knochenmarksdepression, die zu Leukopenie, Thrombopenie und Anämie führen kann. Außerdem können Leberschädigungen, Nierenfunktionsstörungen und neurologische Störungen auftreten.

Therapie bei HIV

HAART

Die **hochaktive antiretrovirale Therapie** setzt sich aus drei verschiedenen Virustatika zusammen. Dadurch kann die Resistenzentwicklung, die bei einer Monotherapie schnell entsteht, hinausgezögert werden. Meist werden zwei Nukleosidanaloga mit einem geboosterten Proteinase-Inhibitor kombiniert. Ziel der Therapie ist eine Senkung der Viruslast unter die Nachweisgrenze und eine Anhebung der T-Helferzellzahl (CD4-Zellen). Durch die Therapie wurde die Gesamtüberlebenszeit deutlich verlängert.

Reverse-Transkriptase-Inhibitoren

Nukleosid-Analoga

Beispiele Zidovudin, Lamivudin.

Der Ansatzpunkt der Nukleosid-Analoga ist die reverse Transkriptase, die virale RNA in DNA umschreibt. Wird ein falsches Nukleosid eingebaut, kommt es zum Kettenabbruch. Um aktiviert zu werden, muss das Nukleosidanalogon in der Zelle phophoryliert werden.

Als Nebenwirkungen können Blutbildveränderungen, gastrointestinale und ZNS-Störungen auftreten. Außerdem kann es durch Schädigung der Mitochondrien zu Myopathien kommen. Lamivudin wird auch bei der Hepatitis B eingesetzt.

Nukleotid-Analoga

Auch die Nukleotid-Analoga (z. B. **Tenofovir**) führen zu einem Kettenabbruch nach Einbau in die DNA. Da es schon eine Phosphatgruppe enthält, muss es nicht mehr in der Zelle aktiviert werden.

Nicht-nukleosidische-reverse-Transkriptase-Inhibitoren (NNRTI)

Die NNRTI (z. B. **Efavirenz**) binden direkt an das Enzym reverse Transkriptase und hemmen es. Weil schnell Resistenzen gegen NNRTI entstehen, ist die Kombinationstherapie notwendig.

Protease-Inhibitoren

Beispiele Lopinavir, Indinavir, Ritonavir.

Ihre Wirkung beruht auf der Hemmung der HIV-Protease, die nach der Proteinsynthese die Polypeptide in funktionsfähige Proteine und Enzyme schneidet. Sie sind ein wichtiger Kombinationspartner der HAART. Durch „Boosterung" wird ihre Konzentration im Plasma angehoben. Das erreicht man durch die Gabe einer geringen Menge von Ritonavir. Es hemmt das CYP3A4 und verhindert den Abbau der anderen Proteaseninhibitoren.

Unter der Therapie von Protease-Inhibitoren kommt es sehr häufig zu Stoffwechselstörungen bis hin zum metabolischen Syndrom. Damit verbunden ist eine Körperfettumverteilung (Lipodystrophie) von Gesicht und Extremitäten zum Stamm. Da die Metabolisierung über die CYP-Isoenzyme erfolgt, gibt es zahlreiche Wechselwirkungen, v. a. mit CYP3A4-Substraten.

Fusionshemmer: Enfuvirtid

Dieser neue Wirkstoff verhindert das Eindringen des Virus in die CD4-Zelle, indem es an ein Protein (gp41) im Virus bindet, das für das Andocken zuständig ist. Da die Herstellung aber sehr aufwändig ist, wird es nur bei Therapieversagen oder Unverträglichkeit anderer HIV-Medikamente verschrieben. Es wird subkutan gespritzt.

Zusammenfassung

✖ **Virustatika** setzen an verschiedenen Punkten der Virusreplikation in der Wirtszelle ein und hemmen diese. Beispielsweise wird das Eindringen, Uncoating, die DNA/RNA-Replikation, Proteinsynthese und Freisetzung der Viruspartikel verhindert.

✖ Ein häufiger Mechanismus der Virustatika ist der Einbau von falschen Nukleosiden in die virale DNA, was zum Kettenabbruch führt.

✖ Die Therapie führt zu einer Verminderung der Viruslast, aber kaum zu einer Elimination des Virus.

✖ Die hochaktive **antiretrovirale Therapie des HIV** setzt sich aus drei Medikamenten zusammen, wobei bevorzugt zwei Nukleosid-Analoga und ein Protease-Inhibitor verwendet werden.

Zytostatika

Neben operativer Entfernung und Strahlentherapie ist die Chemotherapie das dritte Standbein der Krebstherapie. Zytostatika wirken umso besser, je schneller sich die Tumorzellen teilen. Auf Zellen, die sich nicht in der Teilungsphase befinden, haben sie praktisch keine Wirkung. Da sich Tumorzellen im Aufbau nicht von anderen körpereigenen Zellen unterscheiden, ist eine selektive Chemotherapie mit herkömmlichen Zytostatika nicht möglich. Andere Gewebe, v. a. Gewebe mit hohem Zellumsatz wie das Knochenmark, Schleimhäute, Haarwurzeln und Keimdrüsen sind immer mit betroffen.

Zellzyklus

Der Zellzyklus ist wichtig für das Verstehen der Wirkungsweise von Zytostatika (❚ Abb. 1).
Phasenspezifische Chemotherapeutika (Antimetabolite und Mitosehemmstoffe) wirken nur in bestimmten Phasen des Zellzyklus. Ihre Wirksamkeit ist umso höher, je länger sie auf die Tumorzellen einwirken können. So „erwischen" sie immer mehr Zellen in der spezifischen Zyklusphase.
Phasenunspezifische Zytostatika (Alkylantien, Platinverbindungen) haben die beste Wirkung, wenn sie in sehr in hohen Konzentrationen, dafür nur für kurze Zeit gegeben werden. Da sie trotzdem auch nur auf proliferierende Zellen wirken, nennt man sie **zyklusspezifische Chemotherapeutika.**

Resistenz

Tumorzellen können auch Resistenzen gegen Zytostatika entwickeln. Es sind dieselben Mechanismen wie bei Antibiotika. Die Substanz wird in der Zelle inaktiviert, die Zielstruktur ist verändert, die DNA kann besser repariert werden oder die Substanz wird vermehrt aus der Zelle hinaustransportiert.

Nebenwirkungen

Die für die Patienten unangenehmsten Nebenwirkungen sind Übelkeit und Erbrechen. Sie werden entweder direkt zentral über die Chemorezeptor-Triggerzone in der Area postrema oder peripher durch Zerstörung der chromaffinen Zellen im Gastrointestinaltrakt und Ausschüttung von neuroaktiven Substanzen (z. B. Serotonin) ausgelöst. Besonders Platin-Verbindungen und Cyclophosphamid verursachen häufig Übelkeit und Erbrechen. Eine gefährlichere Nebenwirkung ist die Knochenmarkssupression, die als Erstes die Granulopoese betrifft, dann die Lymphopoese und als Letztes die Thrombo- und Erythropoese. Diese Nebenwirkung ist häufig dosislimitierend.
Reversibler Haarausfall, Hyperurikämie durch den Zellzerfall, Mukositis und Sterilität können ebenfalls Folgen der Chemotherapie sein. Um die Nebenwirkungen gering zu halten und die Wirksamkeit zu erhöhen, setzt man Kombinationen von Zytostatika ein.

> Eine große Gefahr ist die mutagene und karzinogene Wirkung vieler Chemotherapeutika. Zweittumore können noch nach vielen Jahren auftreten und sind dann häufig chemoresistent.

Chemotherapeutische Substanzen

Alkylantien

Beispiele Cyclophosphamid, Ifosfamid, Chlorambucil, Busulfan.

Alkylantien sind (bis auf Busulfan) Stickstoff-Lost-Verbindungen. Sie alkylieren die Nukleinsäuren und führen so zu

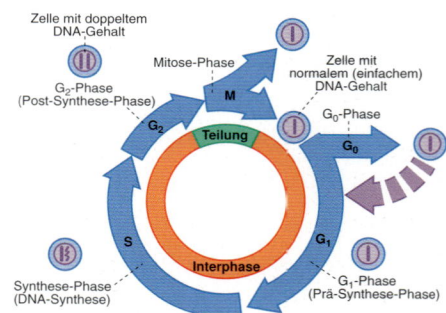

❚ Abb. 1: Zellzyklus. G_0-Phase: ruhende Zellen. G_1-Phase: Vorbereitungsphase. S-Phase: Synthesephase (DNA). G_2-Phase: Überprüfung der DNA und Beseitigung von Fehler. M-Phase: Mitosephase (Zellteilung). Check-points (Übergang G_1 zur S-Phase, S- zur G_2-Phase): Kontrolle und Entscheidung, ob nächste Zyklusphase durchlaufen wird:. Bei fehlerhafter DNA: Reparatur oder Apoptose. [11]

falschen Quervernetzungen innerhalb der Stränge.

Cyclophosphamid
Die Aktivierung zum aktiven (toxischen) Metabolit durch ein CYP-Isoenzym erfolgt in der Leber. In der Tumorzelle entsteht dann unter Abspaltung von Acrolein die alkylierende Substanz. Da der toxische Metabolit Acrolein ein hämorrhagische Zystitis auslösen kann, gibt man gleichzeitig **Mesna,** ein Stoff, der das Acrolein in der Blase bindet und unschädlich macht. Cyclophosphamid wird bei vielen soliden Tumoren, bei Lymphomen und als Immunsuppressivum (s. S. 82/83) eingesetzt.

Antimetaboliten

Antimetaboliten werden durch ihre Strukturähnlichkeit als falsche Bausteine in die DNA bzw. RNA eingebaut und stören so die Nukleinsäuresynthese. Gleichzeitig werden Enzyme der Nukleinsäuresynthese gehemmt.

Folsäureantagonisten
Methotrexat (MTX) bindet durch seine hohe Affinität besser an die Dihydrofolat-Reduktase als das eigentliche Substrat Dihydrofolsäure. Dadurch wird die Bildung von Tetrahydrofolat gehemmt, das notwenig für die Purinnukleotidsynthese ist. Außerdem hemmt MTX die Thymidilat-Synthase. Methotrexat sammelt sich in flüssigkeitsgefüllten Dritträumen (Aszites, Pleuraerguss). Dadurch steigen die Eliminationshalbwertszeit und die Toxizität. MTX ist insgesamt sehr toxisch. Es wirkt knochenmarksuppressiv und löst Mukositiden im gesamten Magen-Darm-Trakt aus. Als einziges Zytostatikum kann Methotrexat durch Leukovorin® (Folinsäure) antagonisiert werden. Methotrexat wird bei soliden Tumoren, Leukämien, Lymphomen und als Immunsuppressivum eingesetzt.

Purinanaloga
6-Mercaptopurin wirkt als kompetitiver Hemmer der Purinbiosynthese durch seinen Einbau als falscher Metabolit und durch die Hemmung verschiedener Enzyme. Durch die gleichzeitige

Gabe von Allopurinol (das häufig zur Behandlung der Zytostatika-induzierten Hyperurikämie gegeben wird), wird der Abbau von Mercaptopurin beeinträchtigt. Dadurch steigt auch die Toxizität. Deshalb sollte man in diesem Fall die Dosis von Mercaptopurin reduzieren. Purinanaloga kommen v. a. bei Leukämien zum Einsatz.

Pyrimidinanaloga

5-Fluorouracil wirkt ebenfalls über die Hemmung der Thymidilat-Synthase und wird als falsches Nukleotid eingebaut. Dosislimitierend ist meist die Knochenmarksuppression.
Gemcitabin und **Cytarabin** sind weitere Pyrimidinanaloga.

Antibiotika mit zytostatischer Wirkung

Anthrazykline
Beispiele Daunorubicin, Doxorubicin.

Anthrazykline werden aus einem Pilz, dem Streptomyces peucetius isoliert. Sie **interkalieren** (bauen sich zwischen zwei Basenpaaren ein) in die DNA, führen durch Bildung von Radikalen zu Strangbrüchen und hemmen die Topoisomerase II. Neben den üblichen Nebenwirkungen sind Anthrazykline kardiotoxisch. Sie werden bei soliden Tumoren, Leukämien und Lymphomen als Zytostatika verwendet.

Platinverbindungen

Beispiele Cisplatin, Carboplatin, Oxaliplatin.

Platinverbindungen wirken wie Alkylantien durch Quervernetzungen der beiden DNA-Stränge. Platinverbindungen insbesondere Cisplatin sind sehr toxisch. Neben der Nephrotoxizität, die häufig dosislimitierend ist, wirken Platinverbindungen stark emetisch und ototoxisch. Wegen der Nephro- und Ototoxizität sollte man Platinverbindungen nicht mit Aminoglykosiden oder Diuretika kombinieren, da sonst die Toxizität verstärkt wird. Platinverbindungen werden bei einer Vielzahl von soliden Tumoren eingesetzt.

Weitere Chemotherapeutika

Vinca-Alkaloide
Beispiele Vinblastin, Vincrisitin.

Vinca-Alkaloide sind Mitosehemmstoffe. Sie wirken als **Spindelgifte**, indem sie Ausbildung des Spindelapparats verhindern. Dadurch kann die Zelle nicht geteilt werden. Alle Vinca-Alkaloide sind neurotoxisch, besonders Vincristin.

Topoisomerase-Hemmstoffe
Beispiele Topotecan, Irinotecan, Etoposid.

Die Topoisomerasen I und II führen Strangbrüche in die DNA ein, um die Replikation zu ermöglichen und fügen sie nachher wieder zusammen. Topotecan und Irinotecan hemmen die Topoisomerase I und Etoposid die Topoisomerase II. Alle Substanzen werden häufig mit anderen Zytostatika (Alkylantien, Platinverbindungen) kombiniert, da sie synergistisch mit ihnen wirken.

Hormone
Beispiele Glukokortikoide, Antiandrogene, Gonadoliberin-Analoga, Tamoxifen, Aromatasehemmstoffe.

Hormone zählen nicht zu den Zytostatika im eigentlichen Sinne, werden aber erfolgreich bei hormonabhängigen Tumoren zum Einsatz gebracht.

Glukokortikoide sind Teil der Standardtherapie von malignen Lymphomen. Beim metastasierten Prostatakarzinom werden Antiandrogene (z. B. Cyproteronacetat) und Gonadoliberin-Analoga eingesetzt. Beim hormonsensiblen metastasierten Mamma-Karzinom sind Antiestrogene wie Tamoxifen oder Aromatasehemmstoffe wirkungsvoll.

Antikörper

Beispiele Rituximab, Trastuzumab, Cetuximab.

Neuere Möglichkeiten zur Therapie von Tumorerkrankungen sind Antikörper, die gegen Proteine des Tumors gerichtet sind. Rituximab ist ein monoklonaler Antikörper, der mit dem CD-20-Protein von B-Lymphozyten reagiert. Durch die Bindung des Antikörpers wird die Zelle vom Komplementsystem lysiert. Rituximab wird bei Lymphomen eingesetzt.
Trastuzumab (Herceptin®) ist gegen den auf Mammakarzinomzellen vorkommende Wachstumsfaktorrezeptor HER2 gerichtet. Durch die Bindung des Antikörpers wird der Rezeptor in der Zelle verstärkt abgebaut. Auch Cetuximab ist gegen einen Wachstumsfaktorrezeptor gerichtet, der von Kolonkarzinomzellen exprimiert wird.

Zusammenfassung

✖ **Zytostatika** wirken nur auf proliferierende Zellen.

✖ Da keine spezifische Toxizität möglich ist, sind auch gesunde Zellen des Knochenmarks, Haarwurzeln, Schleimhäute und Keimdrüsen mitbetroffen.

✖ Die meist dosislimitierende Nebenwirkung fast aller Zytostatika ist die Knochenmarksuppression.

✖ **Alkylantien** führen Quervernetzungen zwischen DNA-Strängen ein und hemmen die Replikation.

✖ **Antimetabolite** werden als falsche Bausteine in die DNA eingebaut.

✖ **Antibiotika mit zytostatischer Wirkung** wirken durch Interkalierung und der Bildung von Radikalen zytotoxisch. **Platin-Verbindungen** hemmen die DNA-Replikation durch Quervernetzungen zwischen den beiden Strängen.

✖ Weitere Wirkmechanismen sind Störung der Ausbildung des Spindelapparats und Hemmung der Topoisomerasel und II.

✖ **Hormone** werden zur Therapie von hormonabhängigen Tumoren (Prostata-, Mamma-, Endometriumkarzinom) genutzt.

Fallbeispiele

C Fallbeispiele

Fall 1: Durchfall

Frau Müller (43 Jahre) kommt mit seit 3 Tagen bestehendem Durchfall zu Ihnen in die Hausarztpraxis.

Szenario

Sie kennen Frau Müller bereits von letzter Woche, als Sie ihr aufgrund einer Mittelohrentzündung Ampicillin verschrieben haben.

Frage 1: Welche Fragen sind nun wichtig?

Frau Müller gibt an, seit genau 3 Tagen an diffusen Bauchschmerzen zu leiden und ca. 8-mal pro Tag die Toilette aufsuchen zu müssen. Der Stuhl sei flüssig bis wässrig und einmal habe sie sogar Blut entdeckt. Sie habe darauf geachtet, nur leicht Verträgliches zu essen und viel zu trinken. Eingriffe im Bereich des Bauchs habe sie noch nie gehabt. Sie fühle sich etwas schwach, habe aber keine anderen Symptome, z.B. Fieber, bemerkt.
Frage 2: Fallen Ihnen noch weitere relevante Fragen zur Anamnese ein?

Frau Müller verneint alle Fragen. An Tabletten habe sie nur Ampicillin eingenommen, dass Sie ihr wegen der Mittelohrentzündung verschrieben hätten.
Frage 3: Was ist nach all den Informationen Ihre erste Vermutung?
Frage 4: Zu welcher Antibiotika-Gruppe gehört das Ampicillin?
Frage 5: Welche weiteren Antibiotika-Gruppen kennen Sie?
Frage 6: Was ist die richtige Therapie der Erkrankung von Frau Müller?
Frage 7: Zu welchen Gruppen gehören die beiden Antibiotika, die für die Therapie in Frage kommen?
Frage 8: Welche Kontraindikation für Aminopenicilline kennen Sie?

Szenario 2

Frau Müller beschreibt Bauchschmerzen und dabei einen ungeformten Stuhl mit Blut- und Eiterbeimengungen. Die Patientin nimmt keine Medikamente ein, war nicht im Ausland und berichtet von keinen relevanten Vorerkrankungen. Bei der körperlichen Untersuchung zeigt sich hohes Fieber. Bis auf die sehr lebhaften Darmgeräusche können Sie keine Auffälligkeiten entdecken. Der Allgemeinzustand der Patientin erscheint Ihnen deutlich reduziert.
Frage 9: Welche Ursache vermuten Sie im Falle von Frau Müller?
Frage 10: Welche Therapie ist im Fall von Frau Müller angebracht?

Nachdem Sie Frau Müller die erforderlichen Rezepte ausgestellt haben, schicken Sie die Patientin mit den Worten nach Hause, sie solle, wenn es mit der Behandlung nicht besser würde, in 3 Tagen noch mal zu Ihnen kommen. Frau Müller hält sich an Ihre Verordnung und nach weiteren 3 Tagen hat sie bereits keinen Durchfall mehr und fühlt sich komplett gesund.
Frage 11: Welche zwei Antibiotika-Wirktypen kennen Sie? Nennen Sie einige Beispiele!
Frage 12: Welche Arten von Resistenzen kennen Sie und über welche Mechanismen können Resistenzen übertragen werden?
Frage 13: Wie kann die Entwicklung von Resistenzen vermieden werden?

Szenario 3

„Der Durchfall ist nicht das Schlimmste", sagt Frau Müller und berichtet, dass sie seit mehreren Wochen unter Nervosität, Gereiztheit und Schlaflosigkeit leide. Sie schwitze auch vermehrt und habe immer wieder Herzrasen und Herzstolpern. Und nun sei auch noch dieser Durchfall dazugekommen.

Frage 14: Welche Fragen stellen Sie Frau Müller zuerst?

Frau Müller beschreibt eine gesteigerte Stuhlfrequenz, dabei wäre der Stuhl weicher als gewöhnlich, aber ohne Schleimauflagerungen oder Blutbeimengungen. Bei der Frage nach einem Gewichtsverlust strahlt Frau Müller und berichtet stolz, dass sie in den letzten 2 Monaten 7 Kilo verloren habe. In ihrer Familie seien keine chronischen oder bösartigen Erkrankungen bekannt, auch die weitere Anamnese führt sie nicht weiter.
Frage 15: Welche wichtige Frage müssen Sie noch stellen?

Frau Müller erzählt, dass sie seit 4 Jahren aufgrund einer Hashimoto-Thyreoditis Schilddrüsenhormone einnimmt. Da sie Krankenschwester sei, habe sie sich die Hormone immer im Krankenhaus besorgt. Beim Endokrinologen sei sie schon länger nicht mehr gewesen.
Frage 16: Welche Verdachtsdiagnose haben Sie?
Frage 17: Welche Untersuchungen sollten Sie durchführen, um Ihre Verdachtsdiagnose zu sichern?
Frage 18: Wie oft sollte der TSH-Spiegel bei Schilddrüsenhormonsubstitution kontrolliert werden?

Sie raten Frau Müller, ihren Endokrinologen wieder regelmäßig zu konsultieren und warnen sie vor den Folgen eines Missbrauchs: Osteoporose, Herzarrhythmien, Infertilität etc.
Frage 19: Welche Medikamente mit Wirkung auf die Schilddrüse kennen Sie noch?

Szenario 1

Antwort 1: Wie genau ist Form, Farbe, Aussehen des Stuhls? Wie oft am Tag müssen Sie auf die Toilette? Seit wann genau bestehen die Symptome? Haben Sie Bauchschmerzen? Gibt es bessernde/verstärkende Faktoren? Begleitsymptomatik? Wurden Sie schon einmal operiert im abdominellen Bereich (Blinddarm)?
Antwort 2: Nehmen Sie Medikamente ein? Haben Sie Gelenkschmerzen? Waren Sie vor Kurzem im Ausland? Haben Sie im letzten halben Jahr relevant an Gewicht verloren? Gab es Fälle von (Darm-)Krebs in Ihrer Familie?
Antwort 3: Wird durch eine Antibiotikatherapie die physiologische Darmflora zerstört, können sich fakultativ pathogene Keime ausbreiten. Die **pseudomembranöse Enterokolitis** durch **Clostridium dificile** ist die schwerwiegendste Form. Sie wird häufig durch die Gabe von Clindamycin, Ampicillin oder Cephalosporinen verursacht.
Antwort 4: Ampicilline gehören zur Gruppe der β-Lactamantibiotika und darunter zu den Aminopenicillinen. Meist wird Ampicillin i. v. appliziert. Es kann aber auch oral eingenommen werden, ist dann aber schlecht verträglich und hat eine geringe Bioverfügbarkeit.
Antwort 5: Neben den β-Lactamantibiotika, zu denen Penicilline, Cephalosporine, Carbapeneme und Monobaktame gehören, gibt es Aminoglykoside, Tetracycline, Makrolide, Gyrasehemmer, Nitroimidazole und einige weitere.
Antwort 6: Frau Müller muss viel trinken, um die verlorene Flüssigkeit auszugleichen. Falls das nicht ausreicht, sollte sie Infusionen verabreicht bekommen. Metronidazol oder Vancomycin ist das Mittel der Wahl zu Behandlung einer Clostridium-dificile-Infektion.
Antwort 7: Metronidazol gehört zur Gruppe der Nitroimidazole, Vancomycin zu den Glykopeptidantibiotika. Vancomycin wird oral nicht resorbiert und wirkt deshalb **lokal** im Darm.
Antwort 8: Aminopenicilline sollten nicht bei Mononukleose oder chronisch lymphatischer Leukämie gegeben werden, da sie dann ein makulöses Exanthem hervorrufen können.

Szenario 2

Antwort 9: Sie vermuten eine infektiöse Ursache.
Die häufigsten Erreger einer Durchfallerkrankung sind Noro- oder Rotaviren. Am zweithäufigsten kommen bakterielle Erreger wie Salmonellen, Campilobacter jejuni, Shigellen oder E. coli vor. Da Frau Müller von Blut- und Eiterbeimengungen im Stuhl berichtet, gehen Sie von einer bakteriellen Infektion aus.
Antwort 10: Da Frau Müller hohes Fieber hat und ihr Allgemeinzustand deutlich reduziert ist, sollte man sofort mit einer kalkulierten Antibiotikatherapie beginnen. Mittel der Wahl sind Co-trimoxazol oder Chinolone. Sobald der Erreger aus der Stuhldiagnostik bekannt ist, sollte man die Therapie entsprechend umstellen.

Antwort 11:

Bakteriostatika	Bakterizide
Tetracycline	β-Lactamantibiotika
Makrolide	Aminoglykoside
Sulfonamide	Fluorchinolone
Chloramphenicol	Glykopeptidantibiotika
Lincosamide	Rifampicin

▌ Tab. 1: Wirkungstypen einiger Antibiotika.

Antwort 12: Es gibt natürliche, primäre (spontane) und sekundäre (erworbene) Resistenzen. Sie können durch Konjugation oder Transduktion mithilfe von Plasmiden und Transposons von einem Bakterium aufs andere übertragen werden.
Antwort 13: Antibiotika sollten nur bei eindeutiger Indikation eingesetzt werden. Eine gezielte Antibiotikatherapie ist besser als der unnötige Einsatz von Breitspektrumantibiotika. Die Erstellung eines Antibiogramms ist bei schwerwiegenderen Infektionen immer empfehlenswert. Auch wenn keine Symptome mehr vorhanden sind, sollte die Therapie nicht vorzeitig beendet werden. Ist eine kalkulierte Antibiotikatherapie notwendig, sollte man vorher alle benötigten Proben (Blut, Urin, Stuhl, Liquor) abgenommen haben.

Szenario 3

Antwort 14: Sie sollten nach genauem Beginn und Dauer der Beschwerden fragen, nach Gewichtsverlust, ob ein Bezug zur Nahrungsaufnahme besteht, wie der Stuhl geformt ist und ob er Blut- oder Schleimbeimischungen enthält. Außerdem sollten sie die B-Symptomatik (Fieber, Nachtschweiß, Gewichtsverlust) abfragen. Wichtige Punkte, die man nie vergessen sollte sind: Familienanamnese, Reiseanamnese, Sozialanamnese, Alkohol, Nikotin, Allergien.
Antwort 15: Die **Frage nach Medikamenten** muss bei jeder Anamnese gestellt werden.
Antwort 16: Die Symptome deuten auf eine Hyperthyreose hin. Da Frau Müller jedoch von einer Hypothyreose aufgrund einer Hashimoto-Thyreoiditis berichtet, vermuten Sie, dass Frau Müller ihre Schilddrüsenhormone zu hoch dosiert einnimmt. Sie wollen ihr eine absichtliche Überdosierung nicht sofort unterstellen, denken aber daran, dass Schilddrüsenhormone von manchen Patienten zur Gewichtsreduktion eingenommen werden (Hyperthyreosis factitia).
Antwort 17: Um die Diagnose zu sichern, sollte man eine körperliche Untersuchung durchführen. Außerdem ist eine Blutabnahme mit Überprüfung der T_3/T_4-Konzentration und TSH sinnvoll.
Antwort 18: TSH sollte anfangs alle 6 Wochen kontrolliert werden. Später genügt es, alle 6 Monate eine Kontrolle durchzuführen. Das Therapieziel ist das subjektive Wohlbefinden des Patienten.
Antwort 19: Thiamazol, Carbimazol und Propyluracil hemmen die **Jodisation** (Oxidation des Jodids und Verbindung mit Thyreoglobulin). Sie werden zur Behandlung einer Hyperthyreose eingesetzt.
Perchlorat hemmt die **Jodination** (Aufnahme von Jodid in die Schilddrüse). Es wird prophylaktisch bei Patienten eingesetzt, bei denen die Untersuchung mit einem jodhaltigen Röntgenkonstrastmittel zu einer Hyperthyreose führen kann (z. B. bei Jodmangel-Struma).

Fall 2: Hautausschlag

Die 3-jährige Leonie stellt sich mit ihrer beunruhigten Mutter (Frau Kress) bei Ihnen in der Hausarztpraxis mit einem Ausschlag vor.

Szenario 1

Die Mutter berichtet, dass sie vor ein paar Tagen schon mit Leonie wegen einer Harnwegsinfektion beim Kinderarzt gewesen wäre. Die Infektion sei nach Gabe von Antibiotika schnell wieder abgeklungen. Als ob das nicht genug wäre, nun auf einmal dieser Ausschlag. Sie sehen rote konfluierende Punkte am gesamten Körper der kleinen, fröhlich herumturnenden Leonie. „Hat mein Kind die Masern?", fragt Frau Kress. Der Kinderarzt sei diese Woche in Urlaub. „Können Sie Leonie nicht helfen?"

Frage 1: Hat Leonie wirklich die Masern? Welche Fragen stellen Sie, um das herauszufinden?
Frage 2: Welche weiteren Differentialdiagnosen kommen bei einem nichtjuckenden Ausschlag mit roten Flecken in Frage?

Da die Anamnese im Hinblick auf eine mögliche Ansteckung leer bleibt und Leonie bei der Untersuchung keine Krankheitszeichen aufweist, haben Sie noch einen anderen Einfall, der durch eine wichtige Frage leicht zu klären ist.
Frage 3: Welche Frage könnte in diesem Fall zielführend sein?
Frage 4: Was können Sie Frau Kress nun raten und was ist die richtige Therapie in Leonies Fall?

Szenario 2

Die Mutter berichtet Ihnen, dass ihre Tochter erst Fieber gehabt habe und über Kopfschmerzen geklagt habe und tags drauf ganz plötzlich diese roten Flecken überall am Körper aufgetaucht seien. Bei der Inspektion sehen Sie, dass sich auf den roten Stellen Bläschen gebildet haben, die teilweise auch schon aufgeplatzt und verkrustet sind. Die Diagnose ist eindeutig.

Frage 5: Leonies Erkrankung ist eine Blickdiagnose. Was hat Leonie?
Frage 6: Wie übertragen sich die Windpocken und wie lange dauert es von der Ansteckung bis zum Ausbruch?
Frage 7: Was können Sie Leonie verschreiben?

Sie verschreiben Leonie die notwendigen Arzneien, als die Mutter sie fragt, ob man statt Paracetamol nicht aus ASS verabreichen könne. Sie habe gehört, Paracetamol sei schlecht für die Leber.
Frage 8: Hätten Sie Leonie auch ASS statt Paracetamol verabreichen dürfen?
Frage 9: Nennen Sie weitere Kontraindikationen für ASS?
Frage 10: Warum ist Paracetamol gerade für Kinder geeignet?

Frau Kress nimmt dankbar die Rezepte entgegen. Dann hat sie noch eine Frage: „Kann man sich gegen Windpocken impfen lassen?"
Frage 11: Was antworten Sie Frau Kress?

Szenario 3

Leonie hat an Stamm, den Extremitäten und im Gesicht ein leicht juckendes Exanthem mit randbetonten schuppenden Plaques. Sie vermuten sofort eine Pilzinfektion mit Dermatophyten hinter dem Ausschlag.

Frage 12: Wie können Sie Ihren Verdacht bestätigen?
Frage 13: Wie würden Sie Leonies Ausschlag behandeln?
Frage 14: Welche Nebenwirkungen können bei oraler Gabe von Antimykotika auftreten?
Frage 15: Wie ist der Wirkmechanismus von Azolderivaten?
Frage 16: Was sollte man bei der Therapie mit Azolen noch beachtet werden?

Szenario 1

Antwort 1: Masern sind charakterisiert durch rote Hautflecken, einen erheblich reduzierten Allgemeinzustand und Fieber. Da Leonie fröhlich herumturnt und auch kein Fieber hat, gehen Sie nicht von einer Maserninfektion aus. Sie fragen die Mutter aber trotzdem, ob Leonie Kontakt zu anderen erkrankten Kindern hatte und ob Leonie geimpft ist.

Antwort 2: Bei einem Exanthem mit roten, nicht juckenden Flecken, sollte man differentialdiagnostisch noch an Röteln und Scharlach denken.

Antwort 3: Welches Antibiotikum hat der Kinderarzt denn verschrieben? Die Mutter kramt in ihrer Handtasche und findet letztendlich die leere Antibiotika-Packung: Der Kinderarzt hatte Amoxicillin verschrieben. Amoxicillin ist bekannt für seine allergene Wirkung. Jeder 10.–15. Patient entwickelt nach Amoxicillin-Gabe ein Arzneimittelexanthem.

Antwort 4: Ein Arzneimittelexanthem tritt wie in Leonies Fall üblicherweise 48 h nach Beginn der Medikamenteneinnahme auf. Zur Behandlung sollte man das verursachende Medikament sofort absetzen und die Unverträglichkeit in der Akte vermerken. Behandeln kann man mit Antihistaminika, dann sollte das Exanthem innerhalb von 3 Tagen verschwinden. Um den Harnwegsinfekt weiter zu behandeln, könnten Sie Leonie alternativ z. B. Cephalosporine verschreiben. Die schlimmste Komplikation bei einer Arzneimittelunverträglichkeit wäre das gefürchtete Lyell-Syndrom.
Das verursachende Amoxicillin setzen Sie sofort ab und, da Leonies Harnwegsinfekt noch nicht ganz verschwunden ist, verschreiben Sie ihr Cephalosporine zur weiteren Behandlung. Sie teilen der Mutter mit, dass das Exanthem spätestens nach 3 Tagen abgeklungen sein müsste.

Szenario 2

Antwort 5: Leonie hat Varicellen, also Windpocken. Bei Leonie ist der typische Sternenhimmel zu erkennen, manche Bläschen sind bereits aufgeplatzt und verkrustet, andere sind gerade erst am Entstehen.
Als Sie nach Kontakt zu erkrankten Personen fragen, fällt der Mutter ein, dass vor 3 Wochen ein Kindergartenkind aus der Nachbarsgruppe erkrankt gewesen sei. Sie habe aber nicht gedacht, dass sich Windpocken so ausbreiten könnten, immerhin sei in Leonies Gruppe keiner krank gewesen, außerdem liege das ja schon 3 Wochen zurück. Sie klären Frau Kress über den Ansteckungsweg und die Inkubationszeit auf, um ihr künftige Überraschungen zu sparen.

Antwort 6: Windpocken übertragen sich durch direkten Kontakt mit erkrankten Personen bzw. deren Bläschensekret. Die Inkubation liegt in einem Zeitraum von 10–21 Tagen.

Antwort 7: Paracetamol hilft gegen das Fieber und auf die betroffenen Stellen kann man eine zinkoxidhaltige, adstringierende Emulsion gegen den Juckreiz auftragen.

Antwort 8: Nein! Bei Kindern mit Viruserkrankungen darf man kein ASS verabreichen, da die Gefahr eines lebensgefährlichen Reye-Syndroms (fettige Degeneration der Leber) besteht.

Antwort 9: ASS darf nicht bei Patienten mit Magen-/Darmulzera, Asthma, Blutgerinnungsstörungen und Leber- bzw. Nierenschäden angewandt werden.

Antwort 10: Paracetamol ist gut verträglich und hat nur wenige Nebenwirkungen. Außerdem kann es rektal angewendet werden. Trotzdem sollte man auf die korrekte Dosierung achten, da eine Überdosierung zur Leberzellnekrose mit akutem Leberversagen führen kann.

Antwort 11: Eine Impfung gegen Varicellen ist möglich, wird aber kontrovers diskutiert. Meistens wird der vierfach Impfstoff gegen Masern, Mumps, Röteln und Varicellen verwendet. Die STIKO empfiehlt in Deutschland die Impfung zwischen dem 11.–14. Lebensmonat. Sollte man bis ins höhere Kindesalter keine Infektion durchgemacht haben, gibt es noch die Empfehlung sich mit 9–17 Jahren impfen zu lassen.

Szenario 3

Antwort 12: Um Ihren Verdacht zu bestätigen, sollten Sie den Pilz mikroskopisch nachweisen und eine Pilzkultur anlegen.

Antwort 13: Für die lokale Anwendung verschreiben Sie Imidazol-Derivate als Salbe. Meist ist bei Hautinfektionen zusätzlich eine systemische Therapie mit Terbenafin oder Fluconazol notwendig.

Antwort 14: Die orale Antimykotikatherapie kann starke Nebenwirkungen haben: Fieber, Schüttelfrost, gastrointestinale Beschwerden, Blutbildveränderungen und Kopfschmerzen.

Antwort 15: Azole wirken über die Hemmung der Ergosterolsynthese auf die Funktion der Zellmembran. Sie wirken auf alle vier Pilzarten (Dermatophyten, Schimmelpilze, Hefepilze und dimorphe Pilze).

Antwort 16: Der Abbau von Azolen erfolgt über die CYP-P$_{450}$-Enzyme, die dabei gehemmt werden. Dadurch kann es zu Interaktionen mit vielen Medikamenten, z. B. Cumarine, Sulfonylharnstoffen, Statine und Benzodiazepine kommen.

Fall 3: Husten

Die 55-jährige Frau Bauer kommt mit Husten zu Ihnen in die Sprechstunde.

Szenario 1

Frau Bauer gibt an, seit 6 Wochen an einem trockenen, unproduktiven Reizhusten zu leiden. Sie habe es mit Inhalieren und Homöopathie versucht, was aber nicht geholfen hätte. Sie könne nachts kaum einschlafen und wache immer wieder von Hustenanfällen geplagt auf.

Frage 1: Welche Ursachen sind dann wahrscheinlicher?
Frage 2: Welche Fragen sind wichtig, um der Ursache näherzukommen?
Frage 3: Welche Fragen fehlen noch zur kompletten Anamnese?

Beim Abhören nehmen Sie ein vesikuläres Atemgeräusch beidseits ohne Rasseln oder Knirschen wahr und auch die Lungenbasis scheint gut belüftet.
Frage 4: Welche Vermutung für die Ursache des Hustens haben Sie nun?
Frage 5: Welchen Wirkungsmechanismus haben ACE-Hemmer, welchen AT_1-Rezeptorantagonisten?
Frage 6: Welche Antihypertensiva kennen Sie noch?

Szenario 2

Frau Bauer leidet seit ihrer Kindheit an Asthma. Eigentlich habe sie ihr Asthma mit den Medikamenten (Theophyllin, schnell-wirkende β_2-Mimetika und inhalative Kortikosteroide) gut im Griff. In letzter Zeit habe sie aber wieder häufig Hustenanfälle und Atemnot.

Frage 7: Wie sieht die Stufentherapie des Asthma bronchiale aus?
Frage 8: Worin könnte die Ursache für die Verschlechterung der Asthma-Symptomatik liegen?
Frage 9: Welche Fragen stellen Sie Frau Bauer?

Auf Ihre Frage erzählt Frau Bauer, dass sie sich in letzter Zeit häufig niedergeschlagen fühle. Eine Freundin habe ihr zur Einnahme von Johanniskraut geraten. Seit 4 Wochen nehme sie es nun ein und tatsächlich gehe es ihr psychisch etwas besser.
Frage 10: Was ist Ihre Vermutung?
Frage 11: Welches der Asthmamedikamente ist am wahrscheinlichsten betroffen?
Frage 12: Welche Medikamente können den Theophyllinspiegel noch beeinflussen?
Frage 13: Mit welchen Medikamenten kann Johanniskraut noch interagieren?

Szenario 3

Frau Bauer geht nicht gern zum Arzt. Seit Monaten leide sie nun an Luftnot und schon bei leichter Belastung fühle sich schnell erschöpft. Sie finden heraus, dass Frau Bauer seit dem 17. Lebensjahr täglich ca. 20 Zigaretten raucht und seit 5 Jahren am Husten leidet. Das Sputum ist gräulich oder gelblich gefärbt. Eine Hyperurikämie ist die einzige bekannte Vorerkrankung. Bei der körperlichen Untersuchung zeigen sich ein raues Atemgeräusch mit exspiratorischem Giemen und Brummen und ein lauter, gespaltener Herzton über der Pulmonalklappe.

Frage 14: Was ist die wahrscheinlichste Erkrankung mit den Leitsymptomen Husten und Dyspnoe bei langjährigen Rauchern?
Frage 15: Mit welchen Untersuchungstechniken können Sie den Verdacht weiter stützen?
Frage 16: Welche Pharmaka mit Wirkung auf die Bronchien kennen Sie?

Szenario 1

Antwort 1: Grundsätzlich kommen unter dem Symptom trockener Husten ohne Auswurf folgende Ursachen in Frage:
▶ virale Infektion
▶ interstitielle Lungenerkrankung
▶ Allergie
▶ Medikamente.

Antwort 2: Haben Sie pulmonale Vorerkrankungen (Tbc, Asthma, Bronchitis)? Hatten Sie relevante Kinderkrankheiten (Pneumonie, Keuchhusten)? Gab es Operationen im Bereich der Lunge? Frau Bauer gibt an, sich an keine pulmonale Vorerkrankung zu erinnern. Sie habe oft Husten gehabt, aber nichts Tragisches. Operiert wurde sie vor 2 Jahren an der Schilddrüse. Sonst sei ihr noch im Jugendalter der Blinddarm entfernt worden.

Antwort 3: Nehmen Sie Medikamente? Haben Sie andere Vorerkrankungen (insbesondere kardiovaskulärer Art)? Frau Bauer hat den Husten seit 6 Wochen. Auf Ihr Nachfragen gibt sie an, dass sie seit 2 Jahren ACE-Hemmer gegen Bluthochdruck einnehme. Allergien oder andere Vorerkrankungen seien nicht bekannt.

Antwort 4: ACE-Hemmer sind oft Ursache eines unerklärlich auftauchenden, nicht in den Griff zu bekommenden Hustens. Sie hemmen den Um- und Abbau von Bradykinin, was einen Reizhusten hervorrufen kann. Sie setzen also das Medikament ab und stellen die Patientin auf AT_1-Rezeptorantagonisten um. Nach kurzer Zeit ist der Husten komplett verschwunden.

Antwort 5: ACE-Hemmer hemmen das Angiotensin-converting-Enzym. Es ist zuständig für die Umwandlung von Angiotensin I in Angiotensin II. Angiotensin II ist ein starker Vasokonstriktor und fördert die Sekretion von Aldosteron, was eine Wasser- und Natriumrückresorption in der Niere bewirkt.
AT_1-Rezeptorantagonisten blockieren den Rezeptor, an den Angiotensin II bindet. Dadurch haben sie die gleiche Wirkung wie ACE-Hemmer. Im Gegensatz dazu beeinflussen sie jedoch den Bradykininstoffwechsel nicht.

Antwort 6: Um den Blutdruck zu senken, kann man auch Betablocker, Diuretika, Kalzium-Antagonisten und α_1-Blocker einsetzen.

Szenario 2

Antwort 7:

Stufe	Klinik	Therapie
Stufe 1 Intermittierendes Asthma	Symptome selten $FEV_1 \geq 80\%$	Schnell wirksames β_2-Sympathomimetikum bei Bedarf
Stufe 2 Persistierendes leichtes Asthma	Symptome > 1-mal/Woche $FEV_1 \geq 80\%$	Inhalative Glukokortikoide Schnellwirksames β_2-Sympathomimetikum bei Bedarf
Stufe 3 Persistierendes mittelschweres Asthma	Symptome täglich FEV_1 60–80%	Inhalative Glukokortikoide Langwirksames β_2-Sympathomimetikum Evtl. Theophyllin, Montelukast
Stufe 4 Persistierendes schweres Asthma	Symptome ständig $FEV_1 \leq 60\%$	Inhalative Glukokortikoide Langwirksames β_2-Sympathomimetikum Evtl. Theophyllin Orale Glukokortikoide

■ Tab. 1: Stufenschema der Asthmatherapie.

Antwort 8: Das Asthma könnte sich durch einen akuten Infekt der Atemwege verschlechtert haben. Eine andere Möglichkeit wäre, dass die Medikation nicht mehr ausreicht oder Interaktionen die Wirksamkeit der Therapie herabsetzen. Auch die neue Einnahme asthmaauslösender Medikamente wie ASS, Betablocker oder Parasympathikomimetika muss in Betracht gezogen werden.

Antwort 9: Sie fragen Frau Bauer, ob sie ihre Medikamente noch regelmäßig einnimmt und ob neue Medikamente hinzugekommen sind.

Antwort 10: Da Johanniskraut ein potenter Induktor von CYP3A4 ist, kann die Einnahme zu Interaktionen mit anderen Medikamenten führen.

Antwort 11: Theophyllin wird über CYP-Enzyme abgebaut. Da Johanniskraut CYP3A4-Enzyme aktiviert, kommt es zu einem schnelleren Theophyllinabbau und damit zu einer Senkung des Plasmaspiegels.

Antwort 12: Der Plasmaspiegel von Theophyllin wird bei gleichzeitiger Einnahme von Makrolid-Antibiotika, Cimetidin und Gyrasehemmern erhöht. Carbamazepin führt zu einer Erniedrigung des Theophyllinspiegels.

Antwort 13: Johanniskraut beschleunigt den Metabolismus vieler Medikamente, z. B. Cumarine, Ciclosporin, Digoxin, Kontrazeptiva, Protease-Inhibitoren.

Szenario 3

Antwort 14: Am wahrscheinlichsten liegt eine chronische Bronchitis mit Bronchialobstruktion vor, also eine COPD. Trotzdem sollte immer ein Bronchialkarzinom ausgeschlossen werden.

Antwort 15:
▶ BGA (Butgasanalyse): Typisch sind eine arterielle Hypoxie und Hyperkapnie, bei fehlender Kompensationsfähigkeit auch eine respiratorische Azidose.
▶ LUFU (Lungenfunktionstest): herabgesetzte Einsekundenkapazität (FEV_1, Tiffeneau-Index), evtl. verminderte Vitalkapazität durch erhöhtes Residualvolumen, durch erneute Messung nach Gabe von β_2-Mimetikum kann man Asthma ausschließen.
▶ Röntgen-Thorax: evtl. Lungenemphyse.

Bei Frau Bauer können Sie eine herabgesetzte FEV_1 feststellen, auch nach Gabe eines β_2-Mimetikums. Auf dem Röntgenbild können Sie überblähte Stellen ausmachen und in der BGA finden sich die zu erwartende Hypoxie und Hyperkapnie sowie eine geringe Azidose.

Antwort 16: β_2-**Sympathikomimetika** sind die stärksten Bronchodilatatoren. Es gibt kurz- und langwirksame β_2-Sympathomimetika.
▶ **Theophyllin** wirkt über die Hemmung der Phosphodiesterase bronchorelaxierend. Es hat eine geringe therapeutische Breite und ein großes Interaktionspotential.
▶ **Anticholinergika** blockieren den Acetylcholinrezeptor und sorgen für eine schnelle Relaxation. Sie werden meist in Kombination mit β_2-Sympathomimetika eingesetzt.
▶ **Glukokortikoide** werden beim Asthma bronchiale eingesetzt. Sie hemmen die Schwellung der Bronchialschleimhaut und die übermäßige Schleimproduktion.
▶ **Leukotrien-Rezeptor-Antagonisten** und **Mastzellstabilisatoren** sind weitere Entzündungshemmer.

D Anhang

Anhang

Wirkstoffe	Handelsname	Halbwertszeit	Bioverfügbarkeit, oral (%)	Hauptwirkung
Acetazolamid	Diamox®	3,5 h	> 70	Diuretikum
Acetylcystein	ACC®	2 h	10	Schleimlöser
Acetylsalicylsäure	Aspirin®	15 min	70	Entzündungshemmer
Aciclovir	Zovirax®	2,5 h	25	Virustatikum
Allopurinol	Zyloric®	1,5 h	80	Gichttherapeutikum
Alteplase (rt-PA)	Actilyse®	5 min		Fibrinolytikum
Amantadin	Amantadin®	15 h	90	Virustatikum
Ambroxol	Mucosolvan®	9 h	60	Schleimlöser
Amilorid	Amipramidin®	20 h	> 50	Diuretikum
Amiodaron	Cordarex®	40 Tage	45	Antiarrhythmikum
Amitriptylin	Saroten®	20 h	50	Antidepressivum
Amlodipin	Norvasc®	40 h	70	Antihypertensivum
Amoxicillin	Clamoxyl®	1,1 h	90	Antibiotikum
Amphotericin B	AmBisome®	20 h		Antimykotikum
Ampicillin	Ampicillin-ratiopharm®	1,5 h	60	Antibiotikum
Atorvastatin	Sortis®	14 h	12	Lipidsenker
Atropin	Atropinsulfat®	3,5 h	50	Parasymphatikolytikum
Azathioprin	Imurek®	10 min	60	Immunsuppressivum
Azithromycin	Zithromax®	40 h	40	Antibiotikum
Baclofen	Lioresal®	3,5 h	100	Muskelrelaxans
Benzbromaron	Narcaricin®			Gichttherapeutikum
Benzylpenicillin (Penicillin G)	Penicillin G®	40 h	20	Antibiotikum
Betamethason	Celestan®	200 h	70	Kortikosteroid
Bezafibrat	Cedur®	2,5 h	90	Lipidsenker
Bisoprolol	Concor®	10 h	90	Antihypertensivum
Bromocriptin	Pravidel®	6 h	< 5	Antiparkinsonmittel
Budenosid	Pulmicort®	2 h	12	Kortikosteroid
Bupivacain	Bucain®	2,5 h		Lokalanästhetikum
Buprenorphin	Temgesic®	2,5 h	5	Opioid
Butylscopolamin	Buscopan®	5,1 h	gering	Spasmolytikum
Captopril	Lopirin®	2 h	65	Antihypertensivum
Carbamazepin	Tegretal®	36 h	> 70	Antiepileptikum
Carboplatin	Carboplat®	2 h		Zytostatikum
Carvedilol	Dilatrend®	2,4 h	25	Antihypertensivum
Cefazolin	Elzogram®	1,8 h		Antibiotikum
Cefotaxim	Claforan®	1,1 h		Antibiotikum
Cefotiam	Spizef®	1 h	45	Antibiotikum
Ceftriaxon	Rozephin®	7 h		Antibiotikum
Cefuroxim	Zinazef®	1,5 h	50	Antibiotikum
Chinidin	Chinidin-Duriles®	6 h	80	Antiarrhythmikum
Chloramphenicol	Chloramsaar®	4 h	80	Antibiotikum
Chloroquin	Resochin®	40 h	90	Malariamittel
Chlorpromazin	Propafenin®	30 h	30	Neuroleptikum
Ciclosporin	Cicloral®	8 h	30	Immunsuppressivum
Ciprofloxacin	Ciprobay®	4 h	70	Antibiotikum
Cisplatin	Cisplatin®	30 min		Zytostatikum
Clarithromycin	Klacid®	3,5 h	50	Antibiotikum

Wirkstoffe	Handelsname	Halbwertszeit	Bioverfügbarkeit, oral (%)	Hauptwirkung
Clavulansäure	Augmentan® (mit Amoxicillin)	1 h	70	Antibiotikum
Clindamycin	Sobelin®	2,5 h	90	Antibiotikum
Clonazepam	Rivotril®	25 h	> 90	Antikonvulsivum
Clonidin	Catapresan®	8 h	90	Antihypertensivum
Clozapin	Leponex®	12 h	50	Neuroleptikum
Codein	Tyrasol®	3 h	50	Antitussivum
Cromoglicinsäure	CromoHEXAL®	1,4 h		Antiasthmatikum
Cyclophosphamid	Endoxan®	7 h	75	Immunsuppressivum
Dantrolen	Dantamacrin®	7 h	35	Muskelrelaxans
Desipramin	Pertofran®	22 h	50	Antidepressivum
Dexamethason	Fortecortin®	3,5 h	80	Kortikosteroid
Diazepam	Valium®	40 h	100	Beruhigungsmittel
Diclofenac	Voltaren®	1,5 h	60	Entzündungshemmer
Digitoxin	Digimerck®	7 Tage	> 90	Antiarrhythmikum
Digoxin	Lanitop®	36 h	75	Antiarrhythmikum
Diltiazem	Dilzem®	4 h	40	Antiarrhythmikum
Dobutamin	Dobutrex®	3 min		Katecholamin
Dopamin	Dopamin-ratiopharm®	1 – 2 min		Katecholamin
Doxazosin	Doxacor®	13 h	60	Antihypertensivum
Enalapril	Xanef®	11 h	50	Antihypertensivum
Erythromycin	Erythrocin®	2 h	70	Antibiotikum
Esmolol	Brevibloc®	10 min		Antihypertensivum
Ethambutol	Myambutol®	3 h	80	Antituberkulotikum
Etomidat	Hypnomidate®	3 min		Narkotikum
Famciclovir	Famvir®	2 h	80	Virustatikum
Fenofibrat	Lipanthyl®	24 h	> 75	Lipidsenker
Fenoterol	Berotec® N	3 h		Antiasthmatikum
Fentanyl	Fentanyl®-Janssen	4 h		Narkotikum
Flecainid	Tambocor®	11 h	70	Antiarrhythmikum
Floconazol	Diflucan®	30 h	> 90	Antimykotikum
Fluoxetin	FLUCTIN®	48 h	> 60	Antidepressivum
Flupirtin	Katadolon®	9 h	90	Muskelrelaxans
Foscarnet	Foscavir®	4 h	< 20	Virustatikum
Fosfomycin	Monuril®	2 h	60	Antibiotikum
Furosemid	Lasix®	1,2 h	55	Diuretikum
Gabapentin	Neurontin®	6 h	60	Antikonvulsivum
Ganciclovir	Cymeven®	3 h	6	Virustatikum
Gemfibrozil	Gevilon®	1,5 h	95	Lipidsenker
Gentamicin	Refobacin®	2,5 h		Antibiotikum
Glibenclamid	Euglucon®	2,5 h	> 90	Antidiabetikum
Glyceroltrinitrat	Nitrolingual®	2 min	< 1	Antihypertensivum
Griseofulvin	Fulcin®	20 h	50	Antimykotikum
Haloperidol	Haldol®-Janssen	20 h	60	Neuroleptikum
Heparin	Calciparin®	1 – 5 h		Gerinnungshemmer
Hydrochlorthiazid	Esidrix®	2,5 h	70	Diuretikum
Hydrokortison	Hydrocortison®	1,5 h	> 80	Kortikosteroid
Ibuprofen	Aktren®	2 h	> 80	Entzündungshemmer

Anhang

Wirkstoffe	Handelsname	Halbwertszeit	Bioverfügbarkeit, oral (%)	Hauptwirkung
Imipramin	Tofranil®	18 h	40	Antidepressivum
Indometacin	Amuno®	2,5 h	100	Entzündungshemmer
Insulin (alt)	Actrapid HM®	10 min		Antidiabetikum
Ipratropriumbromid	Atrovent®	3 h	5	Antiasthmatikum
Isoniazid	Isozid®	1,3 h	90	Antituberkulotikum
Ketamin	Ketanest®	2 h		Narkotikum
Ketoconazol	Nizoral®	2 h		Antimykotikum
Lamotrigin	Lamictal®	24 h	98	Antikonvulsivum
Levodopa	NACOM® (+ Carbidopa)	1,5 h	40	Antiparkinsonmittel
Levomepromazin	Neurocil®	20 h	50	Neuroleptikum
L-Thyroxin	Euthyrox®	7 Tage	80	Schilddrüsenhormon
Lidocain	Lidocain®	2 h	35	Antiarrhythmikum
Lithium	Quilonum®	20 h	100	Phasenprophylaktika
Lorazepam	Tavor®	15 h	95	Beruhigungsmittel
Lorsartan	Lorzaar®	2 h	30	Antihypertensivum
Lovastatin	MEVINACOR®	1,4 h	< 5	Lipidsenker
Metamizol	Novalgin®	3 h	100	Analgetikum
Metformin	Glucophage®	2 h	50	Antidiabetikum
Methotrexat	Lantarel®	7 h	80	Immunsuppressivum
Metoclopramid	Paspertin®	4 h	70	Antiemetikum
Metoprolol	Beloc®	3,5 h	40	Antihypertensivum
Metronidazol	Clont®	8 h	100	Antibiotikum
Midazolam	Dormicum®	2 h	45	Narkotikum
Morphin	MST®	2 h	25	Opioid
Nifedipin	Adalat®	2,5 h	50	Antiarrhytmikum
Nortriptylin	Nortrilen®	30 h	60	Antidepressivum
Omeprazol	OMEP®	40 min	35	Protonenpumpeninhibitor
Paracetamol	Paracetamol®	2,5 h	80	Analgetikum
Phenprocoumon	Marcumar®	150 h	100	Gerinnungshemmer
Phenytoin	Epanutin®	15 h	90	Antikonvulsivum
Pravastatin	Pravasin®	2 h	20	Lipidsenker
Prednisolon	Decortin® H	2,5 h	85	Kortikosteroid
Probenecid	Probenecid Weimer®	8 h	100	Gichttherapeutikum
Promethazin	Atosil®	12 h	25	Neuroleptikum
Propafenon	Rytmonorm®	8 h	30	Antiarrhythmikum
Propofol	Disoprivan®	3 h		Narkotikum
Propranolol	Dociton®	4 h	40	Antihypertensivum
Propylthiouracil	Propycil®	1,5 h	80	Thyreostatikum
Ramipril	Delix®	15 h	45	Antihypertensivum
Ranitidin	Sostril®	2,5 h	50	Ulkustherapeutikum
Rifampicin	Rifa®	3 h	70	Antituberkulotikum
Risperidon	RISPERDAL®	10 h	70	Neuroleptikum
Roxithromycin	Rulid®	12 h	60	Antibiotikum
Salbutamol	SalbuHEXAL®	4 h	50	Antiasthmatikum
Scopolamin	Boro-Scopol® N	1 h	25	Mydriatikum
Selegilin	Antiparkin®	10 h		Antiparkinsonmittel
Simvastatin	Zocor®	2 h	< 5	Lipidsenker

Wirkstoffe	Handelsname	Halbwertszeit	Bioverfügbarkeit, oral (%)	Hauptwirkung
Sotalol	Sotalex®	12 h	> 95	Antiarrhythmikum
Spironolacton	Aldactone®	1,5 h	70	Diuretikum
Streptomycin	Strepto-Fatol	3 h		Antibiotikum
Sufentanil	Sufenta®	3 h		Opioid
Tacrolimus	Prograf®	12 h	20	Immunsuppressivum
Tamoxifen	Nolvadex®	7 Tage	30	Antiöstrogen
Teicoplanin	Targocid	12 h		Antibiotikum
Terbinafin	Lamisil®	20 h		Antimalariamittel
Terbutalin	Bricanyl®	14 h	15	Antiasthmatikum
Tetracyclin	Tefilin	8 h	75	Antibiotikum
Theophyllin	Euphylong®	9 h	95	Antiasthmatikum
Thiamazol	Favistan®	5 h	90	Thyreostatikum
Thiopental	Trapanal®	11 h		Narkotikum
Tilidin	Valoron® N (+ Naloxon)	6 h	> 90	Opioid
Timolol	Timomann®	4 h	50	Glaukommedikament
Tolbutamid	Orabet®	6 h	90	Antidiabetikum
Torasemid	Torem®	3,5 h	80	Diuretikum
Tramadol	Tramal®	6 h	65	Opioid
Tranylcypromin	Jatrosom N®	2 h	> 90	Antidepressivum
Triamteren	Jatropur®	3 h	50	Diuretikum
Tryptophan	Kalma®	1,5 h	100	Neuroleptikum
Valproat	Ergenyl®	14 h	90	Antikonvulsivum
Vancomycin	Vancomycin®	6 h	< 5	Antibiotikum
Verapamil	Isoptin®	4 h	20	Antiarrhythmikum
Warfarin	Coumadin®	40 h	95	Gerinnungshemmer
Zidovudin	Retrovir®	1 h	65	Virustatikum

Quellenverzeichnis

[1] Aktories, K., Förstermann, U., Hofmann, F. B., Starke, K.: Allgemeine und spezielle Pharmakologie und Toxikologie. Elsevier Urban & Fischer, 9. Auflage 2005.

[2] Burgis, E.: Intensivkurs Allgemeine und spezielle Pharmakologie. Elsevier Urban & Fischer, 4. Auflage, 2008.

[3] Deetjen, P., Speckmann, E.-J., Hescheler, J.: Physiologie. Elsevier Urban & Fischer, 4. Auflage 2005.

[4] Dellas, C.: Crashkurs Pharmakologie. Elsevier Urban & Fischer, 2. Auflage 2006.

[5] Klöss, T.: Anästhesie. Urban & Fischer. 1. Auflage 2004.

[6] Lieb, K., Frauenknecht, S., Brunnhuber, S.: Intensivkurs Psychiatrie und Psychotherapie. Elsevier Urban & Fischer, 6. Auflage 2008.

[7] Mims, C., Dockrell, H. M., Goering, R. V., Roitt, I., Wakelin, D., Zuckerman, M.: Medizinische Mikrobiologie, Infektiologie. Elsevier Urban & Fischer, 2. Auflage 2006.

[8] Ohly, A.: EKG endlich verständlich. Elsevier Urban & Fischer, 1. Auflage 2008.

[9] Patzelt, J.: BASICS Augenheikunde. Elsevier Urban & Fischer, 1. Auflage 2005.

[10] Rassner, G.: Dermatologie. Elsevier Urban & Fischer, 8. Auflage 2006.

[11] Welsch, U.: Sobotta Lehrbuch Histologie. Elsevier Urban & Fischer, 2. Auflage 2005.

E Register

Register

Register

Register